太和脊道

张磊题

张磊，国医大师，河南中医药大学教授，曾任河南省卫生厅副厅长，河南省中医药学会会长、中药学会会长。

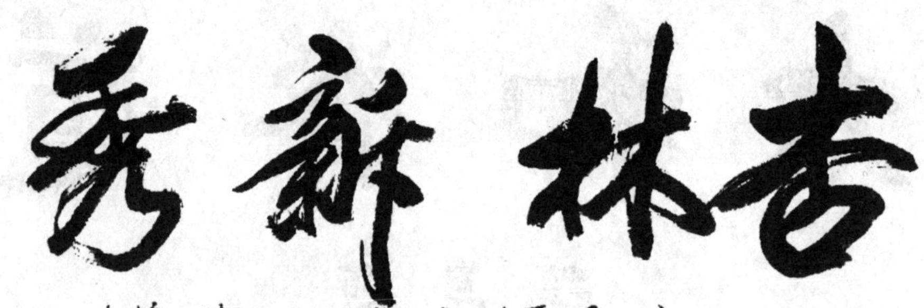

赵安业，河南中医药大学教授，赵氏中医掌门人，第七代传人，原张仲景国医大学创办人，中医教育家。

弘扬文化振兴国本承传国术大医精诚

太和堂惠存

壬寅夏月

龙传堂宗华手书

主编　邓　祥

河南省卫生健康委员会立项支持项目

太和腹诊与中医急救常识

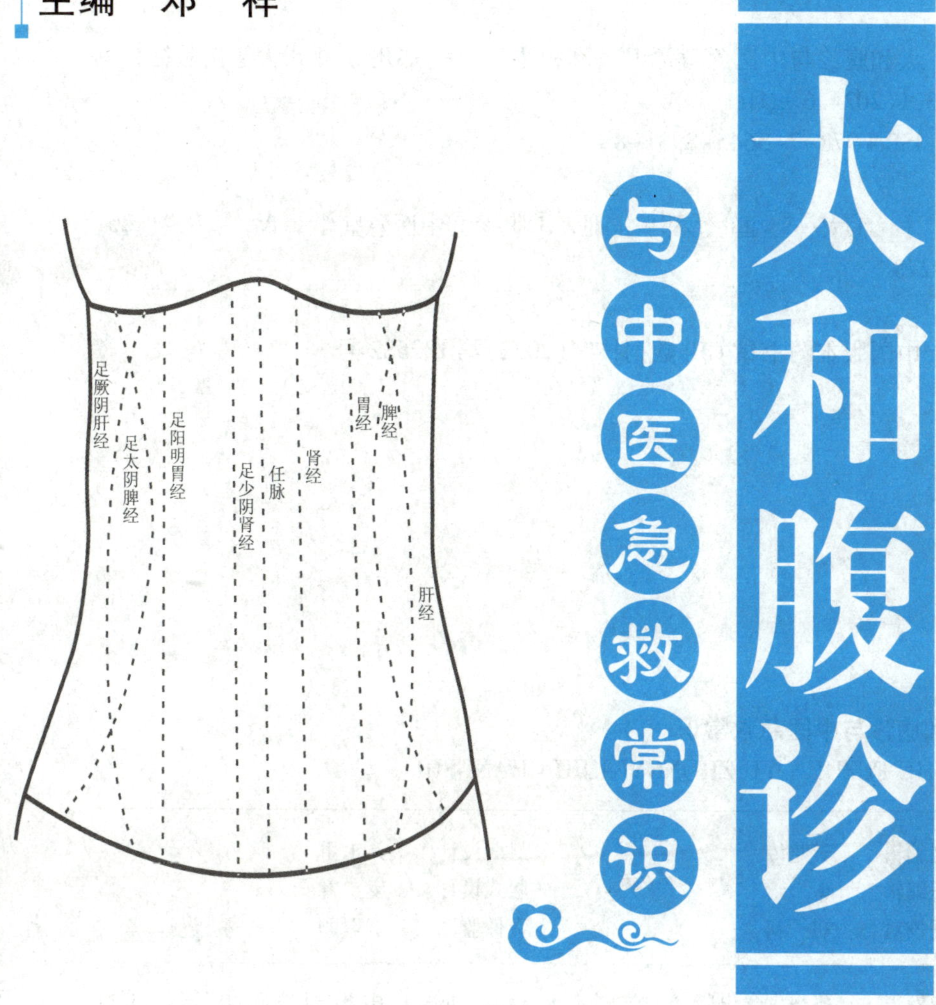

郑州大学出版社

图书在版编目(CIP)数据

太和腹诊与中医急救常识 / 邓祥主编. — 郑州：郑州大学出版社，2023.1(2024.6 重印)
ISBN 978-7-5645-8931-8

Ⅰ. ①太… Ⅱ. ①邓… Ⅲ. ①腹诊②中医急症学 Ⅳ. ①R241.26 ②R278

中国版本图书馆 CIP 数据核字(2022)第 132582 号

太和腹诊与中医急救常识
TAIHE FUZHEN YU ZHONGYI JIJIU CHANGSHI

策划编辑	李龙传	封面设计	苏永生
责任编辑	薛 晗	版式设计	凌 青
责任校对	刘 莉	责任监制	李瑞卿

出版发行	郑州大学出版社	地 址	郑州市大学路 40 号(450052)
出 版 人	孙保营	网 址	http://www.zzup.cn
经 销	全国新华书店	发行电话	0371-66966070
印 刷	永清县晔盛亚胶印有限公司		
开 本	710 mm×1 010 mm 1 / 16		
印 张	12.75	字 数	239 千字
版 次	2023 年 1 月第 1 版	印 次	2024 年 6 月第 2 次印刷

书 号	ISBN 978-7-5645-8931-8	定 价	89.00 元

作者名单

主　　编　邓　祥

编　　委　张以峰　王清秀　刘　雪
余相辉　杨　娜　庞志勇
徐广立　姚新华　丁　涛
邓亚松　刘世南　李玉川(李秉霖)
孙亚北

前　言

中医的核心思想是天人合一，重视人与自然的关系，用整体观来看待人体，是以生命为座标的人体生命科学。古人认为天人合一的具体体现是“天人相通”与“天人相类”。

所谓天人相通，是指人的生命活动与天地自然是一气相通的。《素问·阴阳应象大论》说：“天气通于肺，地气通于嗌，风气通于肝，雷气通于心，谷气通于脾，雨气通于肾。”明代张介宾在《类经图翼·医易》中说：“天之气，即人之气；人之体，即天之体。”又说：“一念方萌，便达乎气，神随气见，便与天地鬼神相感通。”《顺气一日分为四时篇》中“帝曰，夫百病者，多以旦慧昼安，夕加夜甚者，何也？岐伯曰，四时之气使然。春生夏长，秋收冬藏，人亦应之。以一日分为四时，朝则为春，日中为夏，日入为秋，夜半为冬。”《四时刺逆从论》曰：“春气在经脉，夏气在孙络，长夏气在肌肉，秋气在皮肤，冬气在骨髓中。”《金匮真言论》曰：“春气者，病在头。夏气者，病在脏。秋气者，病在肩背。冬气者，病在四肢。故春，善病鼽衄。仲夏，善病胸胁。长夏，善病洞泄寒中。秋，善病风疟。冬，善病痹厥。”

从以上经文可以看出，人与天地万物都是元气生化的产物，元气充塞于天地人之中，人之气能通于天之气，天之气亦能影响人之气，所以天之气影响着人的生命活动。自然界季节、气候的变化，对人体的生理、气机的变化有明显的影响，如人在夏季汗多尿少，冬季尿多汗少；人体脉象有春弦、夏洪、秋毛、冬石的规律。

明代张介宾《类经图翼·医易》云：“质诸人身，天地形体也……故天有十二月,人有十二脏;天有十二会,人有十二经;天有十二辰,人有十二节,知乎此,则营卫之周流,经络之表里,象在其中矣。”

中医治病,最注重“人与天地相应”的理论。用外治法治病必须善于掌握自然界的变化规律,以顺应天地之和。只有这样才能有较好的宁神、调息的锻炼,才能练就好的推拿手法。古代气功家认为,天有三宝,日、月、星;地有三宝,水、火、风;人有三宝,神、气、精。气功锻炼,就是通过练功达到天地人三宝合一,使人的精、气、神日渐强盛。外治要“法于阴阳”“顺应四时”“和于术数”;“虚邪贼风,避之有时”,增强机体的抵抗力,以适应变异的环境,使人体元气充实,周流不息。

阴阳是一切事物对立的概括,《黄帝内经·阴阳应象大论》说:“阴阳者,天地之道也,万物之纲纪,变化之父母,生杀之本始。”一般来说亢进的、兴奋的、热的、动的、强壮的、光明的、无形的、轻的、向上的、向外的、清纯的等现象都属阳;反之,衰退的、抑制的、寒凉的、静止的、软弱的、混浊的等现象都属阴。如天地、日月、昼夜、寒暑、男女、上下、内外、动静、水火、呼吸、虚实等。一切对立的事物,都可按一定的属性分为阴阳两个方面。所以太和医派以内外兼治理念,外治疗法辅助中药内治治疗疾病,符合中医疗疾的基本纲常。

内病外治,遵从理法方药,若医理不顺,药理永远无法用顺,药方是从疗病之理和医治之法中总结出来的,故未言药,先议病。脏腑是看不到摸不着的,要从外面的毛、皮、肉、筋、骨去细察病因。观患者虚肿赘肉行动不利,知患者肌肉粘连,骨质钙化,进而知其血液壅塞黏稠,流行不利,脏腑运化辛苦。

外治之理,亦离不开内治之理。内治是用药物行气活血,畅通脉络。外治便是用手法气行血活,畅通血脉,把身体许多药物不易到达的位置,用手法直指病灶使其快速松通柔顺。五代书法家杨凝式(873—954 年)曾书有神仙起居法歌诀,称“行住坐卧走,手摩胁与肚,心腹痛快时,两手腹下踞,踞之彻膀腰,背拳摩肾部,才觉力倦来,即使家人助。行之不厌频,昼夜无穷数,岁久积功成,渐入神仙路”。宋代文学家苏东坡亦从中获益匪浅,他体会到“其效初不甚觉,但积累至百余日,功用不可量……若信而行之,必有大益”,

等等。历代常用的浴面、擦项、摩腹、搓腰、鸣天鼓、擦涌泉等保健疗法一直流传至今,可见其确有养生保健、防病祛疾之效。近年来我国各学校推广的“眼保健操”,就是古法预防近视的保健按摩法。

人体经络遍布于全身,内属于脏腑,外络于肢节,沟通和联节人体所有的脏腑、器官、孔窍及皮毛、筋肉、骨骼等组织,再通过气血在经络中的运行,形成整体,经络是气血运行的途径,也是津液输布的渠道。经络壅阻,人体气血运行就会不畅,阴阳随之失调,就会产生疲劳与病变。按蹻作用于人体经筋与皮部,通过不同手法,疏导经络之气,行周身气血,濡身之筋骨,推拿经络,气血运行通畅,调节脏腑功能。

《医学入门》曰:“药之不及,针之不到,必须灸之!”然,若灸之仍不能效呢,又当如何?家祖补充为“药之不及,针之;针之不到,灸之;灸之不效,按蹻。”之所以药、针、灸皆不效时按蹻,并非是按蹻的功效凌驾于众方之上,亦非按蹻一途即可针对所有病症,而是病位有深浅,不同的病位会有其相应的疗法与之对应。当病位逐渐深入,药之、针之、灸之皆无法直达病灶,就只能用按蹻来解决,因为只有按蹻可直接作用于人体,直达病灶。据《黄帝内经·灵枢》记载:“黄帝曰,余受九针于夫子,而私览于诸方,或有导引行气、乔摩、灸、熨、刺、焫、饮药之一者,可独守耶。将尽行之乎?岐伯曰,诸方者,众人之方也,非一人之所尽行也。”这其中就很明确地指出了,中医疗法为一个整体,众疗法各司其职,各行其效,缺一不可,并非一种疗法就可解决所有病症。

在大多数人的意识里,病,就要用药来治。提起“药 ”,一般人都会想到草药,这一理解并不准确。其实,凡可以用来治病的东西都可统称为药,并不单单是指草药。古人在文献中也多有提及。清代夏禹铸《幼科铁镜·推拿代药赋》云:“前人忽略推拿,卓溪今来一赋。寒热温平,药之四性;推拿揉掐,性与药同。用推即是用药,不明何可乱推。”与大多数执着于只用草药救人的医者相较,夏禹铸可谓是另辟蹊径。然,药亦有药道,故药可用却不可滥用。对此,夏禹铸在书中曾特意强调“用推即是用药,不明何可乱推……病知表里虚实,推拿重症能生。不谙推拿揉掐,乱用便添一死。”凡事有利必有弊,在此,望诸位对症用“药”,合理用“药”,如此才能使“药”尽其效,发挥其最大的价值。

《吕氏春秋·尽数》曰:“流水不腐,户枢不蠹。”用手法做活关节,松通肌肉,脏腑背脊一通,自然周身上下,一通百通。若再加些内服药,如虎添翼。笔者认为,千百年来中药材发生了众多改变,而人体的经络、骨骼并没有发生改变,所以外治疗法的效果也应不曾发生改变或减弱。因此,疗疾以外治手法为主,中药内治为辅助,内外兼治才不至于患者反复吃药,徒劳无功。

全书共分8章,第一章为脏腑疗法理论基础,第二章为河图洛书与太和脏腑,第三章为腹部经络脏腑关系,第四章为太和腹诊,第五章为太和九宫腹部推拿法,第六章为太和传承腹部推拿法,第七章为太和腹部传统推拿法,第八章为中医急救常识。本书可供中医爱好者阅读使用。

本书编纂过程中,得到了许敬生教授、郑玉玲教授、赵安业教授、邵素菊教授、陈潇林教授等前辈的审阅指导,邓莹教授、吴逸明教授在写作中给予帮助,张磊老师给予鼓励,在此表示衷心的感谢。同时也衷心地感谢所有为我们提供文献资料的同志,使我们在编写中得到了极大的帮助。余自知先天不足,根底尚浅,除了有一颗想要为人们减少点病痛的赤子之心外,别无他求。中医复兴任重道远,愿与同仁一起为中医复兴尽绵薄之力。尚望前辈及同仁不吝斧正,以便修改提高。在此深表谢忱!

目　录

第一章 脏腑疗法理论基础

第一节 藏象学说

一、藏象的基本概念

"藏象",即藏于体内的脏器组织及其所表现于外的各种征象,包括生理病理现象。

"藏象"二字,首见于《素问·六节藏象论》。"藏",指藏于体内的脏器组织;"象",征象,指表现于外的各种生理病理现象。明代张介宾说:"象,形象也。藏居于内,形见于外,故曰藏象。"因此,"藏"是"象"的内在本质,"象"是"藏"的外在反映,两者有着对应和统一的关系。

藏与象的密切联系,使中医学能够从宏观的、动态的和客观的角度把握机体的生命现象,通过大量的、反复的对生命各种外部现象的观察,分析人对不同环境条件和外界刺激的不同反应,从而认识机体脏腑组织的生理特性、生理功能、相互关系及其所发生的各种变化。

藏象学说突出以五脏为中心的整体思想,运用阴阳五行理论,研究脏腑形体的组织结构和生理功能,从总体上揭示了脏腑、经络、气血津液、体质之间复杂的内在联系及其井然有序、相互协调的活动规律,并且注意到季节、气候、地理等外在环境因素对机体生理活动的影响,从而形成独特而完整的中医藏象学的理论体系。

藏象学中的脏腑名称,虽与现代解剖生理学的名称相同,但含义不完全相同。

脏,在《黄帝内经》写作"藏",分别为内脏或贮藏之意,顾名思义,脏是指有贮藏功能的内脏。脏有五,即心、肝、脾、肺、肾,合称为"五脏"。它们共同的生理功能是化生和贮藏精气。五脏的生理特点,《素问·五脏别论》称为

"藏而不泻,满而不实"。这里的"藏"和"满"是针对精气而言,即贮藏和固密精气而不使其外泄,保持精气的充盈,却不壅实阻闭。

腑,《黄帝内经》写作"府",府库之谓,食物可以进出,而不宜久留之所。腑有六,即胆、胃、大肠、小肠、膀胱、三焦,合称"六腑"。它们共同的生理功能是受盛和传化水谷。六腑的生理特点,《素问·五脏别论》称为"泻而不藏,实而不满"。这里的"泻"和"实"是针对水谷而言,指接受、输送和排泄水谷及其代谢产物畅达通顺,而不至于梗阻壅闭,以利于整个消化吸收和代谢过程的顺利进行。

奇恒之腑的"奇恒"二字,是"异常"的意思,表明这不同于脏和腑。奇恒之腑有六,即脑、髓、骨、脉、胆、女子胞。它们的共同特点是,组织结构中空,似腑;生理功能藏精,似脏;特点为"藏而不泻"。奇恒之腑中除胆为六腑之一外,其余的都没有表里配合,也没有五行的配属。有似腑非腑、似脏非脏的特点,故称"奇恒之腑"。

脏与腑具有不同的生理功能特点,在临床辨证论治中具有重要指导意义。由于脏是化生和贮藏精、气、血、津液,而精、气、血、津液都是构成和维持人的生命活动的基本物质,一般不虑其有余而唯恐其不足,故脏病多虚证,多用补法;腑是受盛和传化水谷,应出入有序,更虚更实,一旦传化停滞,为病多实证,所以有"六腑以通为用""以降为补"之说。但脏病亦有实证,腑病也有虚证,脏之实证和腑之虚证,均应结合脏腑的生理功能特点来调治,如通泻六腑以治五脏之实,调补精气以治六腑之虚等。

二、藏象学的主要特点

藏象学的主要特点表现在以下两个方面:一是以五脏为中心的整体观,二是独特的生理病理学体系。

(一)以五脏为中心的整体观

以五脏为中心的整体观,是整体观念在藏象学中的体现。它强调在观察分析和研究人的生理、病理时,须注重五脏系统之间存在的统一性、完整性、联系性以及与外界环境的相互关系。具体反映在以下三方面:一是形体结构上,以五脏为中心的五脏系统,是有机整体的主要部分,其中,又以心为主宰,心为五脏六腑之大主;二是气血津液等基本物质,以及精神情志等心身活动,都与脏腑密切相关;三是五脏系统与外界环境的协调统一,即"天人相应",五脏之间在形态结构上是不可分割的,在生理功能上是互相协调的,在物质代谢上是互相联系的,在病理变化上是互为影响的。体现了结构与功能的统一,局部与整体的统一,物质与代谢的统一。藏象学认为,机体整体统一性的形成，是以五脏为中心，配以六腑，联系五官九窍、四肢百骸等组织器官，通过经络系统“内属于腑脏，外络于肢节”以及通过气血的贯通连接作用而实现的。机体的这种联系有其独特的规律，即一脏、一腑、一体、一窍、一华构成一个系统，合称为“五脏系统”。如心系统，以心为中心，配以小肠，在体合脉，开窍于舌，其华在面。然而这五大系统之间不是并列的，心在五脏中占据主导地位，靠心的整合与主宰，各个系统体现出统一协调的整体性。这是一个既有环状联系，又有内外对应，更有层次重叠的复杂体系。其结构系统如下：

肝系统：肝—胆—筋—目—爪。

心系统：心—小肠—脉—舌—面。

脾系统：脾—胃—肉—口—唇。

肺系统：肺—大肠—皮—鼻—毛。

肾系统：肾—膀胱—骨—耳—发。

这一结构系统，体现了脏腑的阴阳表里、五脏与形体诸窍密切相关的整体性。它们按照五行生克制化的规律，进行调节与控制，从而维持着一定的相对稳定状态，保证机体生命活动的正常进行。

精气血津液等基本物质，是构成人体和维持人体生命活动的基本物质，他们运行分布至五脏，产生五脏的气血阴阳，从而进行其生理和心理等基本功能活动。它们既是脏腑功能活动的产物，又是脏腑功能活动的物质基础，是五脏物质的重要组成部分。体现了物质与功能相互依赖、相互促进、相互制约的协同关系。人的形体，包括气血津液等生命物质及脏腑生理功能，与人的精神心理是协调一致、密切配合的。精神心理活动，能够影响气血津液的运行，对生理功能具有调控作用；脏腑的生理功能和其产生的气血津液精等生命物质，是精神心理活动的物质基础，促进和维持正常的精神情志活动。作为生命存在的特征，不仅在于人的形体结构，更重要的在于人的精神心理。故形神合一，心为主导，也是以五脏为中心的整体观的体现。

五脏系统与社会自然保持着协调和统一性，由于人类的生存依赖自然条件而存在；人们又生活在社会之中，存在各种人际交往，故人的生命活动规律必然受环境的制约和影响，机体对环境的刺激，也必然要做出相应的反应。藏象学中应用五行学说将自然界的五方、五时、五气、五化等与人的五大功能系统密切联系，勾画了一个内外相应的整体模式，上述模式富有深刻的科学内涵。如以季节气候而言，五脏的阴阳属性与五时之气的阴阳消长是相互通应的；以社会属性而言，不同的情志刺激，可以影响相应的五脏，发生各种气血的变化。五脏之气的虚实强弱与四时气候变化、社会适应能力有密切关系。春夏脉多浮大，秋冬脉多沉小，兴奋则脉数，压抑则脉缓，这种脉象的浮沉快慢变化，也是机体受四时更递或情绪的影响后，在内脏气血方面所引起的适应性调节的反映。从地区方域而言，按五行特性将五方与五脏沟通，东方属木，主升发，与肝气相通应；南方属火，主生长，与心气相通应，等等。不仅如此，人们还发现，地区方域的不同，气候、水土、饮食、居处以及生活习俗等方面的差异，使人的体质、行为和发病倾向也不相同。如江南多湿热，人体腠理多疏松；北方多燥寒，人体腠理多致密。这种从物质世界内外环境完整统一的观点来把握机体，与解剖还原的方法有着本质的区别。

（二）独特的生理病理学体系

藏象学的形成，虽以一定的古代解剖知识为基础，但其发展完善，主要是基于司外揣内等认识方法的建立。藏象学对于人的观察和研究，是在不破坏人正常生命活动的前提下进行的，从整体上把握人，并把人置于自然界的时空之中，探索机体内外环境的整体变化规律，因而较为合理地认识到人与自然、物质与功能、生理与心理等之间的复杂关系。随着现代科学的不断发展，藏象学这种从整体上把握人的认识方法越来越被学术界所珍视。通过对活体动态、整体的观察，收集生理病理等表象信息，分析、推导内在脏腑、经络、精气神的活动规律及其联系，从而形成藏象学生理病理的主要内容。它与现代控制论的"黑箱方法"有着本质的类同。亚里士多德说："整体大于它的各部分的总和。"从整体和系统联系中获得的人生理病理的信息，是解剖和分析方法所不能替代的。

藏象学对人脏腑、气血津液、经络生理功能的认识，还建立在病理或临床治疗结果的反证或反推基础上。如对耳鸣、耳聋患者运用补肾方药，可出现症状减轻或痊愈的结果，由此确立了"肾开窍于耳"的理论。而脏腑组织器官的生理功能，也可以推导和验证于病理变化。故藏象学是对人生理病理的综合认识。

基于藏象学宏观的以象测脏、试探、反证等研究方法，中医学脏腑的名称虽与现代人体解剖学的脏器相同，但其生理、病理含义却不完全相同。藏象学的脏腑，详于对生理、病理现象及其与脏腑联系的观察分析，略于具体形态结构的细微剖析，因此，中西医学所获得的关于脏腑功能的认识不尽相同。藏象学有关脏的功能认识更广泛、深入。中医藏象学中一个脏腑的生理功能，可能包涵着现代解剖生理学中几个脏器的生理功能；而现代解剖生理学中的一个脏器的生理功能，亦可能分散在藏象学某几个脏腑的生理功能之中。这是因为藏象学中的脏腑，不单纯是一个解剖学的概念，更重要的是一个生理、病理学概念，一个功能单位的概念。

第二节　五　脏

五脏,即心、肺、脾、肝、肾的合称。五脏的共同的生理特点是化生和贮藏精气,并能藏神而成为“神脏”,又与时间、空间等环境因素密切相关。脏腑学说的核心内容,是五脏的生理功能和生理特性。五脏的各种生理活动存在着相互依存、相互制约和协调平衡的关系。中医以五脏为中心,通过经络的连接,气血津液的流通,配合六腑,联系形体和五官九窍等,构成了以五脏为中心的特殊系统。

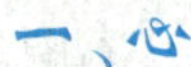

心位于胸中,膈膜之上,两肺之间,外有心包护卫,形似倒垂之莲蕊。

心在五行属火,为阳中之太阳。心的生理功能主要有主血脉和主神明两方面。心与小肠相表里,在志为喜,在液为汗,在体为脉,开窍于舌,其华在面。

心主宰人的整个生命活动,故称为“君主之官”“生之本”“五脏六腑之大主”。

(一)生理功能

1. 心主血脉　心主血脉,即指心气推动和调控血液在脉管中运行,流注全身,循环不休,发挥营养和濡养作用。心主血脉包括心主血和心主脉两个方面。

(1)心主血　心主血的基本内涵,是心气能推动血液运行,以输送营养物质于全身脏腑、形体、官窍的作用。人体各脏腑器官、四肢百骸、肌肉皮毛以及心脉自身,皆有赖于血液的濡养,才能发挥其正常的生理功能,以维持正常的生命活动。血液的运行与五脏功能密切相关,其中心的搏动作用尤为重要。而心脏的搏动,主要依赖心气的推动和调控作用。心气充沛,心阴与心阳协调,心脏搏动有力,频率适中,节律一致,血液才能正常地输布全身,发挥其濡养作用。若心气不足,心脏搏动无力,或心阴不足,心脏搏动过快而无力,或心阳不足,心脏搏动迟缓而无力,均可导致血液运行失常。

心主血的另一内涵是心有生血的作用,即所谓“奉心化赤”。主要指饮食水谷经脾胃之气的运化,化为水谷之精微;水谷之精微再经过心火(即心阳)的作用,“化赤为血”。可见,心有总司一身血液运行及生成的作用。若心火虚衰,可致血液化生障碍。

(2)心主脉　心主脉,是指心气推动和调控心脏的搏动和脉管的舒缩,使脉道通利,血流通畅。心气充沛,心脏有规律的搏动,脉管有规律的舒缩,血液则被输送到各脏腑、形体、官窍,发挥濡养作用,以维持人体正常的生命活动。《素问・六节藏象论》所说"心者……其充在血脉",即是针对心、脉和血液所构成的一个相对独立系统而言。

脉为血之府,是容纳和运输血液的通道。营气与血并行于脉中,故《灵枢・决气》说:"壅遏营气,令无所避,是谓脉。"血液能正常运行,发挥其濡养作用,除心气充沛外,还有赖于血液的充盈和脉道的通利。血液是供给人体各脏腑形体官窍营养物质的载体,血液的充盛,是心主血脉的生理功能得以正常发挥的物质基础。脉道通利,是指脉管富有弹性并畅通无阻。其中,心气充沛是主导作用。

心主血脉的功能是否正常,可从心胸部感觉、面色、舌色、脉象等反映出来。只有心气充沛,心阴与心阳协调,血液才能在脉管中正常运行,周流不息,营养全身,呈现面色红润、有光泽,舌质淡红,脉象和缓有力等征象。若心气不充或阴阳失调,经脉壅塞不通,舒缩失常,不能正常地输送血液,人体得不到血液濡养,常见心悸怔忡或心胸憋闷疼痛,舌质瘀斑或青紫,脉细涩或结代等症。

心、脉、血三者密切相连,构成一个血液循环系统。血液在脉中正常运行,必须以心气充沛,血液充盈,脉道通利为基本条件。其中心脏的正常搏动,对血液循环系统生理功能的正常发挥起着主导作用,故说"心主身之血脉"(《素问・痿论》)。

2. 心主神明　心主神明,又称心藏神或主神志,是指心有统帅全身五脏六腑、经络、形体、官窍等生理活动和主司精神、意识、思维、情志等精神活动的功能。故《素问・灵兰秘典论》说:"心者,君主之官也,神明出焉。"

人体之神,有广义与狭义之分。广义之神,是整个人体生命活动的主宰和总体现;狭义之神,是指人的精神、意识、思维、情感活动及性格倾向等。心所藏之神,既是主宰人体生命活动的广义之神,又包括精神、意识、思维、情志等狭义之神。

人体的脏腑、经络、形体、官窍各有不同的生理功能,但它们都必须在心神的主宰和调节下,分工合作,共同完成整体生命活动。心神正常,各脏腑的功能互相协调有序,彼此合作,全身安泰。神能驭气控精,调节血液和津液的运行输布,而精藏于脏腑之中而为脏腑之精,脏腑之精所化之气为脏腑之气,脏腑之气推动和调控脏腑的功能。因此,心神通过驾驭协调各脏腑之精气以达到调控各脏腑功能之目的。由于心所藏之神有如此重要的作用,故称心为"五脏六腑之大主"。

心为神明之脏，主宰精神意识思维及情志活动，如《灵枢·本神》说："所以任物者为之心。"心是可以接受外界客观事物并做出反应，进行心理、意识和思维活动的脏器。这一复杂的精神活动实际上是在"心神"的主导下，由五脏协作共同完成的。由于心为藏神之脏，君主之官，生之本，五脏六腑之大主，故情志所伤，首伤心神，次及相应脏腑，导致脏腑气机紊乱。

心的主血脉与藏神功能是密切相关的。血舍神，血是神志活动的物质基础之一，如《灵枢·营卫生会》说："血者，神气也。"心血充足能化神养神而使心神灵敏不惑，而心神清明，则能驭气以调控心血的运行，濡养全身脏腑形体官窍及心脉自身。病理状态下，两者也相互影响。如心血不足，可致心神失常，而见精神恍惚、心悸失眠等；心神异常，亦可影响心主血脉的功能。

（二）生理特性

1. 心主通明　心主通明，指心脉以通畅为本，心神以清明为要。心位于胸中，在五行属火，为阳中之太阳，称为"阳脏"或"火脏"。心以阳气为用，心阳有推动心脏搏动，温通全身血脉，兴奋精神，以使生机不息的作用。心阳必须与心阴相协调，维持心主血脉与藏神的正常功能，才能使心脉畅通，心神清明。

2. 心为火脏　心在五行属火，且与六气中的暑热之气相通。因此，中医界多称心为火脏，而心的特性多与火有关。火之光明，可以烛照万物。然而心火之阳热，需要适度的肾阴与其相配，才能相互制约，而不致火热太亢为害。故《素问·宣明五气篇》指出"心恶热"。

二、肺

肺位于胸中，左右各一，呈分叶状。肺在脏腑中的位置最高，故有"华盖"之名。

肺在五行属金，为阳中之少阴。肺的主要生理功能为主气、司呼吸，通调水道，朝百脉而主治节。肺的系统联系是：与大肠相表里，在志为悲（忧），在液为涕，在体合皮，开窍于鼻，其华在毛，与自然界秋气相对应。

肺气宣发肃降的运动特性是所有肺的生理功能的基本前提，无论是司呼吸、主气，还是通调水道、朝百脉的生理功能，都是以肺气能正常宣发肃降为基础的。

（一）生理功能

1. 肺主气、司呼吸　肺主气的生理功能，首见于《素问·六节藏象论》的"肺者气之本"和《素问·五脏生成篇》的"诸气者，皆属于肺"。肺主气，包括主呼吸之气和主一身之气两个方面。

(1)肺主呼吸之气　肺主呼吸之气是指肺具有吸入自然界清气，呼出体内浊气的生理功能。肺是气体交换的场所，通过肺的宣发肃降特性完成体内浊气与自然界清气的交换过程。而其中呼出浊气有赖于肺气的宣发，吸入清气凭借着肺气的肃降。宣降正常，散纳有度，则呼吸之气出入调匀有序。如若肺之宣肃失常，可导致呼吸失司，可见胸闷、咳嗽、喘促、气短等呼吸不利之象。

(2)肺主一身之气　肺主一身之气是指肺主司一身之气的生成和运行的功能，主要体现在以下两个方面。一方面是肺主一身之气的生成。肺司呼吸，吸入自然界的清气，而清气是人体之气的重要来源之一，所以肺主一身之气首先体现在气的生成方面，尤其是宗气的生成，宗气作为一身之气的重要组成部分，在机体生命活动中占有非常重要的地位，关系着一身之气的盛衰。另一方面，肺主一身之气还体现在对全身气机的调节。肺的宣降抑或呼吸，即是气的升降出入在肺中的具体体现。通过肺有节律的呼吸运动，带动着全身气机的升降出入，并且宣发卫气，调节腠理之开合，将代谢后的津液化为汗液，排出体外，通过泄汗而调气，所以说肺对全身气机有着重要的调节作用。

呼吸运动，是肺重要的生理功能。肺是呼吸的器官。肺司呼吸，是指肺是体内外清浊之气交换的场所，通过肺的呼吸，吸入自然界的清气(氧气)，呼出体内的浊气(二氧化碳)，以实现体内外气体的交换。正如《医原》所说："一呼一吸，与天气相通。"肺通过呼吸运动，不断吐故纳新，从而保证了机体新陈代谢的正常进行，维持着生命活动。

2. 肺通调水道　"通调水道"，语出《素问·经脉别论》。肺主通调水道实际上是肺的宣发肃降特性在水液代谢中的体现。所谓通调水道，是指肺的宣发肃降功能对水液的输布、运行、排泄具有疏通和调节的作用。作用机制有二：一是通过肺的宣发，将津液与水谷精微向上向外布散，上至头面官窍，外达皮毛肌腠，并化为汗液排出体外。二是通过肺的肃降，将津液和水谷精微不断向下向内布散，通过代谢后化为尿液由膀胱排出体外。肺的宣发肃降正常有序，则水液的运行道路通畅和调，水液能正常地输布和排泄，故有"肺主行水"之说。由于肺在脏腑中的位置最高，参与调节全身的水液代谢，机体从外界摄入的水液上输于肺后，通过肺布散至全身及向下输送，故有"肺为水之上源"之说。如肺失通调水道之职，均可导致津液代谢障碍，出现痰饮、尿少、水肿等症状。

3. 肺朝百脉、主治节　朝，有朝向、会聚之意。百脉，即全身的血脉。肺朝百脉，是指全身的血液，都通过经脉会聚于肺，通过肺的呼吸，进行气体的交换，然后再输布至全身，即肺气助心行血的生理功能。因此，可以认为肺朝百脉是肺的宣发肃降在血液运行中的具体体现。通过肺气宣发,血液通过百脉输送至全身;通过肺气肃降,全身的血液通过百脉又回流至肺。在肺的一呼一吸运动中,完成了血液在全身的循环。鉴于肺气和心血的这种密切联系,《医学真传》指出:“人之一身,皆气血之所循行。气非血不和,血非气不运。”临床上,肺失宣肃或呼吸不利,每可导致心行血功能障碍。

肺对气血津液的治理和调节作用,称为“肺主治节”,具体表现在四个方面:一是治理调节呼吸运动,使之保持呼吸节律有条不紊;二是治理调节全身气机,随着肺一呼一吸的运动,调节全身气机的升降出入;三是肺朝百脉,治理调节血液的运行;四是肺主通调水道,治理调节津液的代谢。因而可以认为,肺治理调节了气血津液,也就治理调节了全身。犹如中央政府通过对政治、经济、军事、文化的治理调节,以统治全国一样。故《素问·灵兰秘典论》称肺“主治节”而为“相傅之官”。

(二)生理特性

1. 娇脏喜清肃　肺司呼吸而外合皮毛,开窍于鼻,喉属肺系,与自然环境息息相通,易受外邪的侵袭,不耐寒热,不容异物,故有“娇脏”之称。寒热燥湿之外邪,均易袭肺,痰饮火热之内邪,亦易伤肺。

肺体清虚,质地疏松,古人喻之为“虚如蜂窠”。肺喜清肃的特性,指肺气的通降能肃清肺和呼吸道内的异物,以保持呼吸道洁净。

2. 宣发与肃降　肺气有宣发肃降的生理特性,指肺气向上向外宣发与向下向内肃降的相反相成的运动,维持着肺司呼吸、主行水等功能(表1-1)。

肺的宣发与肃降,是相反相成的矛盾运动。在生理情况下相互依存和相互制约,在病理情况下,则又常常相互影响。宣发与肃降正常,则气道通畅,呼吸调匀,体内外气体得以正常交换,水液代谢和血液循环都得以维持。如果二者的功能失去协调,就会发生“肺气失宣”或“肺失肃降”的病变,而出现喘、咳、痰饮、肺气上逆之证。而肺气宣发与肃降协调,有赖于肺阴和肺阳的协调。所以《素问·脏气法时论》说“肺苦气上逆”,《素问·至真要大论》亦说“诸气月贲郁,皆属于肺”。

表1-1　肺的宣发与肃降

	呼吸运动	津液代谢	血液运行	其他
宣发	呼出浊气	将津液向外向上布散,形成汗液排出	将血液由肺输布全身	宣发卫气
肃降	吸入清气	将津液向内向下布散,形成尿液排出	将血液由全身汇聚到肺	肃清肺和呼吸道的异物保持呼吸道洁净

三、脾

脾位于腹腔上部,膈膜之下,左季肋的深部,胃的左上方。脾在五行属土,为阴中之至阴。脾的生理功能主要有主运化、主升清和主统血三个方面。脾的系统联系是:与胃相表里,脾藏意,在志为思,在液为涎,在体合肌肉、主四肢,开窍于口,其华在唇。

(一)生理功能

1. 脾主运化　运,即转运、输送;化,即变化、吸收。脾主运化,是指脾具有将水谷转化为精微物质,然后再将精微物质吸收并转输至全身的生理功能。脾主运化主要包括运化水谷和运化水液两个方面。

(1)运化水谷　运化水谷,是指脾对水谷的消化及精微物质的吸收和输布作用。脾可对饮食物运化的不同阶段起作用:首先,食物入胃,经胃初步消化即腐熟后,变为食糜,下传于小肠,在小肠泌别清浊的基础上,分为清浊两部分;其次,把吸收来的水谷精微转输到全身,在这个过程中,得到了心、肺等脏功能的协助,故有"脾气散精,上归于肺"(《素问·经脉别论》)之说;最后,脾气促进水谷精微转变为气血等重要的生命物质。气血的生成与脾的运化关系最为密切,故有"气之源头在乎脾"(明代李中梓《病机抄篆》),"血乃水谷之精,化于脾"(明代李梴《医学入门》)等说。综上所述,脾主运化水谷,包括消化饮食,吸收精微,输布全身,并转化为气血等生理环节,其对生命的维系有至关重要的影响,所以历代医家非常注重脾的运化功能,称脾为后天之本、气血生化之源。脾运化水谷的功能正常,称为"脾气健运",才能为精、气、血、津液的化生提供足够的养料,脏腑、经络、四肢百骸等均能得到充分的营养,从而发挥各自的生理功能。若脾运化水谷的功能减退,称为"脾失健运",则可影响食物消化和水谷精微吸收和布散,就会出现腹胀、食欲不振、便溏,以及形体失养或气血生化不足之倦怠乏力、四肢消瘦等症状。

(2)运化水液　脾主运化水液,是指脾能够将水饮化为津液,并将其吸收、转输到全身脏腑、四肢百骸的生理功能。在水液代谢过程中,脾既可以把水液转输、布散至周身而发挥滋养和濡润作用;同时,又有助于各组织器官利用后的多余水液,及时转输至肺和肾,从而以汗和尿的形式排出体外。也可通过脾胃气机升降枢纽作用,使全身津液随气之升降而上腾下达。因此,脾主运化水液的功能正常,既能使全身各组织器官得到水液的充分滋养,又能防止水液在体内发生停聚等现象,保持水液代谢的协调和平衡。反之,如果脾运化水液的功能失常,水液不能布散而停滞体内,就可产生湿、痰、饮等病理产物,或发为水肿。这也正是脾虚生湿、脾为生痰之源和脾虚水肿的发生机制。故《素问·至真要大论》指出“诸湿肿满，皆属于脾”。

脾运化水谷和运化水液两方面的作用，是同时进行的，且二者互相联系、互相影响，二者也常同时发生病变。

2. 脾主升清　升，指上升；清，指水谷精微等营养物质。因脾位居中焦，其生理特性以升清为主，故后世医家把脾向上、向外布散精微物质作为其生理功能之一。脾主升清主要包括两方面的内容：一方面是指脾具有将其运化和吸收的水谷精微等营养物质上输至心、肺、头目等部位，通过心肺的作用化生气血，发挥其濡养作用。脾的升清功能正常，精微物质才能被正常的吸收、输布，人的气、血、津液才会生生不息。如果脾气不能升清，则水谷精微物质不能被吸收和布散，气血生化乏源，则出现神疲乏力、头晕目眩、腹胀、腹泻等症状。另一方面，医家们还常常把脾主升清理论与维持内脏位置的相对恒定联系在一起。脾主升发，清气在上，是防止内脏下垂的重要保障。若脾气不升反而下陷，则可见久泄脱肛，或胃、肾等内脏下垂病变。

3. 脾主统血　统，统摄、控制之意。脾主统血即指脾有统摄血液在脉中运行，防止其溢出脉外的功能。究其实质，脾统血的功能实际上是通气的摄血作用的体现。脾主运化，为气血生化之源；气为血之帅，血随气行，气能摄血。脾气健运，则水谷精微化源充足，气亦充盈，气旺则固摄作用亦强，血液能在脉内正常循行而不会溢出于脉外发生出血等现象。反之，脾失健运，运化、吸收水谷精微的功能减退，则气的生化乏源而亏虚；气虚则固摄作用减弱，统摄无权，就会发生血逸脉外而导致出血，称为脾不统血。临床上多表现为以慢性的、虚损性的、下部为主的出血，如皮下出血、便血、尿血、崩漏等，称为“脾不统血”，一般出血时间较长，色淡清稀，并常伴见气血不足的症状。

（二）生理特性

1. 以升为健　升，即上升。脾以升为健是指脾气有上升、外散的生理特点。通过脾气的上升，可以把清阳之气升散至头面部；通过脾气的外散，可以把水谷精微、气血等营养物质向外周包括四肢布散。此即《黄帝内经》所谓“脾气散精”（《素问·经脉别论》）、“灌溉四旁”（《素问·玉机真藏论》）。因脾性升散，故医家们在治疗脾病时常加用质轻上扬之品。

2. 喜燥恶湿　“脾恶湿”的最早记载可见于《素问·宣明五气》。恶，即憎恶。古人通过对天象气候的长期观察发现，当自然界出现雨水过多、湿淫太盛的气候时，多出现腹满、食欲减退、大便溏泄等脾病。脾主长夏，因此脾喜燥恶湿，在病理上，脾常易为湿邪所困而出现功能障碍。在治疗用药时，针对脾易为湿困的情况，医家们常慎用滋腻助湿之品，而多采用香燥之药以醒脾化湿。

3. 后天之本　脾为后天之本，首见于明代李中梓的《医宗必读》，他说："一有此身，必资谷气。谷入于胃，洒陈于六腑而气至，和调于五脏而血生，而人资之以为生者也，故曰后天之本在脾。"脾为后天之本，指的是脾的运化功能，能将水谷精微吸收并转输至全身，以营养五脏六腑、四肢百骸，为维持人体的生命活动提供物质基础，并能充养先天之精，促进人体的生长发育。若脾失健运，则消化吸收和输布功能失常，日久则全身气血不足。李东垣在《脾胃论》中强调："元气之充足，皆由脾胃之气无所伤……脾胃之气既伤，而元气亦不能充，而诸病之所由生也。"又说明后天之本在防病和养生方面的积极意义。脾气健运，全身之气充盛，脏腑组织的功能强健，机体就具有适应环境、抵抗病邪、自我修复和再生能力，并在动态中保持自身协调平衡。因此在预防疾病中，善于保护脾胃可增强机体的抗病能力。在临床治疗中，调治脾胃可以促进其他内脏的功能恢复，并在防止疾病复发、巩固疗效方面也有重要的实用价值。

四、肝

肝位于腹部，横膈之下，右胁之内，呈分叶状。肝的主要生理功能是主疏泄和主藏血。肝的系统联系是：与胆相表里，在志为怒，在液为泪，在体为筋，开窍于目，其华在爪，为阳中之少阳。

（一）生理功能

1. 肝主疏泄　肝主疏泄，是指肝具有疏通发泄全身的气、血、津液等，促使其畅达、宣泄的作用，通而不滞，散而不郁。

"疏泄"一词首见于《素问·五常政大论》："发生之纪，是谓启陈，土疏泄，苍气达，阳和布化，阴气乃随，生气淳化，万物以荣。""土疏泄，苍气达"意指木气条达，土得木制化而疏通，与《素问·宝命全形论》"土得木而达"含义相近。由此可见，"疏泄"一词，源于运气学说中有关"木"特性的描述。后世医家所谓肝喜条达而恶抑郁，其源实出于此。最早将"疏泄"与肝相联系的，当推元代朱丹溪。他在《格致余论·阳有余阴不足论》中指出："主闭藏者肾也，司疏泄者肝也。"

肝的疏泄功能主要表现在以下几方面。

(1) 调畅气机　气机，即气的运动，其基本形式为升降出入。各脏腑、组织、器官等的功能活动，均有赖于气的升降出入运动。肝主升、主动的特性，有助于气机的疏通、畅达与升发。因此，肝的疏泄功能正常与否，对于气机升降出入运动协调平衡起着重要的调节作用。肝疏泄功能正常，则气机调畅，气血调和，脏腑、组织的生理活动正常。若肝疏泄功能失常，则往往影响气机的疏通、畅达、升发,而致气机不畅或气的升降出入异常,导致五脏病变。肝疏泄功能失常,一般分为两种情况:一为肝疏泄功能不足,即肝失疏泄,以致气失于疏通、畅达,形成气机不畅,气机郁结的病理变化。所以,肝失疏泄,可见于“肝气郁结”“肝郁气滞”等,常见胸胁、乳房、少腹等部位的胀、满、闷、痛。二是肝疏泄功能太过,形成“肝气上逆”“肝火上炎”等病理变化。肝疏泄太过,亦可称为“肝升太过”,常见头胀头痛、面红目赤、胸胁胀满、烦躁易怒以及血随气逆而出现的咯血、吐血,甚则突然昏厥等。

(2)促进血和津液运行　肝主疏泄,有促进和调节血的运行和津液的输布代谢功能。气为血之帅,气行则血行。肝疏泄功能失职,不仅引起气机失调,还常见血行的异常。如肝疏泄不及,气机郁结,可致血行不畅,甚则成瘀,出现月经后期、痛经、妇女闭经、症积痞块等。肝疏泄太过,气火上逆,可致血随气逆,血不循经,出现面红目赤、吐血、咯血、暴厥等。津液的输布、运行、排泄也离不开气的推动与气化作用,气行则津行,气滞则津停。若肝失疏泄,三焦气化受阻,津液代谢障碍,常滋生痰饮水湿等病理产物,引起瘰疬、瘿瘤、水肿、鼓胀等病症。

(3)调畅情志　情志,是“七情”“五志”的统称,属于精神心理活动的范畴。情志虽由心所主,却与肝有着密切关系。“心藏神、肝藏魂”。肝通过调畅全身气机、促进血液运行,对情志活动发挥调节作用。肝疏泄功能正常,气机调畅,气血调和,则人的心情开朗,心境平和,对情志刺激的耐受性较强。若肝气郁结或亢逆或疏泄失职或太过,常引起精神情志活动的异常。具体表现在:肝疏泄功能不及,气机郁结,可致精神抑郁、闷闷不乐、多疑善虑;肝疏泄功能太过,肝气上逆,可致性情急躁易怒、情绪易激动。反过来,情志活动异常,同样也能影响肝的疏泄功能,导致肝气郁结、肝气上逆等病理变化。可见,肝主疏泄调畅情志的作用,与气机的调达紧密相连。鉴于肝和情志的密切关系,古代医家治疗情志病,重视从肝论治。如赵献可在《医贯·郁病论》中说:“予以一方治木郁,而诸郁皆因而愈。一方曰何?逍遥散是也。”

(4)促进脾胃运化功能　肝的疏泄功能有利于气机调畅,有助于脾升胃降的协调。肝和脾胃同居中焦,脾胃运化功能正常与否的重要环节,在于脾的升清、胃的降浊能否平衡协调。所以脾胃受纳、消化、吸收饮食的功能,与肝主疏泄有密切关系。肝主疏泄通过调畅气机,为中焦脾胃正常的升降创造了条件,由此发挥促进脾胃运化的功能。如果肝疏泄功能失常,既可影响脾的升清,致脾气不升,清气下陷,而见眩晕、腹泻等;又可影响胃的降浊,致胃失通降,胃气上逆,而见嗳气呕逆、脘腹胀满、便秘等。前者称“肝脾不和”或“肝气犯脾”,后者称“肝胃不和”或“肝气犯胃”。正如《血证论·脏腑病机论》所说:“木之性主于疏泄,食气入胃,全赖肝木之气以疏泄之,而水谷乃化。设肝之清阳不升,则不能疏泄水谷,渗泻中满之证,在所不免。”

(5)疏利胆汁　胆位于肝之短叶间,与肝相连。胆囊内贮存胆汁,胆汁泄于小肠,以助消化。胆汁,又称为“精汁”,胆汁的生成、分泌、排泄均在肝的疏泄作用下完成。《东医宝鉴》云:“肝之余气泄于胆,聚而成精。”说明胆汁由肝中精汁排泄积聚而成。肝疏泄功能正常,气机畅达,胆汁化生顺利,排出亦通畅。若肝失疏泄,气机不利,胆汁分泌排泄障碍,可影响脾胃的运化功能,出现厌食、腹胀;而且会导致胆汁淤积,进而形成结石,见胁痛、黄疸等症。临床对于胆气不利、影响消化的病症,常采用疏肝利胆方法进行治疗。

(6)调节女子月经与男子排精　女子月经按时来潮,男子精液定期溢泻,取决于肝主疏泄与肾主封藏的协调平衡。

《格致余论》指出:“主闭藏者肾也,司疏泄者肝也。”说明了肝肾二脏在精液排泄中的协同作用。一般来说,肝的疏泄功能正常,女子能按时行经,男子能正常排精。若肝疏泄不及,肝气郁结,可致女子月经延期不至,经行不畅,痛经,甚至闭经;男子性欲减退,或泄精困难。若肝升发太过,气火亢逆,则可致女子月经先期而至,或量多如崩;男子性欲亢进,或梦遗等。相对于男子而言,肝的疏泄功能,对于女子经、带、胎、产更为重要,故有“女子以肝为先天”之说。

2.肝主藏血　“肝藏血”,始见于《素问·调经论》和《灵枢·本神》。肝藏血的生理作用,包括贮藏血液、调节血量两个方面。

肝藏血,有“血海”之称。其意义有二:其一,指肝内贮有一定量的血液,有助于柔养肝体,制约肝的阳气,防止升动太过,以维护正常的疏泄功能。肝为“体阴而用阳”之脏,如果肝藏血功能减退,一方面肝内贮存血量不足,形成肝血虚,濡养肝脏本身的功能以及筋、爪、目等出现异常;另一方面,不能制约肝的阳气升动,而致肝阳上亢、肝火上炎,甚则肝风内动等病理变化。其二,为经血生化之源。女子的月经来潮,与冲脉充盈、肝血充足及肝气畅达密切相关。肝血充足、肝气畅达则肝血流注冲脉,冲脉充盈则月经按时来潮,故以肝血为经血之源。若肝血不足,常致月经量少,甚或闭经。

肝调节血量,出自《素问·五脏生成篇》“人卧则血归于肝”。唐代王冰解释说:“肝藏血,心行之,人动则血运于诸经,人静则血归于肝。”人体各部分血液流量是相对恒定的,但又随着人的活动、情绪波动或外界环境变化而进行自我调节。如剧烈运动、情绪激动时,外周血液需求量相对增多,这时,贮存在肝的血液就借助肝的疏泄而由肝输送到外周,以满足生理活动的需要。而在休息或情绪稳定时,外周血流量减少,此时,外周血液又回归到肝,贮存在肝脏。可见，肝对全身血流量的分配，特别是对外周血量的分配，起到了重要的调节作用。

肝为藏血之脏，具有固摄血液、防止出血的功能。如《杂病源流犀烛·肝病源流》指出肝“其职主藏血而摄血”。若肝藏血功能减退，可引起出血的病变，如吐血、衄血、崩漏等。临床上，由于肝气横逆、肝火上炎引起的吐血、咯血便是其例。

应该指出的是，肝调节血量，是以贮藏血液为前提的。只有肝血充盈，才能完成肝调节血量的作用。因此，当肝藏血量不足，不能满足机体各部血液需要时，就会表现出全身性的血虚和肝系统失于濡养的证候，如不能滋养于目，则两目昏花、干涩，甚至夜盲；不能濡养于筋，则筋脉拘急，屈伸不利，肢体麻木等；不能充盈冲任，则女子月经量少，甚则经闭等。此外，肝的疏泄功能和调节血量也有密切关系。肝将贮存的血液向外周输送，实际上是肝的疏泄功能在促进血液运行方面的作用。如《血证论·脏腑病机论》说：“以肝属木，木气冲和条达，不致遏郁，则血脉通畅。”可见，肝调节血量的功能，是肝贮藏血液和疏泄功能综合作用的体现。

（二）生理特性

1. 体阴而用阳 “体阴而用阳”语出《临证指南医案·肝风》。华山由云按：“肝为风木之脏，因有相火内寄，体阴用阳，其性刚，主动，主升。”“体阴”的含义有二：其一，肝藏血，血属阴；其二，肝居腹中，属阴脏。“用阳”亦有两层含义：生理上，肝主疏泄，喜条达，主升主动，其功能活动为阳；病理上，肝疏泄功能易亢，表现为肝阳易亢、肝风易动。肝体阴柔，其用阳刚，阴阳和调，刚柔相济。肝以血为体，肝血充盈，不仅能濡养肝体，而且可制约肝用，防止疏泄功能亢进。如果阴血不充，肝体失养，肝阳失于涵敛，升动太过，则出现肝阳易亢，易于化火生风等病理变化。临床上根据肝“体阴而用阳”的特点，在治疗肝阳上亢时，往往着重滋阴养血以益肝体，从而达到抑制或涵敛肝阳的目的。

2. 喜条达而恶抑郁 肝在五行属木，条达为木之本性，其性亦犹如自然界树木，具有舒展宣畅的特性。如《神农本草经疏·五脏苦欲补泻论》曰：“扶苏条达，木之象也，升发开展，魂（肝）之用也。”肝“喜条达而恶抑郁”，从生理角度而言是指肝的气机宜条达、舒畅，不宜遏制、郁滞。而肝气疏通和畅达，与情志活动密切相关。任何原因，凡影响气机冲和条达，导致肝气郁遏的，皆与肝性相悖而为其所恶。

临床上根据“肝喜条达而恶抑郁”的特性，治疗当顺其性，因势利导，采用疏肝之法。忌用苦寒清降伐肝之法，以免加重肝气郁滞。如近代张锡纯《医学衷中参西录·论肝病治法》所言：“木性原喜条达，所以治肝之法当以散为补，散者即升发条达之也。”

五、肾

肾位于腰部,脊柱两旁,左右各一,形如豇豆。由于肾藏有"先天之精",为脏腑阴阳之本,生命之源,故称其为"先天之本"。肾的主要生理功能为藏精、主水液和主纳气。肾的系统联系是:与膀胱相表里,在志为恐,在液为唾,在体为骨,开窍于耳及前后二阴,其华在发。

(一)生理功能

1. 肾主藏精　所藏之精主生长发育和生殖,肾藏精,是指肾有摄纳、贮存、封藏精气以主司人体生长发育、生殖的生理功能。如《素问·六节藏象论》说:"肾者主蛰,封藏之本,精之处也。"《素问·上古天真论》说:"肾者主水,受五脏六腑之精而藏之。"肾藏精的主要生理意义在于:它能促进肾中精气不断充盈,并和五脏六腑之精相补充,防止精气无故流失,为精气在体内充分发挥正常生理效应创造必要的条件。若肾对精气的封藏作用减退,即肾失封藏,则导致肾中精气无故流失,形成肾中精气亏虚的病理变化。

中医学认为,精是构成人体和维持生命活动的基本物质之一。精的含义有广狭之分:广义的精,是泛指一切精微物质,如机体的气、血、津液以及水谷精微等,均属"精"的范围;狭义的精,专指生殖之精,包括禀受于父母的生殖之精以及机体发育成熟后自身形成的生殖之精。肾中所藏之精,主要指生殖之精,还包括机体摄取的水谷精气及脏腑生理活动过程中化生的精微物质等概念,一般称其为"肾中精气",简称"肾精"。

肾中精气,从来源来看,一是来自于父母的生殖之精。因其与生俱来,先天即有,故称"先天之精",实际上即是构成人体胚胎发育的原始物质。《灵枢·决气》所谓"两神相搏,合而成形,常先身生,是谓精"以及《灵枢·本神》所说"生之来,谓之精",即是此意。二是充养于后天。后天的水谷精微所化。诚如《素问·上古天真论》所说,肾"受五脏六腑之精而藏之。故五脏盛,乃能泻",故称"后天之精"。

"先天之精"和"后天之精"相互化生、相互促进,共同按完成肾的生理功能。先天之精赖后天之精的不断培育和充养,才能充分发挥生理作用;后天之精赖先天之精的激发和推动作用,才能生生不息。

肾中精气的主要生理作用是:促进机体的生长发育和逐步具备生殖能力。肾中精气是一个由未充盛到逐步充盛、由充盛到逐步衰少甚至耗竭的演变过程。随着肾中精气的盛衰,人的一生也相应呈现出生、长、壮、老、已的变化。《素问·上古天真论》中有一段有关男女不同生长、发育阶段与肾中精气盛衰关系的论述,明确揭示出机体生、长、壮、老、已的自然规律,与肾中精气的盛衰密切相关。人在出生以后可分为幼年期、青年期、壮年期和老年期等阶段，而这一过程取决于肾中精气的盛衰。由于“先天之精”不断得到“后天之精”的培育，肾中精气逐步充盛，出现了齿更发长等迅速生长的现象。以后又随着肾中精气的不断充盛而产生一种名为“天癸”的物质。所谓天癸，是指肾中精气充盈而化生的促进生殖器官成熟，维持生殖功能的精微物质。在天癸的作用下，二七，在女子出现了“月事以时下”的月经来潮现象，二八，在男子则出现了“精气溢泻”的排精现象。其后，肾精及肾气的日趋充盈维持着机体日益旺盛的生殖功能。七七后，随着肾中精气逐渐衰少，天癸也随之衰少直至耗竭，出现生殖能力的逐步消失和性功能的逐步衰退，形体亦日趋衰弱而至老年期。

齿、骨、发等的生长状况和人的生殖功能状态，是判断机体生长发育状况和衰老过程的客观标志，同时也是观察肾中精气盛衰的外候。这些内容至今仍有较高的实用价值和临床指导意义。如成年人过早出现牙齿松动或脱落、头发枯萎或变白、骨骼疏松或萎弱、性功能及生殖功能衰退，都是早衰的征兆，提示肾中精气不足。如果婴幼儿生长发育不良，出现“五迟”（立迟、行迟、齿迟、发迟、语迟）和“五软”（头项软、口软、手软、足软、肌肉软），也是肾中精气亏虚的表现。所以，临床上防治某些先天性疾病、生长发育迟缓、生殖功能低下或一些原发性不孕不育症以及优生优育、养生保健、预防衰老等，多从补益肾气肾精着手。

肾中精气阴阳，对先天脏腑的生成和后天脏腑的功能具有重要的生理作用。肾藏先天之精，为生命之元始，呼吸之根本。肾气由肾精所化，又分为肾阴和肾阳两部分。肾阳为脏腑阳气之本，对机体各脏腑组织器官起推动、温煦作用。肾阴为脏腑阴液之本，对机体各脏腑组织器官起滋养、濡润作用。肾阴和肾阳，又称元阴和元阳、真阴和真阳、真水和真火，是机体各脏阴阳的根本。二者相互依存、相互制约、相互为用，维持着机体内部阴阳的相对平衡。如果由于某些原因，这种相对平衡被打破又不能自行恢复时，即形成肾阴虚和肾阳虚，表现为寒热失调的病症。如肾阳虚可出现形寒肢冷、精神萎靡、腰膝冷痛或萎弱、小便清长或不利或遗尿失禁、水肿等症；肾阴虚可出现手足心热、潮热盗汗、眩晕耳鸣、腰膝酸软、遗精等症。由于肾阴、肾阳是各脏阴阳之根本，因此，肾的阴阳失调往往可引致他脏阴阳失调，而他脏阴阳失调，日久必累及于肾，导致肾的阴阳失调，此即“久病及肾”的理论依据。

由于肾阴和肾阳，均以肾中精气为物质基础，肾的阴虚或阳虚，实质上均是肾中精气不足的表现形式。所以，肾阴虚到一定程度，可以累及肾阳；肾阳虚到一定程度，可以累及肾阴，最终发展为阴阳两虚，此即“阴阳互损”。

还需加以说明的是，肾中精气亏损的表现形式是多种多样的。除上述肾阴虚和肾阳虚外，还有肾精不足和肾气虚两种证候，前者主要表现为生长发育障碍和生殖功能异常，后者以肾气不固、遗精遗尿、带下绵绵为主要表现。

2. 肾主水液　肾主水液，亦称肾主水，是指肾有主持和调节机体水液代谢的功能，故肾又有“水脏”之称。《素问·逆调论》说：“肾者水脏，主津液。”肾对水液代谢的调节，主要是通过肾气的蒸腾汽化作用来实现的。

机体的水液代谢包括两个方面：一是调节并参与津液代谢相关脏腑功能；二是调节尿液的生成和排泄。这个过程，是在多个脏腑的协同作用下完成的，如脾的运化、肺的宣发肃降、肾的蒸腾汽化、肝的疏泄等。肾为脏腑之本，肾气的蒸腾汽化作用、肾阴的滋阴宁静、肾阳的温煦推动，对各脏参与水液代谢的正常发挥具有重要的调控作用。

首先，一切参与水液代谢的脏腑均有赖于肾中精气的激发推动。如胃的受纳，肺的宣发、肃降，脾的运化、散精，三焦的通利，膀胱的开合等功能的正常发挥，都离不开肾的蒸腾汽化。当肾的阳气虚损时，参与水液代谢的其他脏腑因缺乏肾阳的蒸腾推动作用，影响水液的正常输布和排泄。

其次，肾的蒸腾汽化作用与尿液的生成和排泄直接相关。在水液代谢的众多环节中，尿液排泄是机体自主调节水液总量的最重要的途径。当机体摄水量多或天冷无汗、少汗致体内剩余津液增加时，肾通过汽化作用，大量形成尿液，并输注膀胱，排出体外，此时尿常量多色淡；当机体摄水量减少或天暑多汗时，肾的蒸腾汽化加强了津液的体内再循环，有效地控制尿液排泄量，故此时表现为尿少色浓。可见，肾通过调节尿液的生成量和排泄量，来维持体内津液的代谢平衡。若肾蒸腾汽化失常，既可引起小便排泄障碍而出现尿少、水肿等，又可引起小便清长、尿量明显增多等病理现象。

3. 肾主纳气　“纳”，有收纳、摄纳之义。肾主纳气，是指肾有摄纳肺吸入的清气，防止呼吸表浅而维持正常呼吸的功能。人的呼吸运动，虽为肺所主，但必须依赖肾的纳气作用，才能使呼吸保持一定的深度，保证体内外气体的正常交换。如《类证治裁·喘症》说：“肺为气之主，肾为气之根。肺主出气，肾主纳气，阴阳相交，呼吸乃和。”

肾的纳气功能实际上是肾主封藏在呼吸运动中的具体体现，也是以肾中精气为其物质基础。若肾气衰弱，则摄纳无力，由肺气吸入的清气就不能归于下元而上浮，因而出现呼吸表浅，或呼多吸少、动辄气喘等病理现象，临床称之为“肾不纳气”，治疗则应以补肾纳气为主。

（二）生理特性

1. 主封藏　肾为封藏之本，对体内精微物质有固摄、闭藏的作用，能防止其无故流失。《素问·六节藏象论》谓:"肾者,主蛰,封藏之本。"肾的封藏特性具体表现在对体内精气的闭藏、对呼吸之气的摄纳以及对二便排泄的调控和固摄冲仁等方面,这些作用均以肾中精气充沛为基础。肾气封藏则精气充盈,人体生机旺盛;若肾气封藏失职,肾气不固,则表现出多种封藏失司之症,动辄气喘、气急等肾不纳气症状;遗尿、尿频、二便失禁、久泄滑脱等二便失控症状,又如男子遗精、滑精、早泄等精关不固症状;女子带下绵绵,清稀如注,或经漏不止,或滑胎、胎漏等冲任失固症状。临床上此类病症,多责之于肾虚,以补肾为主治疗,并配合固摄收敛之品。

2. 先天之本 肾为先天之本,指的是肾的功能是决定人先天禀赋强弱的根本。在人出生以前,新的生命个体以肾中精气为基础,在肾中精气的激发、推动下,新的个体孕育成形、不断生长。"肾为先天之本"为明代李中梓所提出,他在《医宗必读·肾为先天本脾为后天本论》中说:"肾为脏腑之本,十二经之根,呼吸之本,三焦之源,而人资之以为始也,故曰先天之本在肾。"因此,人的先天禀赋强弱,很大程度上取决于肾中精气是否充沛。如果先天肾气不充,人出生后体质虚弱,并且易患先天性疾病。对此,中医临床多从补肾加以调治。

3. 水火之脏 肾寓真阴真阳,为一身阴阳之本。《类经附翼·三焦包络命门辨》说:"命门者,为水火之府,为阴阳之宅";又说:"五脏之阴气,非此不能滋,五脏之阳气,非此不能发。"命门之火即真阳,命门之水即真阴。真阴、真阳闭藏于肾,为五脏六腑阴阳的发源地。肾的阴阳亏虚可累及五脏,五脏之伤亦"穷必及肾"。由于肾内寓真阴真阳,故为水火之脏。根据这一特性,临床上治疗阴虚、阳虚的病证,往往以治肾为基本手段。

第三节 六 腑

六腑是胆、胃、小肠、大肠、膀胱和三焦的总称。六腑生理功能是受盛和传化水谷。饮食物入口,通过食道入胃,经胃的受纳腐熟后下传于小肠,经小肠的受盛化物,泌别清浊,其清者(精微津液)由脾吸收,或转输于肺,或脾气散精而布散全身,以供给脏腑经络生理活动的需要;其浊者(糟粕)下达于大肠,经大肠的传导,形成粪便排出体外;体内由脾肺转输而来的多余的水液则经肾的气化形成尿液,渗入膀胱,排出体外。饮食物在消化道转输的过程中,胆所贮藏的胆汁,有节律地注入小肠,促进饮食物的消化吸收。三焦是元气和津液输布运行的通道,津液经三焦气化而分布全身,发挥其滋润和濡养的作用。饮食物自进入体内,到精微吸收,糟粕排出,须通过消化道的七道关隘,即《难经·四十四难》所说的“七冲门”。其中,唇为飞门,齿为户门,会厌为吸门,胃上口为贲门,胃下口为幽门,大小肠会为阑门,肛门为魄门。七冲门起着导向和约束作用,使食物或其代谢产物自上而下,自口经食管入胃,最后由肛门及膀胱排出体外而保证单向输送的过程。从而确保整个消化、吸收与排泄的正常进行。七冲门中任何一门发生病变,都会影响这一过程。故有六腑以通为用,以降为顺的说法。

六腑共同的生理特点是“泻而不藏”“实而不满”。六腑要完成受盛和传化水谷的生理功能,依赖其虚实更替,通降下行的特性。六腑中的每一腑都必须适时排空其内容物,才能保持六腑的通畅及功能协调。六腑通和降的太过或不及,都会影响饮食水谷的受盛和传化,出现各种病理状态。

六腑中的胆和胃还具有各自的生理特性。

胆有升发、排泄、性喜宁谧的生理特性。胆主升发、排泄,指胆为腑属阳木,为阳中之少阳,禀少阳春生之气,以升发、排泄为畅。胆的这一生理特性,与肝喜条达而恶抑郁同义,“肝胆相照”,两者有协同作用,对维持脏腑气机的调畅、维持组织器官生理功能的正常有一定意义。若胆失升发条达,影响及肝,则脾胃升降紊乱,影响脏腑气机失调,出现飧泄、肠澼等病症。胆性喜宁谧,指胆为清净、中精之腑,性喜安宁、固密而恶邪扰。表现在胆汁有节律地排泄及公正决断等生理功能。胆为邪扰,失其宁谧,则见呕苦、虚烦不寐、惊悸,甚则善恐等症状。

胃有主通降和喜润恶燥的特性。胃主通降包括胃“以通为和”和“以降为顺”,意指胃有保持畅通及胃气下降的生理特点。饮食物由食管入胃,经胃的受纳、腐熟,进一步输送至小肠,在小肠中经过消化吸收,糟粕下输至大肠,最后形成粪便排出。这一过程是由胃气的下降来完成的。只有胃气通降,将饮食水谷不断向下输送,进入小肠,才能为胃的排空、进一步受纳创造条件。此外,胃气下降还可将食物中的糟粕下输大肠,形成粪便后排出体外。可见,胃气下降是保持胃腑通畅的必要前提,同时也是消化、吸收、排泄各环节正常的保证。相对于脾气“升清”而言,胃气下降是“降浊”。在中医学中,常以脾升胃降来概括整个消化吸收排泄过程。如果胃失和降,往往出现失于畅通及不再受纳的一系列表现,如脘腹胀满、胀痛、不欲食等。胃的另一个生理特性为喜润恶燥。《临证指南医案·脾胃》云:“太阴湿土,得阳始运;阳明燥土,得阴自安。以脾喜刚燥,胃喜柔润。”指出胃有喜“柔润”的特性。喜润,意为喜胃阴之柔润;恶燥,意为恶胃液之不足。胃的受纳腐熟等生理功能以及胃气的和降,除依赖胃气推动、温煦作用外,还需要胃阴的滋润濡养。如果胃阴不足,胃失柔润,则形成胃阴虚的胃中嘈杂、纳食减少、大便干结,或干呕呃逆,舌干红、少津、有裂纹等症。

一、胆

胆居六腑之首，又为奇恒之腑。胆位于右胁，附于肝之短叶间。胆与肝由足少阳经和足厥阴经相互属络，构成表里关系。胆的生理功能主要是贮藏和排泄胆汁、主决断。

（一）生理功能

1. 贮藏和排泄胆汁　胆具有贮藏和排泄胆汁的生理功能。胆汁味苦，呈黄绿色，贮藏于胆囊，由肝之精气所化。在消化食物的过程中，胆汁又依赖肝的疏泄作用，排泄进入小肠，以帮助食物的消化、吸收，是脾胃消化吸收功能正常进行的重要条件。

胆汁的化生和排泄，受肝的疏泄功能控制和调节。肝的疏泄功能正常，则胆汁排泄畅达，脾胃运化功能健旺。若肝失疏泄，导致胆汁排泄障碍，可影响脾胃运化功能，出现胁下胀满疼痛、食欲不振、厌食油腻、腹胀便溏等症；或胆气不利，气机上逆，胆汁上溢，则可见口苦、呕吐黄绿苦水；胆汁外溢于肌肤，则发为目黄、身黄、小便黄等黄疸症。

2. 主决断　胆主决断，指胆具有对事物判断、做出决断的能力。其含义有二：一是指正常的判断和决定能力，即能够完全控制自己的意识和动作的能力；二是指准确公正，恰如其分，不偏不倚。《素问·灵兰秘典论》说："胆者，中正之官，决断出焉。"明代张介宾注解说："胆附于肝，相为表里，肝气虽强，非胆不断。肝胆互济，勇敢乃成。"意即胆亦与某些精神心理活动有关。胆能助肝气以调畅和舒达情绪，胆气不怯，则果敢豪壮，居危不乱，勇而有定见。若胆气虚弱，则可见胆怯怕事，或数谋虑而不能决、善恐易惊、失眠多梦等精神情志异常改变之症。由于胆主决断，其性升发，有助肝疏泄之功，胆的功能正常，诸脏易安，故《素问·六节藏象论》有"凡十一脏取决于胆也"之说。

（二）生理联系

胆的贮藏和排泄胆汁、主决断的功能，离不开肝主疏泄及肝藏血的生理作用。另外，胃的通降、小肠的受盛，使胆汁排泄顺畅，促进饮食物的充分消化和吸收。

二、胃

胃是外形呈曲屈状的囊状器官。胃位于膈下，腹腔上部，上接食管，下通小肠。胃腔又称胃脘，分上、中、下三部。胃的上部称上脘，包括贲门；胃的中部称中脘，即胃体部分；胃的下部称下脘，包括幽门。贲门上连食管，幽门下通小肠，是饮食进入胃腑的通道。胃主受纳，腐熟水谷，以降为和，以通为顺，是机体对饮食物进行消化吸收的重要脏器，胃与脾同居中焦，脾在胃的左方，以膜相连，双方经脉又相互络属，互为表里。

（一）生理功能

1. 主受纳和腐熟水谷　受纳，即接受和容纳。腐熟，是饮食物（水谷）在胃中经过初步消化，形成食糜的过程。胃主受纳和腐熟水谷，是指胃具有接受和容纳饮食物，并将其进行初步消化，形成食糜的过程。

饮食入口，经过食管进入于胃，并在胃中进行初步消化，所以胃有"太仓""水谷之海"之称。机体的生理活动和气血津液的化生，都离不开饮食物的化生，所以又称胃为"水谷气血之海"。《灵枢·玉版》说："人之所受气者，谷也。谷之所注者，胃也。胃者，水谷气血之海也。"容纳于胃中的食物，经过胃的腐熟后，形成易于吸收的食糜，借胃的通降之性，下传小肠做进一步消化吸收。

胃受纳和腐熟水谷的功能，对于维持机体的生命活动以及生理功能，提高机体的抗病能力，有十分重要的意义。这是由于，水谷是气血生化之源，而气血津液是脏腑组织器官功能活动的物质基础。正如《素问·玉机真藏论》所说："五脏者，皆禀气于胃。胃者，五脏之本也。"机体抗病能力的强弱，取决于元气之盛衰，而"元气之充足，皆由脾胃之气的正常运化，而后能滋养元气。若胃气之本弱，饮食自倍，则脾胃之气既伤，而元气亦不能充，而诸病之所由生也"（《脾胃论·脾胃虚实传变论》）。所以临床上诊治疾病，必须重视胃气，历代许多名医常以胃气的盛衰预测疾病的吉凶顺逆，以"保胃气"为重要的施治准则。这里的胃气，是指脾胃之气，或脾胃生理功能的概括。

2. 以通为顺，以降为和　饮食物由胃受纳、腐熟后，必须下传于小肠做进一步消化，才能将饮食物中的营养物质吸收，化为气血津液，输送至全身，所以说胃主通降，以通为顺、以降为和。胃的通降，不仅作用于胃本身，而且对整个六腑系统的生理功能都有重要影响。胃腑一通，六腑皆通，一降皆降。可见六腑之通降下行，胃的通顺是先决条件。

若胃失通降，一则必然影响食欲，而见纳呆、厌食等症，同时还可因浊气在上而见口臭、脘腹胀闷、疼痛等症状；二则可表现出当降不降，胃气上逆，出现恶心、呕吐、嗳气、呃逆等症；胃气的下降与脾气的上升相反相成。脾宜升则健，胃宜降则和。胃气的不降往往伴随脾气的不升。再则可以引起六腑系统的通降紊乱，出现大小肠壅闭、肠痈作痛，大便秘结，或胆气上逆、呕吐酸苦水，甚至脏腑升降失调等。

（二）生理联系

胃受纳和腐熟水谷的功能，与脾主运化、主升清的生理作用，是相互配合，相互协调的。唯有脾胃纳运的功能协调，才能将水谷化为精微，进而产生气、血、津液，供养全身。此外，胃气的通降，还有赖于肝的疏泄功能。肝失疏泄，除可见胸胁胀痛、急躁易怒等肝气郁滞外，常兼见胃气不降的嗳气呕恶等症，称为“肝气犯胃”。

三、小肠

小肠位于腹中，上端接幽门与胃相通，下端通过阑门与大肠相连。小肠是六腑中长度最长、呈迂曲回环迭积状的管道器官，包括十二指肠、空肠和回肠。小肠主受盛化物和泌别清浊。它是机体对饮食物进行进一步消化，吸收精微，并将糟粕下输大肠的重要脏器。手太阳小肠经与手少阴心经经脉相互络属而互为表里。

（一）生理功能

1. 主受盛和化物　受盛，是接受、以器盛物的意思。化物，是变化、化生的意思。小肠主受盛和化物，是指小肠接受经胃初步消化的食糜，并在脾气和小肠的共同作用下，进行彻底消化，将水谷化为精微的作用。

《素问·灵兰秘典论》说：“小肠者，受盛之官，化物出焉。”指出小肠是接受经胃初步消化所形成的食糜的盛器。食糜在小肠中做较长时间的停留，进行彻底地消化，才能把水谷化为精微，并由脾吸收而为机体所用。若小肠的受盛化物功能失调，可出现消化不良以及腹胀、腹痛、腹泻、便溏等症。

2. 主泌别清浊　泌，即分泌，泌出液体。别，即分别，区分出不同物质。清，指水谷的精微。浊，指食物糟粕。小肠主泌别清浊，是指小肠对食糜进一步消化，并将其分为精微（包括水分）和残渣两部分。由于小肠吸收了大量营养丰富的津液，残存的水液下注大肠，故又有“小肠主液”之说。张介宾在《类经·藏象类》亦说：“小肠居胃之下，受盛胃中水谷而分清浊，水液由此而渗入前，糟粕由此而归于后。”

小肠泌别清浊功能正常，才能将水谷精微输布于脾，在脾的作用下得以化生和吸收，则二便正常。若小肠泌别清浊功能异常，不仅影响水谷精微的化生和吸收，还可因清浊不分，津液归于糟粕，而出现二便异常，或表现为大便稀溏而尿少，或表现为腹痛、便秘、尿多，或为尿短赤。临床常用的“利小便即所以实大便”法治疗泄泻，即是这一理论的实际应用。

小肠受盛化物与泌别清浊功能是密切联系的。受盛化物是泌别清浊的前提，泌别清浊不仅在受盛化物的基础上进行，而且也是受盛化物的目的所在。小肠的功能,在脏腑学说中,往往被归于脾主运化的范畴。

(二)生理联系

小肠受盛化物、泌别清浊的作用,除了与心有特殊的脏腑表里配合关系外,与脾主运化、升清和胃的降浊功能亦密切相关,临床上小肠功能失常的病证,多从脾胃论治。如小肠消化吸收不良,症见腹胀、肠鸣、便溏等,中医学归之为脾失健运,用健脾的方法进行治疗,常立效。

四、大肠

大肠居于腹中,上口在阑门处与小肠相接,大肠的上段称为"回肠",下段称为"广肠",回环腹腔,其下端连肛门,亦称"魄门"。大肠的主要功能是吸收水分、燥化粪便、排出糟粕。大肠与肺通过经脉相互络属而互为表里。

(一)生理功能

1. 主传化糟粕　大肠的生理功能是主传化糟粕。是指将食物残渣燥化形成粪便的过程。《素问·灵兰秘典论》说:"大肠者,传道之官,变化出焉。"大肠上接小肠,小肠泌别清浊后剩余的食物残渣与水液,通过阑门下输大肠,大肠吸收其中多余的水分,形成粪便,经肛门而排出体外。这就是"变化"的过程。大肠的传化糟粕功能异常,主要表现为排便的异常,可见泄泻、便脓血,或大便秘结、排便困难等症。若湿热蕴结大肠,大肠通降失职,糟粕内结,肠道壅塞不通,还会出现口臭、腹胀、腹痛、便秘等症。

2. 主吸收水分　大肠接受小肠下注的食物残渣,再吸收其中多余的水分,在一定程度上影响水液的排泄,故称为"大肠主津"。如食物残渣在大肠中停留时间过短,可引起水分吸收减少而致腹泻;食物残渣若在大肠中停留时间过长,水分吸收过多,导致大便秘结。

(二)生理联系

大肠传化和排泄糟粕的作用,离不开肺气的肃降,也与胃气的通降、小肠的泌别清浊、肾的阴阳平衡密切相关。

五、膀胱

膀胱位于下腹部,居肾之下,大肠之前,与输尿管与肾相连,下有尿道,开口于前阴。膀胱又称"脬",主贮存、排泄尿液。膀胱与肾有经脉相互络属而互为表里。

(一)生理功能

1. 主贮存尿液　《素问·灵兰秘典论》说:"膀胱者,州都之官,津液藏焉,气化则能出矣。”尿液为津液所化,所以说“津液藏焉”。人体的津液通过肺脾肾等脏腑的作用,布散全身脏腑形体官窍,发挥其滋润和濡养的作用,其代谢后的浊物,在肾的气化作用下化为尿液,贮存于膀胱。尿液的贮藏,有赖于肾气和膀胱之气的固摄。如肾阳不足,失于固摄,膀胱不约,可见夜尿频多、遗尿,甚则小便失禁。如《素问·宣明五气篇》说:“膀胱不利为癃,不约为遗溺。”

2. 主排泄尿液 尿液在膀胱内潴留至一定容量,就可通过肾与膀胱的气化作用,适时可控地排出体外。其中,膀胱气化,实际上隶属于肾的蒸腾汽化。肾的气化作用正常,则膀胱开合有度,尿液可及时从尿窍排出体外。肾与膀胱的病变,均可影响小便排泄,表现为小便不利,甚至癃闭,或者是尿频、尿急、尿痛,或尿有余沥,小便失禁等。习惯上,突发的急性排尿异常,多责之于膀胱,慢性的排尿异常则多责之于肾。

(二)生理联系

膀胱贮存和排泄尿液的功能,主要依赖肾气的固摄和气化作用,也与肺主通调水道、小肠的泌别清浊,以及三焦通利有关。

六、三焦

三焦是上焦、中焦、下焦的合称,为六腑之一。三焦的主要生理功能,是通行元气,运行水液等。由于三焦是位于胸腹腔的一个大腑,脏腑中唯三焦最大,无与匹配,故有“孤府”之称。上、中、下焦分布的部位包括了机体的主要脏腑,故三焦又是对人体某些部位和脏腑生理功能的概括。

《黄帝内经》首先提出三焦的名称,将其列为六腑之一,并论述了三焦的大体部位和功能。关于三焦的形态,《黄帝内经》未做明确论述,《难经》提出“有名而无形”之说,明清时期的医家根据《黄帝内经》所述部位,认为三焦是有名有形的,但所述形态各不相同。因此关于三焦“有形”与“无形”之争,一直延续至今,尚无统一的认识,三焦的某些具体概念也尚未明确。目前,大多数学者受张介宾观点的影响,认为三焦是分布于胸腹腔的一个大腑,五脏六腑之中,唯三焦最大,没有与之相配的、互为表里的脏腑,故《灵枢·本输》称其为“孤府”。历代对三焦的形态虽有不同的看法,但对其生理功能的认识,是比较一致的。中医着重了解其生理功能和病理变化。

(一)生理功能

1. 通行元气 三焦通行元气之说,首见于《难经》“三焦者,原气之别使也,主通行三气,经历(于)五脏六腑”。元气,又称原气,根源于肾,由先天之精所化,赖后天之精以养,为机体最根本的气,是生命活动的原动力。三焦是元气升降出入的道路。元气通过三焦而布散至五脏六腑、充沛于全身，以激发、推动各个脏腑组织的功能活动，此外，三焦通行元气的功能还关系到整个机体气机的升降出入和气化的进行，故又有三焦主持诸气、总司气机与气化之说。

2. 运行水液　《素问·灵兰秘典论》说："三焦者，决渎之官，水道出焉。"决，疏通之义；渎，沟渠，指水流行的通道。决渎，即疏通沟渠，意思是说三焦为水液运行的道路，有通行水液的功能；三焦中通行的元气，可疏通水道，推动水行，保持其畅通。可见三焦为机体水液输布与排泄的主要通道。全身的水液代谢，虽在肺、脾、肾、肝、膀胱等多个脏腑的协作下完成，但必须以三焦为通路，才能正常地升降出入。如果三焦水道不通利，则肺、脾、肾等输布调节水液的功能也难以实现，从而出现尿少、水肿等病变，正如张介宾所说："上焦不治则水泛高原，中焦不治则水留中脘，下焦不治则水乱二便。"（《类经·藏象类》）

三焦通行元气和运行水液的功能，是相互关联的。水液的运行全赖气的升降出入，而血和津液是气的载体。因此，气升降出入运行的道路，必然是血和津液的通路；津液运行的通路，也必然是气的通道。可见，三焦的通行元气和运行水液的功能，实际上是一个功能的两个方面。

（二）部位划分及功能特点

1. 上焦如雾　根据《灵枢·营卫生会》的论述，一般将横膈以上的胸部，包括心肺两脏和头面部，称作上焦。关于上焦的生理功能特点，《灵枢·决气》说："上焦开发，宣五谷味，熏肤、充身、泽毛，若雾露之溉，是谓气。"说明上焦的主要功能是宣发卫气、布散精微及津液以营养全身。《灵枢·营卫生会》将上焦的特点概括为"上焦如雾"，实际上是对心、肺输布气血津液作用的概括。上焦以宣散为常，上焦的病变以肺气失宣为多见。《温病条辨》提出"治上焦如羽，非轻不举"的治疗原则，即以此为主要的理论依据。

2. 中焦如沤　根据《灵枢·营卫生会》的论述，中焦的部位，是指膈以下、脐以上的上腹部，包括脾与胃。关于中焦的生理功能特点，《灵枢·营卫生会》概括为"中焦如沤"，用来形容脾胃腐熟水谷以"化其精微"、化生气血的作用。由于脾升胃降为气机升降的枢纽，故中焦的病变，以受纳健运失司、升降失常、气血化生不足为多。《温病条辨》提出的"治中焦如衡，非平不安"的治疗原则，也是以此为主要的理论依据。

3. 下焦如渎　根据《灵枢·营卫生会》的论述，下焦的部位，指脐以下的下腹，包括肾、大肠、小肠、膀胱等。下焦的生理功能特点，是将饮食物中的糟粕传至大肠，形成粪便，从肛门排出体外；将代谢后的水液通过肾和膀胱的汽化作用变成尿液，由小便排出体外。《灵枢·营卫生会》概括为"下焦如渎”。突出了下焦向下疏通、向外排泄的特点。下焦的病理,以大便不通、小便失利常见。后世对脏腑学说有进一步发展,将肝肾精血、命门、原气等都归属于下焦,这就扩大了下焦的范畴。《温病条辨》提出“治下焦如权,非重不沉”的说法,即是针对肝肾病证,当采用质重味厚之品治疗,使其作用直达下焦。

综上所述,作为六腑之一的三焦,有其特定的生理功能。现常用的上、中、下三焦,主要是对人体部位的划分,它的功能特点与上、中、下焦所包括的脏腑生理作用有关。

第四节 脏腑之间的关系

藏象学说以五脏为中心,以精气血津液为物质基础,通过经络系统,将脏、腑、奇恒之腑沟通联系成有机整体。机体各脏腑组织器官虽各自有其生理功能,但它们不是独自为政的个体表现,而是精密的系统组合。这种相关性,除在解剖结构上得到一定体现外,主要是在生理上相互依存、相互协同、相互制约,共同完成整个机体复杂的生命活动。具体表现为脏腑的系统分属关系、脏腑的气血阴阳表里关系、脏腑的生克制化关系等。其中五脏是人生命活动的中心,六腑、奇恒之腑以及形体官窍均归属于五脏而在五脏的作用下发挥它们的生理作用。在病理情况下,脏腑疾病则可相互影响。现就脏与脏之间、腑与腑之间、脏与腑之间的关系,择要分述如下。

一、脏与脏之间的关系

五脏之间在生理、病理上的联系,古代医家多以五行的生克乘侮来阐述。随着藏象学研究的推进,人们对脏腑生理、病理的认识逐步加深,对脏与脏之间关系的把握,早已超越了五行生克乘侮的范围。在各脏的关系中,有三个方面的联系是五脏共同的:首先,脾胃是五脏气血生化之源,脾胃盛衰决定着五脏气血的多少;其次,肾阴肾阳是五脏阴阳的根本,肾中精气的盈亏决定着五脏阴阳的盛衰;第三,心主神志,是五脏之大主,五脏的各种生命活动都是在心的主导下进行的,也可以说,人的形神功能,或者说心身诸方面的功能活动,都是在心(脑)的整合下协调一致、有序地发生着。现从生理、病理的联系上来阐释脏与脏之间的相互关系。

(一)心与肺

心肺同居上焦,心主血与肺主气,心与肺的关系主要体现为气与血的关系。

生理上，气对血有化生、推动和固摄的作用。血在脉中循行全身，是以心气的推动为基本动力的，但必须得到肺司呼吸、主气、朝百脉功能的辅佐。这是因为，只有当肺的司呼吸、主气的功能正常，才能生成足够的宗气以"贯心脉"，才能使气机得到调节而使心率、心律、心的搏动力正常，进而使血液的新陈代谢适度。

另一方面，血对气有滋养和载体的功能。肺气也要依附于心血，靠血的运载而布达全身；心血运行流畅，有利于肺司呼吸的正常运行。所以，血的循行正常，则气机调畅，呼吸通利、均匀。

联结心主行血和肺司呼吸之间的中心环节，主要是积于胸中的"宗气"，因宗气有贯心脉而司呼吸的作用。通过宗气的行气血，能够增强血液循环与呼吸运动之间的相互配合及协调平衡。

病理上，肺气虚损，或肺失宣肃，呼吸及主一身之气的功能减退或障碍，宗气生成不足，或使气机不畅，都可影响心主行血的功能而致血行瘀滞。反之，若心气不足，心阳不振，心脉痹阻，血行不畅，瘀滞于肺脉时，也可影响肺的司呼吸和主气功能。总之，肺气虚或肺气壅滞可导致心血瘀阻；心气虚，心血瘀阻，也可引起肺气虚、肺失宣肃或肺气上逆，出现心悸、唇青、舌紫等心血瘀阻之症，以及咳嗽、气喘、胸闷等肺失宣肃的症状。如心肺气虚，生血行血失职，多见心悸气促、面萎唇白、舌淡脉弱等症。

（二）心与脾

心与脾的关系，主要表现在血液生成与运行方面的相互协同以及相互为用。

生理上，心主血，藏神；脾统血，为气血生化之源，故心与脾在血的生成和运行方面关系密切。脾主运化而为气血生化之源，水谷精微经脾转输至心肺，贯注于心脉而化赤为血。心主血脉，心生血养脾以维持其运化功能。脾气健运，气血生化有源，统血功能正常，则心有所主，神志活动有充裕的物质基础，也有助于心主血脉功能的正常发挥。劳神思虑过度，不仅暗耗心血，又可损伤脾气，形成心脾两虚证。

另一方面，心为"五脏六腑之大主"，心的主血和主神志的功能正常，脾才能得到气血的濡养而运化功能得以健旺。血在脉中的正常运行，既有赖于心气的推动而不致过于迟缓，又依靠脾气的统摄而不致逸出脉外。

病理上，若脾失健运，气血生化不足，或统血无权而失血过多，可致心血亏虚；另一方面，若思虑劳神过度，既耗心血，又损脾气，最终导致心脾两虚之候。若心脾两虚，影响心脾对血液生成和运行的协同作用，均可导致血行失常、脱逸妄行的病理状态。

(三)心与肝

心与肝的关系,主要体现于血液运行和精神情志方面。

生理上,心主血,推动血行,则肝有所藏;肝藏血,调节血量,防止出血。肝主疏泄,调畅气机,推动血行,肝的疏泄和藏血功能正常,既能贮存一定的血量,以供心行血之需,并防止出血,以维持血的正常循行而不致外逸。另一方面,心主血的功能正常,则血运正常,肝才有所藏。这是两脏在血液运行方面的协同关系。

心藏身,主精神活动;肝主疏泄,调畅情志,两者的依存互用,对人的精神情志活动都有调节作用。心血充盈,心神健旺,则有利于肝主疏泄;肝气条达,肝血充盈,有助于心神内守。两者相互为用,疏泄有度,情志畅达,肝有所藏,也有助于心主神志。

病理上,肝血不足,肝不藏血,则心失所养,心血亦虚。心血不足,血脉空虚,则肝无所藏而肝血亦虚。所以,心血虚与肝血虚常同时并见,称心肝血虚,表现为面色无华、心悸失眠、头昏目眩、爪甲不荣、月经量少色淡等心肝血虚之候。心肝均以阳用事,情志所伤,多化火伤阴,因而在临床上心肝火旺或心肝阴虚常相互影响或同时并见,从而出现心烦失眠、急躁易怒等心肝火旺之证并进而出现潮热盗汗、口干舌燥等阴虚之证。另外,肝血不足所致心神失养和肝气郁结亦可同时并见,表现为精神恍惚、情绪抑郁等症。

(四)心与肾

心与肾的生理关系,主要表现在水火既济、阴阳的升降相济,称为“心肾相交”,以及精神活动方面的协同关系。

阴阳学说认为,阴阳相交,才能产生事物的生长、发展、变化。就阴阳水火的升降理论而言,在下者以上升为顺,在上者以下降为和。升已而降,降已而升,周而复始。心位于上,在五行属火,则心火(阳)必须下降;肾位于下,在五行属水,则肾水(阴)必须上升,这样才能使肾水得心火之温而不寒,心火得肾水之滋而不亢。这种阴阳水火升降的动态平衡,维持了心肾生理功能的正常协调。故心与肾上下相济的关系,称为“心肾相交”,亦称“水火既济”。

心藏神,肾藏精。精能化气生神,为气、神之基;神能统精驭气,为精、气之主。心藏神,肾藏精,主骨生髓充脑,共同维持人精神活动的正常。

病理上,若心火独亢而不下交于肾,或肾阴不足,不能上滋心阴,阴不制阳而致心火独亢,都可导致心肾相交平衡的破坏,而出现失眠心烦、遗精梦交、心悸健忘、腰膝酸软等“心肾不交”、水亏火旺的病变。临床尚可见肾阴阳两虚,心火旺盛的心烦不安、下肢不温、不能入睡者,又称“下虚上盛”。

心肾失调的病理变化也可表现在其他方面。如肾阳虚损,不能温化水液，水泛下焦，上凌于心的水肿、尿少、畏寒、心悸之“水气凌心”之证；也可见心肾精血亏虚，神失所养的健忘、耳鸣、失眠、多梦等症。

（五）肺与脾

肺与脾的关系，主要表现在气的生成和水液代谢两个方面的协同作用。

生理上，肺司呼吸而主气，脾为气血生化之源，气的生成，特别是宗气的生成，需肺吸入的自然界清气与脾运化的水谷精气相化合。在气的生成过程中，脾运化水谷精微的功能最为重要。然脾所化生的水谷之气，必赖肺气的宣发肃降，才能敷布全身。肺所需的精气，要靠脾运化水谷精微来供应。故称“肺为主气之枢，脾为生气之源”。肺脾协同，保证了机体之气，尤其是宗气的生成与输布。在水液代谢方面，肺宣发肃降以通调水道，输布津液至全身的上下内外，有助于脾运化水液的功能，从而防止内湿的产生；脾的运化水液作用，吸收、输布津液，散精上归于肺，不仅是肺通调水道的前提，而且为肺进行功能活动提供必要的物质基础。肺主通调水道而为水之上源，脾主运化水液而为水之制约。肺脾协同配合，相互为用，是津液正常生成、输布与排泄的重要环节。

病理上，无论肺气虚、司呼吸功能减退，抑或脾虚不能正常运化，均使气的生成乏源，或土不生金，或肺病及脾，上病及中，终致肺脾气虚，而见气短懒言、食少便溏等症。在水液代谢方面，若肺失宣肃，水道不得通调，水液停滞，可损伤脾的阳气而致健运失职，腹胀水肿由生。或因脾失健运，水湿内停，聚痰成饮，影响肺的宣降和呼吸，出现喘咳痰多等症，是病其标在肺，其本在脾，故有“脾为生痰之源，肺为贮痰之器”之说。

（六）肺与肝

肺与肝的关系，主要表现在调节人体的气机升降方面。

生理上，肺主肃降，肝主升发。肺位最高，其气以下降为顺；肝主疏泄，其气以升发为宜。肝所调畅的气机以情志和消化系统为主，肺所调整的气机升降出入对全身都有作用，两者协同调节全身的气机，故导引调息，可积精全神。肝升肺降二者相互协调互助，对全身的气机调畅及气血津液的流通具有重要的影响。

病理上，肝失疏泄，气郁化火，或肝升太过，气火上冲，均可循经上行，灼伤肺津，而使肺降不及，出现咳嗽、胸痛、咯血等肝火犯肺之证，五行理论称之为“木火刑金”“木旺侮金”。反之，肺失清肃，燥热下行，亦可影响肝，而致肝失疏泄，气机不畅，出现咳嗽、胸胁引痛、头痛、易怒、胁肋胀痛之候。

（七）肺与肾

肺与肾的关系，主要表现在水液代谢、呼吸运动方面的依存和协同，以及肺肾之阴的相互资生的关系。

生理上，水液代谢方面，肺为水之上源，肾为主水之脏。肺主气，通调水道，水液赖肺气的宣发肃降，“下输膀胱”和“水精四布，五经并行”，有助于肾的主水功能的发挥；肾为主水之脏，升清降浊，清者上达于肺，浊者下输膀胱，所以有“其本在肾，其末在肺”之说。肺肾协同，相互为用，保证机体水液的正常输布与排泄。

呼吸运动方面，肺主气、司呼吸，肾藏精、主纳气。肺气肃降，吸入清气，下纳于肾；肾纳清气，以维持呼吸深度。正如《医碥·气》所说：“气根于肾，亦归于肾，故曰肾纳气，其息深深。”肾的纳气还有助于肺的肃降；同时，肺司呼吸，其气肃降，也有利于肾之纳气。故云：“肺为气之主，肾为气之根。”(《景岳全书·杂证谟》)

肺肾之阴的关系方面，肾阴为各脏之阴的根本，故肺阴赖肾阴之滋养；但是肾“受五脏六腑之精而藏之”，肺津对肾阴也有资助作用，两者相互资生，维持肺肾之阴的充足和平衡，肺肾之间的这种关系，称为“金水相生”。

病理上，水液代谢方面，若肺失宣肃，不能通调水道、敷布津液，即可出现面目浮肿、咳喘痰饮等肺不行水之证，也可影响肾的主水功能，出现尿少、水肿等症；若肾阳虚衰，蒸腾汽化功能减退，水气内停，上泛射肺，则肺失肃降，而气喘水肿并见，称“寒饮射肺”。呼吸运动方面，肺气久虚，可伤及根本而致肾失摄纳；肾的精气不足，摄纳无权，气浮于上，也可影响肺的主气、司呼吸的功能。无论是肺气虚所致肾失摄纳，或肾失摄纳而使气浮于上，都属肺肾气虚，肾不纳气，因而出现气短喘促、动辄加剧、呼多吸少等症。

肺肾之阴的关系方面，由于“金水相生”，所以肺阴虚损，久必及肾而致肾阴亦虚；肾阴虚，不能滋养肺阴，亦可致肺阴虚，两者最终都形成肺肾阴虚，表现为骨蒸潮热、干咳音哑、腰膝酸软的虚热证。

(八)肝与脾

肝与脾的关系，主要体现在疏泄与运化的相互为用、藏血与统血的相互协调方面。

消化功能方面，肝主疏泄，调畅气机，协调脾升胃降，并分泌胆汁，促进脾胃运化功能，如此则脾气健运，水谷精微充足，气血生化有源。脾气健运，水谷精微充足，气血生化有源，肝得以濡养而使肝气冲和条达，有利于疏泄功能的发挥。所以，肝主疏泄是脾气健运的前提。当然，脾的运化功能正常，防止水湿内停，或气血充足肝体得以濡养，也可保障肝的疏泄功能。

血的方面，肝藏血，脾为气血生化之源而又统血。脾气健运，生血有源，统血有权，使肝有所藏。肝藏血，脾统血，藏统有度，推动和固摄协调平衡，在防止出血和维持气血运行方面有协同作用。

病理上，若肝失疏泄，气机不畅，胆汁不能正常地分泌和排泄，可影响脾的运化功能，形成胸闷太息、纳呆腹胀、肠鸣泄泻等肝脾不和的病变。反之，若脾失健运，水湿内停蕴而化热，熏蒸肝胆，也可影响肝的疏泄功能，称为“土壅木郁”。或脾胃湿热，郁蒸肝胆，从而形成黄疸。在血的方面，若脾虚生血不足，或统血无权而出血，均可导致肝血不足；肝不藏血，脾不统血，则血逸脉外，临床所见女子月经过多、崩漏，常为“肝脾藏统失司”所致。

（九）肝与肾

肝与肾的关系，主要表现于精与血的相互资生、疏泄与闭藏的相互制约，以及肝肾的阴阳互补等方面。

生理上，精血同源，既指精血化源于脾胃运化的水谷精微，又喻肝藏血，肾藏精，精血可以相互资生、相互转化之意。血液的化生，不仅有赖于脾气的健运，也要靠肾中精气的气化作用；肾中精气的充盈，又有赖于血的滋养；精能生血，血可化精，所以有“肝肾同源”之说，亦称为“乙癸同源”。

藏泄互用，指肝主疏泄，肾主闭藏，两者相互制约，相反相成。肝之疏泄，可使肾主封藏而开合有度；肾之闭藏，则可制约肝气疏泄太过。两者协同，使女子月经按时来潮，男子能正常地排精。

阴液互养，指肝肾之阴相互滋养。肝肾同寄相火，而肾阴为各脏之阴的根本。肝肾之间，母子相生，水能涵木，息息相通，相互资生，且能制约肝肾之阳，使相火潜藏，保持肝肾阴阳的协调平衡。

病理上，由于精和血之间有相互资生、相互转化的关系，因此，肾精不足可影响及肝血，肝血虚亏也可影响及肾精，最终形成肝肾精血不足，使生殖功能发生障碍，筋骨失养，或出现头昏目眩、耳鸣耳聋、腰膝酸软等症；肝的疏泄与肾的闭藏之间相互制约的关系失调，在女子可出现月经周期的紊乱，经量过多或闭经；在男子可出现遗精滑泄或阳强不泄等症。肝肾之阴休戚相关，若肾阴不足，不能滋养肝阴，久则肝阴亦虚，阴虚不能制阳而致肝阳上亢，称之为“水不涵木”，见头目眩晕、步履不稳、时时升火、腰膝酸软等症。若肝阴不足，或肝火灼伤肝阴，亦可下汲肾阴，导致阴虚火旺，相火妄动，见急躁易怒、面红升火、两目干涩或视物昏花、腰膝酸软、性功能亢进等症。

（十）脾与肾

脾与肾的联系，主要体现在先天与后天、脾主运化水液与肾为主水之脏两个方面相互依存和协同的关系。

生理上，脾为后天之本，气血生化之源；肾为先天之本，藏精气。脾之化生气血，须赖肾中阳气的温煦蒸腾作用，故曰“脾阳根于肾阳”；肾所藏之精气，亦有赖于后天水谷精微所化生气血的充养，才不致匮乏。这就是说，后天赖先天为之主，先天赖后天为之资。脾肾两脏相互促进，是人的生命活动之根本。

脾的运化水液与肾的主水，相互制约和协调，脾阳赖肾阳以温化，肾主水靠脾气之制约（“土能制水”），辅以其他脏腑的协同作用，共同维持水液代谢的平衡。

病理上，脾与肾、后天与先天常相互影响、互为因果。如先天不足，肾的温煦蒸腾作用虚弱，可影响脾的化生气血；后天失养，脾化生气血不足，则肾不能正常地“受五脏六腑之精而藏之”，可致肾中精气匮乏。在运化水谷精微及水液代谢方面，若肾阳式微，脾失温煦，或脾阳久虚而累及根本，均可致脾肾阳虚，而见腹部冷痛、下利清谷，或五更泄泻，或尿少水肿等症。且脾虚气弱和肾虚精亏常同时出现，表现为腹胀便溏、腰酸耳鸣，或少年生长发育迟缓的精气不足证候。

二、腑与腑之间的关系

（一）六腑协同而传化物

胆、胃、大肠、小肠、膀胱、三焦六腑的生理功能虽各不相同，但以“传化物而不藏”为其共同的生理功能特点，都是传化水谷、通行津液的器官，如《灵枢·本藏》说：“六腑者，所以化水谷而行津液者也。”因此，六腑之间的关系，主要体现于对饮食物的消化吸收、津液的输布、废物的排泄等一系列过程中的既分工又合作的紧密联系。

饮食物经口摄入，受纳于胃，经过胃的初步消化，下传于小肠，再经小肠的泌别清浊，其清者为水谷精微，经脾吸收后转输全身，营养脏腑，其浊者为糟粕，即食物残渣，传入大肠，经过大肠的燥化，形成粪便，排出体外。小肠在泌别清浊的过程中，亦吸收水液，与小便的多少有一定关系。贮于膀胱中的尿液，经肾和膀胱的气化作用排出体外。在饮食物的消化过程中，肝胆疏泄胆汁于肠道以助消化。总之，六腑的消化功能，关系到胃、胆、小肠的作用；其吸收功能，关系到小肠、大肠的作用；其排泄功能，关系到大肠、膀胱的作用。至于三焦，则不仅作为水液升降出入的通道，更重要的是三焦的气化，支持和推动着整个“化水谷而行津液”的过程。上焦、中焦、下焦的功能，实际上是概括了消化、吸收、布散、排泄各方面的功能。

六腑之间，病理上也相互影响，如胃有实热，消烁津液，必致大肠失润，传导不利而大便秘结；而大肠燥结，传导失司，大便秘结，腑气不通，也可引起胃失和降，胃气上逆，出现口臭、嗳气、呕恶等症。又如胆火炽盛，常可犯胃，导致胃失和降而见呕吐苦水；脾胃湿热，熏蒸肝胆，使胆汁外泄，则可见口苦、黄疸等症。小肠实热，可影响膀胱的贮尿、排尿功能，而见小便短赤的病理变化。

(二)六腑以通降为用

由于六腑的生理特性是“泻而不藏”“实而不满”,六腑传化水谷,需要不断地受纳、消化、传导和排泄,宜通而不宜滞,宜降而不宜逆,所以有“六腑以通为用”“六腑以降为顺”的说法。胃肠运动,更虚更实,此虚彼实,通降并用,谷气得以由上及下畅行,是消化功能正常的标志之一。若胃肠皆空,则无谷运化,生气衰少;若胃肠皆满,则谷不能受,气机闭阻,无以运转。因而临床六腑的病变,多表现为传化不利,壅塞不通之实证,经过治疗,腑气通畅,则六腑功能亦得以恢复正常,所以又有“六腑以通为补”之说。当然,六腑之所以不通,应视其因实因虚,而不能一概以攻下为治。如胃阴不足、肠液亏耗所致之“不通”,则宜滋阴、增液以复其常。六腑也有纯虚证,如膀胱失约,可通过调补五脏,即补肾固摄而改善。总之,无论是攻是补,都须以恢复六腑以通降为顺的正常生理特性,水谷能正常传化为目的。

三、脏与腑之间的关系

脏与腑的关系比较复杂,往往一个脏与多个腑,一个腑与多个脏均有生理联系和病理影响。但就其主要关系而言,当数脏腑阴阳表里配合关系。脏属阴主里,腑属阳主表,一脏一腑,一阴一阳,一里一表,相互配合,组成心与小肠、肺与大肠、脾与胃、肝与胆、肾与膀胱等脏腑表里关系,体现了阴阳、表里相输应的“脏腑相合”联系。

脏腑的表里配合关系,其生理依据主要有三:一是经脉络属。即属脏的经脉络于所合之腑,属腑的经脉络于所合之脏。二是结构相连。如胆附于肝叶之间,脾与胃以膜相连,肾与膀胱有“系”相通。三是功能协调。六腑传化水谷的功能,受五脏之气的调控和协同。如胃的受纳熟腐需脾气运化的推动,膀胱贮尿排尿赖肾阳的气化温煦等。五脏主藏精气,亦离不开六腑传化水谷,输送精微的配合。由于脏腑密切的生理联系,它们在病理上又相互影响,表现为脏病及腑、腑病及脏和脏腑同病。故治疗上,与之相应的就有脏病治腑、腑病治脏、脏腑同治等方法,脏腑表里相合理论,对临床实践有重要指导意义。

(一)心与小肠

心与小肠之间有经脉沟通,手少阴心经属心络小肠,手太阳小肠经属小肠络心。由于两者有经脉相互络属,便构成了脏腑表里关系,称“心与小肠互为表里”。

心与小肠的生理联系,古医籍中记载较少。从理论上说,心阳之温煦,心血之濡养,心主神志和主血脉功能正常,方使小肠功能正常;小肠主泌别清浊,吸收精微,经脾气升清上输心肺,以养其心。

病理方面,有“心移热于小肠”一说,如心火炽盛,可通过经脉而下移小肠,影响小肠泌别清浊、主液的功能,兼及膀胱,引起尿少、尿热赤、尿道灼热疼痛等症。反之,如小肠有实热,亦可循经上炎于心,出现心烦、舌红疼痛、口舌生疮等症。

(二)肺与大肠

肺与大肠由经脉的相互络属,构成脏腑阴阳表里关系。

生理上,肺气肃降,有助于大肠传导功能的正常发挥;大肠传导通畅,则肺气亦得以清肃下降。病理上,肺热壅盛,灼伤津液,可使大肠失润而腑气不通;或肺气虚弱,肃降无权,大肠传送无力,均可导致大便困难。反之,若大肠实热,壅滞不通,气机不畅,亦可导致肺失肃降,而见喘促、胸满、咳嗽等症。

(三)脾与胃

“脾与胃以膜相连”(《素问·太阴阳明论》),脾胃通过经脉相互络属而构成脏腑阴阳表里关系。脾胃同为后天之本,气血生化之源。脾与胃的关系,主要表现在运化与受纳、升清与降浊、喜燥与喜润的相反相成。

1. 水谷纳运相得　生理上,脾主运化,胃主受纳,共同完成对饮食物的消化、吸收和输布。胃的受纳和腐熟水谷,是为脾的运化做准备;脾的运化,“为胃行其津液”,既以胃的受纳和腐熟为前提,又为胃的继续受纳创造条件,两者必须密切配合,才能完成消化运动而使水谷精微营养全身。病理上,脾失健运和胃不受纳常相互影响,而出现消化功能障碍。《医方考》说:“胃主受纳,脾主消磨。故能纳而不能化者,责之脾虚。”《灵枢·师传》说:“胃中热则消谷,令人悬心善饥。”《灵枢·四时气》说:“饮食不下,膈塞不通,邪在胃脘。”一般来说,消化不良,食后腹胀,大便溏薄,其病主要在脾;食欲不振或嘈杂易饥,或有胃脘疼痛,其病主要在胃。由于脾胃相互影响,胃不受纳和脾失健运的症状,如纳少脘痞、腹胀泄泻常同时并见。

2. 气机升降相因　脾主升,胃主降,脾升的是“清气”,胃降的是“浊气”。脾升胃降,不仅是水谷精微输布和食物残渣下行的动力,而且是机体气机升降的枢纽,维持着内脏位置的相对恒定。所以《临证指南医案》说:“脾宜升则健,胃宜降则和。”升清和降浊,既相反,又相成。清气上升,浊气才能下降;浊气下降,清气才可上升。病理方面,清气不升必然导致浊气不降,浊气不降也可影响清气的升发,故腹胀、泄泻常与脘痞、呕恶并见,即《素问·阴阳应象大论》所说:“清气在下,则生飧泄;浊气在上,则生 胀。”脾胃气机升降失常,还可见脘腹坠胀、头晕目眩、内脏下垂等症。

3. 阴阳燥湿相济　脾胃在五行同属于土,脾为脏属阴,脾主运化而升清，以阳气为用，方能运化水液，故性喜刚（温）燥而恶阴湿；胃为腑属阳，胃主受纳，本即有火方能腐熟水谷，胃火易炽而赖阴液滋润，故性喜柔润而恶刚燥。《临证指南医案》说："太阴湿土，得阳始运；阳明燥土，得阴自安。以脾喜刚燥，胃喜柔润故也。"脾易为湿所困，得温燥以制之，使脾不至于被湿所碍；胃火易炽，得阴润以制之，使胃不至于燥而气逆。脾胃阴阳燥湿相济，饮食才能消化、吸收和输布，这是保证两者纳运、升降协调的必要条件。病理上，脾失健运，水湿停滞，不但可进一步损伤脾阳，而且可酿湿成痰成饮。若饮停于胃，使胃失和降，可出现呕恶频频、呕吐痰涎之症。脾湿则其气不升，胃燥则其气不降，而见中满痞胀、排便异常等症。

（四）肝与胆

肝胆同居右胁，胆附于肝叶之间，足厥阴经属肝络胆，足少阳经属胆络肝，两者构成阴阳表里相合关系。其主要生理联系，表现在同司疏泄、共主勇怯等方面。

1. 同司疏泄　肝主疏泄，泌泄胆汁；胆附于肝，藏泄胆汁。两者协调合作，使胆汁疏利到肠道，以帮助脾胃消化食物。其中肝的疏泄功能起主导作用。肝所化生的精汁充盈，疏泄功能正常，胆才能贮藏足够的胆汁和适度地排泄胆汁；胆汁排泄通畅，也有利于肝主疏泄功能的有效发挥。病理上，若肝失疏泄，可影响胆汁的分泌和排泄；反之，若胆的排泄胆汁的功能发生障碍，也可影响肝的疏泄功能而致气机不畅，所以，口苦、发黄等胆汁外泄的症状，常与胁肋胀痛等肝气郁结的症状同时并见。此外，还常见肝胆火旺、肝胆湿热等肝胆同病之证，说明了肝与胆在病理上的相互影响。

2. 共主勇怯　胆主决断与人的勇怯有关，而决断又来自肝之谋虑，肝胆相互配合，人的情志活动如常，遇事能做出决断。"胆附于肝，相为表里。肝气虽强，非胆不断。肝胆相济，勇敢乃成"（《类经·藏象类》）。理论上，肝胆共主勇怯是以两者同司疏泄，以升发为常作为生理学基础的。病理上，肝胆气滞，或胆郁痰扰，均可导致情志抑郁、惊慌胆怯等症。

（五）肾与膀胱

肾与膀胱通过经脉相互络属而构成表里关系。肾与膀胱的关系，主要表现在尿液的生成和排泄方面。

生理上，肾司开合，为主水之脏，开窍于二阴；膀胱贮存尿液，排泄小便。而尿液是经肾的气化作用而生成并下输膀胱的。尿液的排泄，虽是膀胱的功能，但受肾气的气化与固摄作用的控制和调节。肾气充沛，固摄有权，则尿液能贮存于膀胱，气化正常，则尿液得以生成并经膀胱而排出体外，从而维持水液代谢的平衡；膀胱开合有度，也有利于肾的气化主水功能。因此，肾与膀胱相互依存，相互协作，共同完成尿液的生成、贮存与排泄。病理上，若肾气虚衰,气化失常,固摄无权,则膀胱开合失度,可出现腰酸痛坠、癃闭或小便失禁、遗尿、夜尿频多等症;膀胱湿热也可影响到肾,出现尿频、尿急、尿痛、尿后余沥、尿黄混浊等小便色、质或排出异常的症状。

藏象学的基本特点是以五脏为中心的整体观。无论是脏腑之间,还是脏腑与形体官窍之间,它们在结构和功能上均存在着一定的内在联系,所以在病理情况下,它们的病变就可以相互影响。因此,建立在实践基础上的藏象学,对于分析病理变化,指导临床辨证论治,具有重要的价值。但藏象学形成于我国古代,受历史条件和科学发展的限制,其对某些问题的阐述,还比较朴素和笼统。这有待于我们今后在充分继承的基础上,运用现代科学知识、技术和方法进行研究、整理、提高,加以进一步发展。

第二章 河图洛书与太和脏腑

第一节　河图洛书

中华文化的架构为《易》、儒、道(医)、禅,而《易·系辞》中道:"河出图,洛出书,圣人则之",《易》有《归藏易》《连山易》和《周易》,都反映了华夏四千多年的文化,而河图洛书则反映了中华五千年的文化。河图洛书为中华民族文化的源头,是周易数术的根基。

河图洛书是中国古代流传下来的两幅神秘图案,历来被认为是河洛文化的滥觞,中华文明的源头,被誉为"宇宙魔方"。相传,上古伏羲时,今洛阳东北孟津县境内的黄河中浮出龙马(图 2-1),背负"河图",献给伏羲。伏羲依此而演成八卦,后为《周易》来源。又相传,大禹时,洛阳西洛宁县洛河中浮出神龟(图 2-2),背驮"洛书",献给大禹。大禹依此治水成功,遂划天下为九州。又依此定九章大法,治理社会,流传下来收入《尚书》中,名《洪范》。其次在《易传》之中,诸子百家多有记述,太极、八卦、周易、六甲、九星、风水等皆可追源至此。《易·系辞上》说:"河出图,洛出书,圣人则之。"就是指这两件事。河图上,排列成数阵的黑点和白点,蕴藏着无穷的奥秘;洛书上,纵、横、斜 3 条线上的 3 个数字,其和皆等于 15,十分奇妙。对此,中外学者做了长期的探索研究,认为这是中国先民心灵思维的结晶,是中国古代文明的第一个里程碑。在中原一带,小孩常玩的对角棋游戏,而棋盘正是洛书的九宫格,对角的形态,也如出洛书。大人的游戏里头也有一种麻将,筒子,正是河图里的圆点,条子,正是河图里的连接线。麻将是从一到九,取自于九宫洛书,二五八为将,也是洛书中的对角,和数为十五。并且,麻将中还有东南西北中,是五行的方位。洛书已融入人们平常生活中,现代人已经日用而不知了。《周易》和《洪范》两书,在中华文化发展史上有着重要的地位,在哲学、政治学、军事学、伦理学、美学、文学诸领域产生了深远影响。河图洛书是中华文化,阴阳五行术数之源。

1987 年河南濮阳西水坡出土距今 6 500 多年的形意墓，墓中用贝壳摆绘的青龙、白虎图像栩栩如生，与近代几无差别。河图四象、28 宿俱全。其布置形意，上合天星，下合地理，且埋葬时已预知必被发掘。同年出土的安徽含山龟腹玉片距今 5 000 多年，为洛书图像。可知当时先人已精通天地物理，河图洛书之数。邵庸等先哲认为“河图洛书乃上古星图”，做出了有力佐证。

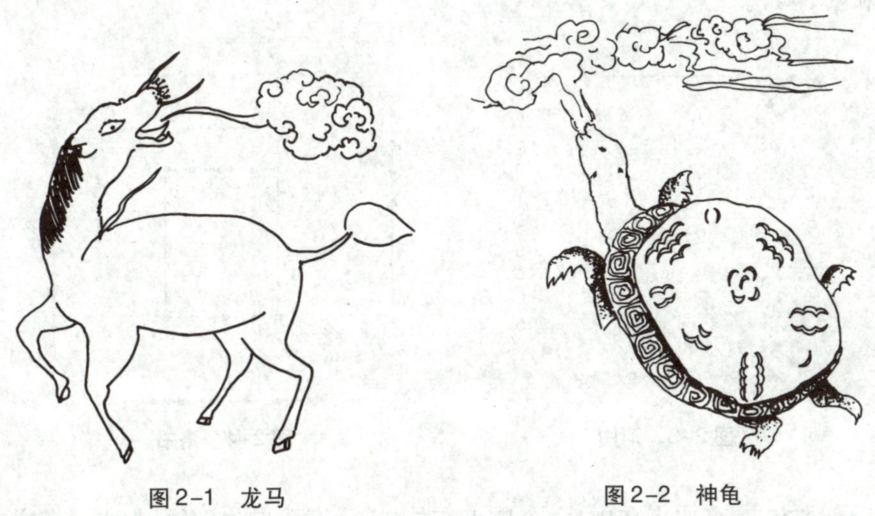

图 2-1 龙马　　图 2-2 神龟

一、河图洛书概念

河图以十数合五方、五行、阴阳、天地之象。图式以白圈为阳、为天、为奇数；黑点为阴、为地、为偶数。并以天地合五方，以阴阳合五行，所以图式结构分布为：河图一与六共宗居北方，因天一生水，地六成之；二与七为朋居南方，因地二生火，天七成之；三与八为友居东方，因天三生木，地八成之；四与九同道居西方，因地四生金，天九成之；五与十相守，居中央，因天五生土，地十成之。

河图乃据五星出没时节而绘成。五星古称五纬，是天上五颗行星，木曰岁星，火曰荧惑星，土曰镇星，金曰太白星，水曰辰星。五行运行，以二十八宿为区划，由于它的轨道距日道不远，古人用以纪日。五星一般按木火土金水的顺序，相继出现于北极天空，每星各行七十二天，五星合周天三百六十度。由此可见，河图是以五星出没的天象规律而绘制，是五行的来源。

因在每年的十一月冬至前，水星见于北方，正当冬气交令，万物蛰伏，地面上唯有冰雪和水，水星的概念就是这样形成的。七月夏至后，火星见于南方，正当夏气交令，地面上一片炎热，火星的概念就是这样形成的。三月春分，木星见于东方，正当春气当令，草木萌芽生长，所谓“春到人间草木知”，木星的概念就是这样形成的。九月秋分，金星见于西方，古代以金代表兵器，以示秋天杀伐之气当令，万物老成凋谢，金星由此而成。五月土星见于中天，表示长夏湿土之气当令，木火金水皆以此为中点，木火金水引起的四时气候变化，皆从地面上观测出来的，土星的概念就是这样形成的（图 2-3 和图 2-4）。

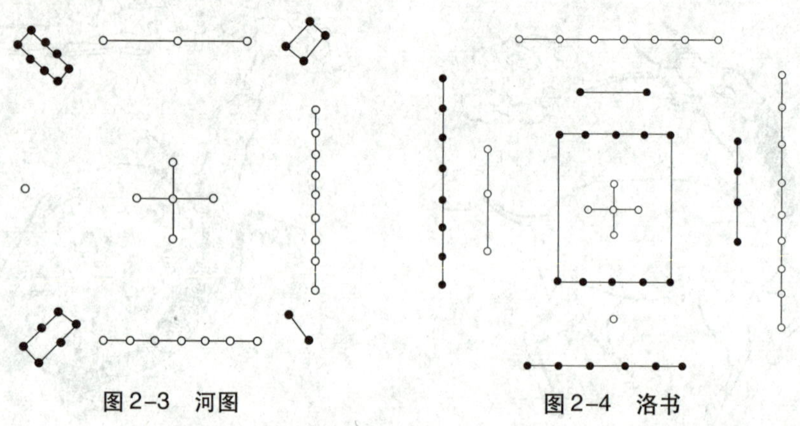

图 2-3　河图　　　　图 2-4　洛书

北方：一个白点在内，六个黑点在外，表示玄武星象，五行为水。东方：三个白点在内，八个黑点在外，表示青龙星象，五行为木。南方：二个黑点在内，七个白点在外，表示朱雀星象，五行为火。西方：四个黑点在内，九个白点在外，表示白虎星象，五行为金。中央：五个白点在内，十个黑点在外，表示时空奇点，五行为土（其中，单数为白点为阳，双数为黑点为阴。四象之中，每象各统领七个星宿，共 28 宿），以上为河图。其中四象，按古人坐北朝南的方位正位就是：前朱雀，后玄武，左青龙，右白虎。此乃风水象形之源。

二、河图洛书之数

1. 天地之数　河图共有 10 个数，1，2，3，4，5，6，7，8，9，10。其中 1，3，5，7，9 为阳，2、4、6、8、10 为阴。阳数相加为 25，阴数相加得 30，阴阳相加共为 55。所以古人说：“天地之数五十有五”，即天地之数为 55；“以成变化而行鬼神也”，即万物之数皆由天地之数化生。

2. 万物生存之数　天一生水，地六成之；地二生火，天七成之；天三生木，地八成之；地四生金，天九成之；天五生土，地十成之。所以一为水之生数，二为火之生数，三为木之生数，四为金之生数，五为土之生数；六为水之成数，七为火之成数，八为木之成数，九为金之成数，十为土之成数。万物有生数，当生之时方能生；万物有成数，能成之时方能成。所以，万物生存皆有其数。

3. 五行之数　五行之数即五行之生数，就是水一、火二、木三、金四、土五，也叫小行之数。一、三、五为阳数，其和为九，故九为阳极之数。二、四为阴数，其和为六，故六为阴之极数。阴阳之数合而为15数，故化为洛书则纵横皆15数，乃阴阳五行之数。

4. 大衍之数　大衍之数50即五行乘土之成数10；同时也是天地之数的用数。天地之数55，减去小衍之数5得大衍之数50，其中小衍为天地之体数，大衍为天地之用数。所谓"大衍之数50其用49"，就是用大衍之数预测的占筮之法：以一为体，四十九为用，故其用四十又九。

5. 天干交合之数　河图之数十，乃十天干之数也。交合之数为：一、六共宗，二、七同道，三、八为朋，四、九为友，五、十同德。正是万物生存之数。所以甲乙合为一、六共宗，乙庚合为二、七同道，丙辛合为三、八为朋，丁壬合为四、九为友，戊癸合为五、十同德。十天干经交合之后，化为天干交合之五行，将河图五行之体化为天干五行之用。

6. 六甲纳音之数　天地之数55加上五行之数5，合化为60甲子五行纳音之数。十天干之阴阳五行与万物相交，同气相求，同声相应各发出12种声音，无声无音不计，按河图北、东、南、西、中成像五位五行共60纳音。乃天地五行声音之数。

7. 河图洛书和二十八星宿　黄道十二宫对照图河图洛书和二十八星宿有密切联系，和西方的黄道十二宫也是相同自然规律的不同表述：河图洛书是《易经》的基础，虽然东西方文化有差异，但是天上的天体运动都是相同的。

三、河图之理、洛书九宫数

1. 河图左旋之理　坐北朝南，左东右西，水生木、木生火、火生土、土生金、金生水，为五行左旋相生。中心不动，一、三、五、七、九为阳数左旋；二、四、六、八、十为阴数左旋；皆为顺时针旋转，为五行万物相生之运行。银河系等各星系俯视皆右旋，仰视皆左旋。所以，"生气上转，如羊角而升也"。故顺天而行是左旋，逆天而行是右旋。所以顺生逆死，左旋主生也。

2. 河图象形之理　河图本是星图，其用为地理，故在天为象，在地成形也。在天为象乃三垣二十八宿，在地成形则青龙、白虎、朱雀、玄武、明堂。天之象为风为气，地之形为龙为水，故为风水。乃天星之运，地形之气也。

所以四象四形纳天地五行之气。

3. 河图五行之理　河图定五行先天之位，东木西金，南火北水，中间土。五行左旋而生，中土自旋。故河图五行相生，乃万物相生之理。

4. 河图阴阳之理　土为中为阴，四象在外为阳，此内外阴阳之理；木火相生为阳，金水相生为阴，乃阴阳水火既济之理；五行中各有阴阳相交，生生不息，乃阴阳互根同源之理；中土为静，外四象为动，乃阴阳动静之理。若将河图方形化为圆形，木火为阳，金水为阴，阴土阳土各为黑白鱼眼，就是太极图了。此时水为太阴，火为太阳，木为少阳，金为少阴，乃太极四象也。故河图乃阴阳之用，易象之源也。易卜乃阴阳三才之显。

5. 河图先天之理　什么叫先天？人以天为天，天以人为天，人被天制之时，人是天之属，人同一于天，无所谓人，此时之天为先天；人能识天之时，且能逆天而行，人就是天，乃天之天，故为后天。先天之理，五行万物相生相制，以生发为主。后天之理，五行万物相克相制，以灭亡为主。河图之理，土在中间生合万物，左旋动而相生，由于土在中间，相对克受阻，故先天之理，左行螺旋而生也。由于历代皆认为它们是“龙马负之于身，神龟列之于背”，所以多少世纪以来，河图洛书一直披着神秘的外衣，被公认为中华民族文化起源的千古之谜，是难以参透的天书文化。洛书在中华文化史上，仅留下了“戴九履一、左三右七、二四为肩、六八为足、五居其中”的歌诀。上古先哲河图为体、洛书为用，据此数术以应人身创制了九宫太和脏腑疗法。

洛书九宫数，以一、三、七、九为奇数，亦称阳数，二、四、六、八为偶数，亦称阴数。阳数为主，位居四正，代表天气；阴数为辅，位居四隅，代表地气；五居中，属土气，为五行生数之祖，位居中宫，寄旺四隅。

由此可得出三点：①洛书九宫是观测北斗斗柄从中央临御四正四隅而形成的。②提出了洛书九宫与八卦的阴阳变化存在的密切关系。③阐明了“太一游宫”引起的四时八节及二十四节气的节令转移和气象变化。

在我国古代圆表示着包容，表明和谐，同时表明在包容中和谐的图形。图中的九个数各不相同，但横、竖、斜排列起来之后又是同得十五之数，也就是通过内部黑（阴）白（阳）的调节，使条条线都能协调起来，达到一种稳定状态。古代的都城也以十五里为范。

在大自然中，千姿百态的万物，都在阴阳对立统一作用下构成了一个平衡的整体。如果进一步来说，洛书本身是方形的，又是“圆之象”，正是《周髀算经》中所说的“天圆地方”概念的一个投影。整个人类世界包容在这“天圆地方”之中，而“天圆地方”本身就是一个最大的平衡体系，洛书是这个浩瀚无际的体系的一个最简单也是最明确的缩影。

洛书说明，一切事物的运动转化总是打破平衡又回归平衡，平衡的同时又孕育着不平衡，局部不平衡而整体平衡，平衡的整体在一个更大的体系中又是个不平衡的局部，从而促进整个人类社会的进步发展。

第二节　河图洛书与太和脏腑疗法

河图推演出先天八卦，洛书推演出后天八卦。同时，河洛二图一旋转起来，就又产生了太极图。河图为体，洛书为用。河图洛书与天文学相结合就能推算出时令，服务于农业生产。河图洛书与地理学相结合，就产生了风水学，服务于建筑业。河图洛书与人体的五脏六腑相结合，就产生了中医学，服务于人类的健康。河图洛书与武术相结合，就产生了太极拳。

圣贤创制的九宫太和脏腑疗法这一上古奇技，言简意赅、妙趣无穷，具有疗效好、见效快、无痛苦、不需花费钱财、不用辅助器械、绿色健康、人人可行、随手可施等诸多优点，假如持之以治病救人，深积功德；用之以学术研究，重振国医。符合中华文化人天相应的大一统健康观。在倡导“全民健康”的今天，太和医派公开此法，让祖宗圣学得以传承。

九宫太和脏腑疗法“天地之至数也，始于一而终于九。”洛书之象，则是天地至数存在的一种表现形式。在中医圣典《灵枢·九针》中，曾专门有文字阐述洛书九宫与人体肢体、身形相应的人天全息数理。笔者认为：在洛书这九个天地至数在人体的分布管辖范围中，“9”为头，头、喉、颈、脊椎、心脏、小肠都属于“9”的区域；“2”“4”为肩，还应该包括左右手（从耳至手指的这一条线）。“6”“8”为左右足，还应该包括从腹股沟到脚趾的这一条线；左3右7，中医认为是“左肝右肺”“3”为肝、胆、带脉，属于整个躯体的左侧；“7”为肺、乳腺、带脉，为整个躯体的右侧；“5”居其中，为丹田、黄庭区域，还应该包括肝、肾及六腑；“1”为人体任脉下端（肚脐至生殖器）的这一线，包含生殖系统。知道了这九个天地至数在人体的“行政区域”，我们再来了解它们的敏感点（相当于首府），运用敏感点治病，立竿见影。“2”“4”的敏感点在耳垂和手掌月骨之中的粒骨点上，这在太和堂医派中叫作“气门”。“3”“7”的敏感点在带脉上，胁下左右双侧，这个区域，素有“带脉通、全身松”之语；“6”“8”的敏感点在腹股沟中央、血海穴、委中穴及经外奇穴“畅通点”；“9”的敏感点在人中穴与鼻根交界处的鼻根点，施术时多用一手覆头，另一手拇指内侧横向上推至百会穴方向，一紧一松，有醒脑、急救之妙用。还有就是双耳尖直上约二横指处的头上敏感点和脊椎临时压痛点。“1”的敏感点在会阴穴；“5”的敏感点在神阙穴（图2-5）。

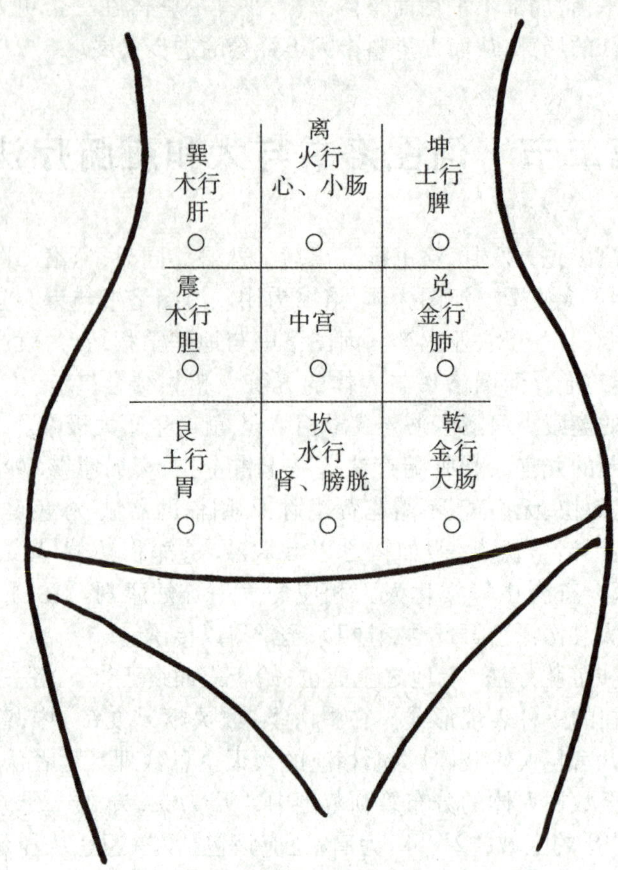

图 2-5 河图藏象数方位

一、河图洛书与五脏

中华古代的方位图与现代通行的方位图有所变化。现在是上北下南，左西右东，而古代是下北上南，左东右西。中医学说，肝属木，而木位于东方，在左；肺属金，而金位于西方，在右。中医的左肝右肺，实际上讲的是在河图中，肝排列在图的左侧，肺排列在图的右侧，如此而已。如果有相应的疾病，可以按河图按摩法来进行治疗。当然，也可以按洛书按摩法进行治疗。

朱子曰："河图以五生数统五成数而同处其方，盖揭其全以示人，而道其常，数之体也。洛书以五奇数统四偶数而各居其所，盖主于阳以统阴，而肇其变，数之用也。"故若以河洛共论：河图为常数之体，洛书为变数之用。体用分而对待立也。然单以洛书言之，又自为体用，此变中之常矣。洛书之义，原与河图相因成理，故《易·系辞》曰："河出图，洛出书，圣人则之。"是以洞明河图之蕴，洛书之理亦自可相应而得，兹简述而以理合之。

洛书之数，五居其中，五为天地奇偶之交，正位大中，以示阴阳肇分之会归，本太极一气之流转。稽太极一元之气，阳也。故以奇五象之。然五为奇偶之会。两仪孕旋其中，太极一气流行，则阴阳化生。故阳生于北，长于东，极于南，消于西，其气左旋以应天道；阴生于西南，长于东南，盛于东北，消于西北，其机右旋以合地道。二气相向，以示交合，阴阳异道，以示逆顺，阴阳逆顺之理出，洛书所以发河图之用也。

河图数十，阴阳各得其半，以示太极浑圆肇分之体，殆体太极之先天也。洛书数九，阴四数而阳五数，以示阴阳对立之后天也。前言河图阴阳数中，奇偶多寡之常变，于此河洛体用中又复见之。河图尚其体，故阴满而阳阙；洛书尚其用，故阳极而阴缺。两仪盛衰多寡常变之道，天人一理。中医阴阳学说则之，为指导生理、病理、诊断、治疗之关键。

阳者，天地之正气也；阴者，天地之邪气也。故易经八卦变，以阳比君子，阴喻小人。洛书体正邪之道，而立奇正偶偏；故奇数居中，居四维之正；偶数居旁，居四隅之偏。是以阳者主正，阴者主邪；阳者主敞明，阴者主伏隐；阳者主宽，阴者主狭；阳者主开，阴者主束；阳者主顺，阴者主逆……皆由是而体生焉。故物象则之，顺天之道，阳也；逆天之道，阴也。堂堂开张，阳也；密谋险狭，阴也。皆不外君子小人，正邪之道矣。人合天道，故人心以君子为尚，人病以阴伏为恶，人事以正为顺，人情以邪为逆，然有正又必有邪，有顺又必有逆，万世不可移，此所以成其对待，合其大道也。于医学犹然，景岳有云："易具医之理，医得易之用，学医不学易，必谓医学无难""知易不知医，必谓易理玄深，渺茫难用"，是故中医学易，尤是得乎人而成乎天，盖道相近而用相因者也。

前人以河图为常数之体，洛书为变数之用。景岳有云："先天图者，河图洛书也，河图之位十，天地之体数也。洛书之位九，天地之用数也。盖一切万事，不离阴阳，图书二义，则阴阳之道尽之矣。"然以余观之，两仪分肇，必有对待。故河图之象，体中有用；洛书之象，用中存体。河图以体显其用，洛书以用隐其体。故河洛交相体用，复自为体用。河图之体用亦不外对立、盛衰、生克、参差、平衡、量质、象数等。

前人又谓河图数十：洛书数九或河图数九、洛书数十，致邵、刘二子各执一说。余以为河图之数奇而偶，洛书之数偶尔奇。此间似奇反偶，似偶反奇，不知奇偶错综，变化乃由是而生焉。今试析之：前贤以河图数十，偶为其体，然四方之数，奇偶十数相加其和为奇。而五行生成两数相加，其和亦皆为奇，是五行各方其体皆为奇也。然奇阳之数一三五七九，左旋相加则为双十；偶阴之数二四六八，右转相加亦为双十。而生数在内，一二三四，相加为十；成数在外，六七八九，相和又成三十。成数余十，生数欠十，生成合之，各得二十，与奇偶双十对等双十而均，则是四维平分，无往而非十也。观此则偶为其用也。故河图以十数为体，自为体用则奇体而偶用，以成一对待。前贤以洛书数九，奇为其用。然四旁偶数，二四六八亦得双十。且奇与奇对，偶与偶对，亦无不得十。与河图一似，四偶亦无往而非十也。河图为用则洛书为体，此洛书之体又偶也。然洛书五方之正位皆为奇，进而其九方：三纵三横，两斜交错，以直线相加亦无不得奇，是洛书之用又为奇也。河洛成数之奇偶常变，正所以则体用之对待也。

然河洛法先后天之数，数之交，又有寓也。河图法先天，则太极肇分二仪，体日月之用。故其位左右而同向，左旋以阴阳周天，左旋以五行相生，其道意在分阴阳之先后也。洛书主后天，顺阴阳而分司上下，彰水火之用。故其位正偏以相向，交运体阴阳，逆顺生八卦，其道在分阴阳之顺逆也。故河图之数，自一而十，唯左旋以观阴阳生复之常；洛书之数，自一而九，纵横斜交以观阴阳体用之变。是以伏羲则河图，乾上坤下，成先天八卦；文王法洛书，离上坎下，成后天八卦，体用简繁之妙，始是定也。

河图法先天以数十，洛书则后天以数九。先天乾坤本太极之分肇，故其气弥；后天水火的阴阳之化生，故其气缺。弥者有余，缺者不足。是以河图之数，总计五十有五，洛书总数，却只得四十五。天地奇偶之交为五，十为交会圆满，满交五次乃周，故五乃小周，十则天地之道周。河图得五五为其周之太过；洛书得四五为其周之不足。五五乃先天体以显用，故则以象数有余；四五为后天用以成体，故则以象数之不足。有余不足者，示参差也；天地阴阳如此，万象则之故无物不有盈阙之变也。然有余不足者，对待也。相对必生绝对，参差必有平衡。故全盈阙者，平衡也；全两仪者，太极也。是以河图洛书两数之和乃恰得百数。百者广也、多也、圆也、备也。十为交会之圆。五十为交会之周，周而两之，阴阳合圆，宛然一无缺无偏之太极也。盖太极而两仪，成相对者必偏颇。故太极肇分后之先后天，尤以后天之阴阳，必不可得绝对之平衡，此理万象则之，万物入有象则皆存不足，万有不可逾越者也。

河图法五行之生克，洛书亦存此生杀，前人纵观河洛，谓河图由中土左旋以相生，洛书从中土右转以相克。然相生者，即存于对待，相克者则寓于流行，生中有克，克中有生。故流行者资变，对待者交易，生克反成之寓备也。

河洛象数虽异，然相因成理，体用交变，其义起承合道，妙理毕备。会得其旨，感而遂通，出神入化，太极而三极之哲之道尽于此也，岂徒但两仪之云尔。

河图洛书是中华文化的源头，几千年来对中华民族的灵感和智慧起着启发与开凿的作用。炎黄祖先就是根据河图洛书创造了《周易》，被称之为大道之源。正是如此，中医经典之作《黄帝内经》彻底贯穿《周易》之道，张景岳言“不知易，不足以言太医”理会其中。就河图洛书的数量而言，察《黄帝内经·五常政大论》“肝……其数八，心……其数七，脾……其数五，肺……其数九，肾……其数六”，完全是河图洛书的理性数。而《黄帝内经·刺禁论》又论：“刺中心，一日死，刺中肝，五日死，刺中肾，六日死，刺中肺，三日死，刺中脾，十日死，刺中胆，一日半死。”原文的含义是五脏之气受到不应有的破坏，各自在一定的时间内失去正常的运动。彻底体现了河图洛书阴阳五行的数理。我们通过对中医临床治疗的精心探索，发现河图洛书之理数在中医临床治疗（针灸推拿与中药配方）中具有较高的应用价值。河图洛书的理数应用介绍如下。

（一）河图洛书的理数

相传在伏羲时，有龙马出孟河，其背有点。点的分布是二七在前，一六在后，三八在左，四九在右，五十在中。并且一、三、五、七、九的点为白点，二、四、六、八、十的点为黑点，称为河图。

大禹治水时，有神龟出洛河，其背有文，九文近头，一文近尾，三文近左肋，七文近右肋，四文近左肩，二文近右足，八文近左足，五文在背中，称为洛书。

因河图洛书的1、3、5、7、9用白点表示，2、4、6、8、10用黑点表示，根据阴阳学说白为阳、黑为阴的原理，故可知1、3、5、7、9数表示阳性，2、4、6、8、10数表示阴性。

又因河图的2与7在前，方位应属南，1与6在后，方位应属北，3与8在左，方位应属东方，4与9在右，方位应属西，5与10在中心，方位应属中。根据东方属木性、南方属火性、西方属金性、北方属水性、中心属土性的方位五行规律，所以可知河图洛书的数理五行性是：1、6为水性，2、7为火性，3、8为木性、4、9为金性，5、10为土性。

由上可知河图洛书的数理阴阳五行性是：

1与6表示水性，1表示阳水，6表示阴水。

2与7表示火性，7表示阳火，2表示阴火。

3与8表示木性，3表示阳木，8表示阴木。

4与9表示金性，9表示阳金，4表示阴金。

5与10表示土性，5表示阳土，10表示阴土。

(二)阴阳五行的理数

1. 河图洛书的内容

(1)河图 《难易寻源》说:“天一生水,地六成之。地二生火,天七成之。天三生木,地八成之。地四生金,天九成之。天五生土,地十成之。”《类经图翼》说:“其数一六居下,二七居上,三八居左,四九居右,五十居中。”这里说明了河图的组成,其中阳数为奇、为阳、为天,阴数为偶、为阴、为地。河图之数,都是阴阳交泰,相得而生成木、火、水、金、土五行之气。阳生则阴成,阴生则阳成;阳极生阴,阴极生阳,互相对待更换以生以成,即一阴一阳交媾而成一气。其排列是:一六数居北方,为壬癸水。二七数居南方,为丙丁火。三八数居东方,为甲乙木。四九数居西方,为庚辛金。五十数居中,为戊己土。

(2)洛书 清代唐容川《医易通说》说:“中五立极,临制四方,戴九履一,左三右七,二四为肩,六八为足,阳数象天,阴数象地,阳数左旋,阴数右旋。”这说明洛书的组成。其排列是:一在正北,三在正东,九在正南,七在正西,阳数左旋;阴数右旋,二在西南,四在东南,八在东北,六在西北。

2. 河、洛体用有别 河、洛皆天地阴阳之数,但其象不同。河图阴阳五行,重列五位,交媾合得,五行左转相生,故代表天,为体,是先天之象。洛书阴阳五行平列九位(九宫),阳数左旋,阴数右转,互为推移兑变,五行右转相克,故代表地,为用,是后天之象。《玄真阴阳五行筑基》说:“河图是阴阳交媾合得,而洛书则互为推移兑变,前者乃先天,洛书则属后天。先天后天互为体用,则宇宙万有生化之机全矣。”

3. 河、洛之数与补泻 河图之数是先天之象,以五生数统五成之数,与人身先天之气数相配,北肾水为一六,南心火为二七,东肝木为三八,西肺金为四九,中脾土为五十,一生一成,形成脏腑五行相生相制的功能。若先天不足,必导致脏腑、五行失调,当以河图之数调之。如肾精衰微,先天之气虚,要用北肾水之成数(六数)以补之,再以西肺金之成数(九数)补其母。洛书之数是后天之象,肾合北水一数,肝合东三木数,心合南九火数,肺合西金七数,脾合中土五数。若肺实邪盛,当用南火九数以克制之。

洛书之数排列,阳数由一至三、至九、至七,复归于一,循环无端;阴数由二至四、至八、至六,复归于二,周而复始。为什么是这样的顺序呢?因为象征阴的偶数是以二相乘而得来的,二乘二得四,二乘四得八,二乘八得十六(一十可以不计),二乘六得一十二,复归于二。而象征阳的奇数,是以三相乘而得来的,三乘一得三,三乘三得九,三乘九得二十七(二十可以不计),三乘七得二十一,复归于一。以上阴阳二数的循环,由“数”而见“象”“易”,它说明万事万物阴阳运行的规律。故气功、推拿、针灸手法中均有“左旋为补”

“右旋为泻”的施术原则。因为左旋“阳生”助阳气运行，生生不息，益气而补虚。而右旋“阴杀”，顺阴逆阳，逐邪泻实。这是手法左右旋转补泻的指导思想。

根据河图洛书已知1～10数的阴阳五行理性，便可知阴阳五行的理数。就是说河图洛书的数分别内涵着阴阳五行的性质，反之便是阴阳五行的理数。所以阴阳五行的理数分别为：阳水为1、阴水为6、阳木为3、阴木为8、阳土为5、阴土为10、金为9、阴金为4、阳火为7、阴火为2。

二、脏腑与六淫之气

有了阴阳五行理数，便可将脏腑经脉、六淫之气、时空（天干地支）等具有阴阳五行性质的所有生物体运动态或时空状态用数来表示。根据脏腑的阴阳五行性，结合河图洛书所说明的阴阳五行理数，可将脏腑的运气性质用数来表示：

肾为阴水，其性数为6；膀胱为阳水，其性数为1。

肝为阴木，其性数为8；胆为阳木，其性数为3。

脾为阴土，其性数为10；胃为阳土，其性数为5。

心为阴火，其性数为2；小肠为阳火，其性数为7。

肺为阴金，其性数为4；大肠为阳金，其性数为9。

同理，根据六气的阴阳五行性，可知六气的理数：阳风属阳木性，理数应为3；阴风属阴木性，理数应为8；阳寒属阳水性，理数应为1；阴寒属阴水性，理数为六；阳暑（火）属阳火星，理数应为7；阴暑（火）属阴火，理数应为2；阳湿为阳土，理数为5；阴湿为阴土，理数为10；阳燥属阳金，理数应为9；阴燥属阴金，理数应为4。

人的双手，左手为阳，右手为阴，左手通六腑，右手通五脏。左手的拇指属土，在人身五行中为胃；示指属木，在人身五行中为胆；中指属火，在人身五行中为小肠；环指属金，在人体五行中为大肠；小指属水，在人体的五行中为膀胱。右手的拇指属土，在身的五行中为脾；示指属木，在人身五行中为肝；中指属火，在人身五行中为心；环指属金，在人身五行中为肺；小指属水，在人身五行中为二肾。左右手的示指相对，叫肝胆相照，左右手相合成为佛家的手印，右手在下，左手在上抱拳为道家的手印，随着岁月与时代的发展，这两种手印也就成为社会上一种很普遍使用的“礼节”。

双手的五行是人体五脏六腑的全息图，在按摩与保健过程中有着极其重要的意义。“河图按摩法”多使用梅花指，其主要原因是聚五行之气，疏通头部风府、左承灵、神庭、百会、右承灵5个穴位的经络，这5个穴位同时代表着金、木、水、火、土五行,代表五脏。在传统保健方法中有个小指提水功,用左右小指提水各36次,能治疗尿频、阳痿、早泄、腰痛。其原理是小指属水,左手小指通膀胱,右手小指通二肾,通过双手小指提水锻炼,能够强化二肾与膀胱的功能,从而达到治病的效果。

人体的阴阳是相对平衡的。《黄帝内经·素问译释》对人体阴阳与疾病是这样阐述的:“水火分阴阳,则水属阴,火属阳。人体的功能属阳,饮食物属阴。饮食物可以滋养形体,而形体的生成又须赖气化的功能,功能是由精所产生的,就是精可以化生功能。而精又是由气化而产生的,所以形体的滋养全靠饮食物,饮食物经过生化作用而产生精,再通过气化作用滋养形体。如果饮食不节,反能损伤形体,机能活动太过,亦可以使精气耗伤,精可以产生功能,但功能有也可以因为饮食的不节而受损伤”“味属于阴,所以趋向下窍,气属于阳,所以趋向上窍。味厚的属纯阴,味薄的属于阴中之阳;气厚的属纯阳,气薄的属于阳中之阴。味厚的有泻下作用,味薄的有疏通的作用,气薄的能向外发泄,气厚的能取阳生热。阳气太过,能使元气衰弱,阳气正常,能使元气旺盛,因为过分亢奋阳气,会损害元气,而元气都依赖正常的阳气,所以过度亢盛的阳气,能耗散元气,正常的阳气,能增强元气。凡气味辛甘而有发散功用的,属于阳,气味酸苦而有涌泄功用的,属于阴。”

“如果阴气发生了偏胜,则阳气受损则为病,阳气发生了偏胜,则阴气耗损而为病。阳偏胜则表现为热性病症,阴偏胜则表现为寒性病症。寒到极点,会表现热像,热到极点,会表现寒像。寒能伤形体,热能伤气分;气分受伤,可以产生疼痛;形体受伤,可发生肿胀。所以先痛而后肿的,是气分先伤而后及形体;先肿而后痛的是形体生病而后及于气分。

“大自然的变化,有春、夏、秋、冬四时的交替,有木、火、土、金、水五行的变化,因此,产生了寒、暑、燥、湿、风的气候,它影响了自然界的万物,形成了生、长、化、收、藏的规律。人有肝、心、脾、肺、肾五脏,五脏之气化生五志,产生了喜、怒、悲、忧、恐五种不同的情志活动。喜怒等情志变化,可以伤气、寒暑外侵,可以伤形。突然大怒,会损伤阴气,突然大喜,会损伤阳气。气逆上行,充满经脉,则神气浮越,离去形体了。所以喜怒不加以节制,寒暑不善于调适,生命就不能牢固。阴极可以转化为阳,阳极可以转化为阴。所以冬季受了寒气的伤害,春天就容易发生温病;春天受了风气的伤害。夏季就容易发生飧泄;夏季受了暑气的伤害,秋天就容易发生疟疾;秋季受了湿气的伤害,冬季就容易发生咳嗽”。

人体致病的因素,可以分为外因和内因,外因如寒、暑、燥、湿、风,内因如喜、怒、悲、忧、恐。古人运用五行学说,说明自然界的万物变化和人体的关系,并进一步说明了人身脏腑,五体、五志,阴阳等相互之间的关系。这对于自我保健与养生有着重要的参考价值。

如把人体看成是一个多层次的系统,去看待人体和疾病,则对疾病的诊治,能使思路开阔。其中怒伤肝,悲胜怒;思伤脾,怒胜思;恐伤肾,思胜恐;喜伤心,恐胜喜;忧伤肺,喜胜忧,是传统的“五志相胜”疗法,亦可称为以情治情法。

“所以说:天地是在万物的上下;阴阳如血气与男女之相对;左右为阴阳运行不息的道路;水性寒、火性热,是阴阳的象征;阴阳的变化,是万物生长的原始能力。阴阳相互为用,阴在内,为阳之镇守;阳在外,为阴之役使。说明了阴阳互根的道理。阴阳两者之间是相互联系,相互依存的”。

三、河图洛书推拿

推拿治疗取决于补气与泻气的成功,而补泻调气成功与否,又取决于手法进退的次数,即进退的次数是否符合生理与病理性质的理数。尤其是诊治疑难病,更注重推拿的总次数、每次的取穴数、每穴的进或退的次数。例如:推拿治疗风湿性心脏病,需泻心内之阴气,取内关、天池两个穴位进行泻阴,因心阴即阴火,理数为2,推拿操作时退两次。又例如治疗癫痫,需泻阴风,取风池、悬钟、太冲、角孙穴位,泻阴法需右旋8次,是因为阴风理性数为8。中医的不传之秘在于数的运用,由量变来达到质变,临床上对推拿按摩的不同手法次数,是有不同的临床作用。①运用补法推拿6次,具有挑萌芽的作用。②运用补法推拿18次,具有转中轴的作用。③运用推拿45次,具有通水道的作用。④运用推拿60次,具有通气路的作用。⑤运用补法推拿120次,具有一定中轴、厚土气的作用。⑥运用补法推拿250次,具有运大气的作用。⑦运用补法推拿500次,具有翻土的作用。

对于推拿数的运用,6~500次中间的不同数量变化来作用于机体使量变导致质变。这数量变化是河洛数理的运用,河洛为55,洛书为45,和为100为天地之总数,如果推拿次数为100次,那么刚好是河图洛书加在一起的数,作用点在中土这一块,对于先天性心脏病的治疗就是补法100次。河洛数理极数的120,按照每次推拿120次。因为120是4×5×6,是洛书直线中的三数相乘最大数,对应于后天八卦的应用,起于东南巽卦,其数为4,止于西北乾卦,其数为6,中间为5,根据《黄帝内经·阴阳应相大论》中的“天不足西北,地不足东南”,故4×5×6=120这个数字反映了天地一气化合流行的最小流量场。因此用120这个数来把河洛数理应用于临床,有“人法地”的力量,法地说明这个地是需要稳的,这是能够定中轴、厚土气的量。500是天地的最大数,就是100×5,即轴,一旦手法用到500次就是定海神针一样的力量，这种力量翻出来的除了火，还有土本身对应的物理属性。主要用于治疗先天性的疾病比如先天性发育不良等。

研究洛书时，我们都会留意到这样一个现象：即洛书排列的这九个数字，其纵、横、斜向相加，结果都是“15”。这正与《易纬乾凿度》中“一阴一阳合而为十五，之谓道故太一取其数，以行九宫，四正四维，皆合乎十五”的平衡适中思想不谋而合。祖国哲学认为：人，本秉天地之中和之气而生，万物之所以能生生不息是由于阴阳二气交感所致，有“保合太和，以利贞”的作用。

天地人三才，人与万物在其中，天地阴阳适中，人与万物才能有生，故伏羲观象画卦，以中和为机要。《黄帝内经·素问》曰：“谨察阴阳所在而调之，以平为期。”人处于健康状况时，阴阳曰平；若阴阳绝离，则失去健康甚至生命。所以，疾病发生的最根本原因，就是人体阴阳错乱；而层出不穷的奇病怪病流行，则是大环境的阴阳失调。所以，平衡阴阳达到适中的状态，是我们修身、齐家、德行天下的重要指导思想。

古人云：“在天成象，在地成形。”又曰“极其数，遂定天下之象”。我们将洛书稍加变化，就可以推演为世界史和人类学及宗教中的千古之谜万字符，万字符其实跟河图洛书、九宫八卦图有着千丝万缕的密切联系，它有四正、四隅9个交界处，与其说是佛陀胸前光芒四射的太阳光线，还不如说是洛书的转化形态。根据太和的研究，万字符其实就是北斗星一年四季围绕北极星旋转，直接投影在大地上的代表天体运行规律的“象形”。

阴阳和合、把握自然就是开悟、就是健康、就是功果。洛书中纵、横、斜径相加皆得“15”，可见“15”是一个阴阳平衡、稳定健康的数字。如果阴阳一方失衡，就会发生病变。那么无论是病变数字还是相关联数字或洛书方阵的总和，都会发生变动，我们可以通过调整其相关部位，来恢复“15”的总和谐，使病变部位随之调整，病象场消失，从而达到健康。

洛书九宫（实八宫）数列如下：

东宫：3+4+8=15。

南宫：9+2+4=15。

西宫：7+6+2=15。

北宫：1+6+8=15。

南北直宫：9+5+1=15。

东西直宫：3+5+7=15。

西南东北宫：2+5+8=15。

东南西北宫：4+5+6=15。

临床施治：左脚扭伤的患者，运用洛书疗法进行治疗。左脚为“8”，与其相关联的方阵有东宫、北宫、西南东北宫，仅以西南东北宫为例，2+5+8=15，

"5"居中是神阙,"2"为右手这一线,伸出伤者右手,术者痛捏其右手粒骨不放,伤者跺脚55下,等到55下结束,松开手,再让他跺脚看看疗效,立马见效。

人禀天地之气而生,生命的信息与天地的信息息息相连。时辰、气候每时每刻都影响人的气血运行。医者能把握天时、地利,就会达到事半功倍的效果。人体内的气血循行与自然界有着密切的关系,受太阳光辐射能的作用和月亮盈虚的影响。"苍天之气,清净则志意治,顺之则阳气固。虽有贼邪,弗能害也。此因时之序,故圣人传精神,服天气而通神明。失之则内闭九窍,外壅肌肉,卫气散解,此谓自伤,气之削也。"(《黄帝内经·素问》)意思是说人的生气与天相关。苍天之气清净,人的意志就平和,顺应了这个道理,能使阳气固护,即便有贼风虚邪,也不能侵害人体。所以圣人搏聚精神,运行阳气,而通阴阳的变化。如果不是这样,在内就会九窍闭塞,在外就会发生肌肉臃肿的病变。阳气消散了,这是自己招致的伤害,并使生命受到削弱。这段话深刻地阐释了环境与人的修炼的关系,以及按蹻练功首重练阳的意义。

四、河图洛书与人的情志

1. 九宫八卦是我们的祖先创造发明的,是举世无双的国宝,它是由乾、坎、艮、兑、震、坤、离、巽再加上中宫组成的9个方位,我们把它称为九宫八卦。九宫八卦包罗万象,大则无外,小则无内。特别是在人体上的应用更是奇妙无穷。用九宫八卦可以在一个穴位上调理五脏,也可以在人体的各个部位利用九宫八卦进行诊断与治疗,效果非常显著。是我们祖先对人类的一大贡献(图2-6~图2-10)。

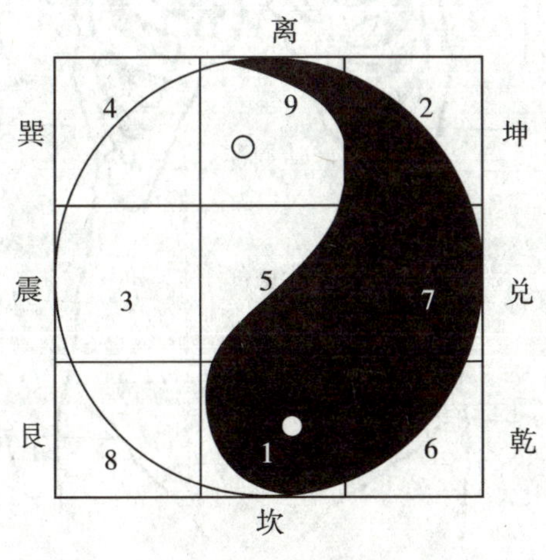

图2-6　九宫八卦

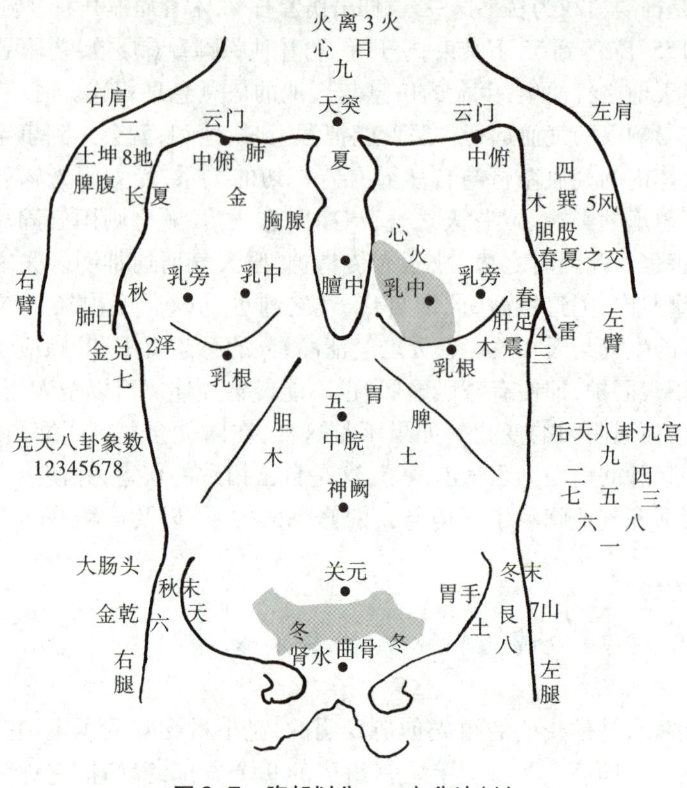

图 2-7 腹部划分——九分法(1)

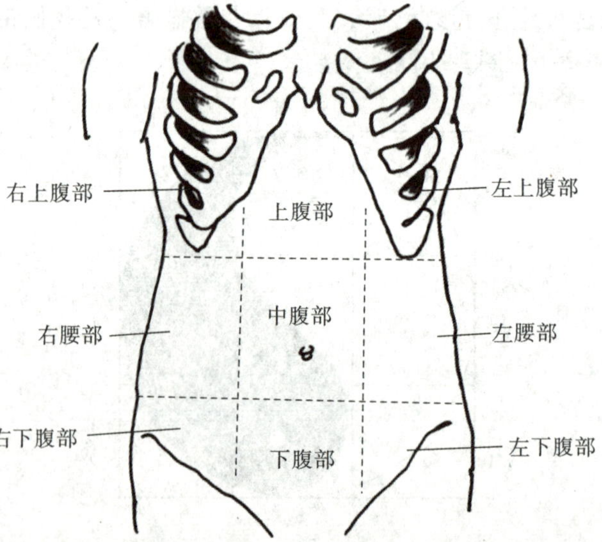

右上腹部
上腹部
左上腹部
右腰部
中腹部
左腰部
右下腹部
下腹部
左下腹部

图 2-8 腹部划分——九分法(2)

4(胆) 轻三次，重八次	9(心) 逆重二次，轻七次	2(脾) 轻五次，重十次
3(肝) 轻三次，重八次	5(脐)	7(肺) 逆重四次，轻九次
8(胃) 轻五次，重十次	1(肾) 轻一次，重六次	6(大肠) 重四次，轻九次

图 2-9　腹部划分——九分法(3)

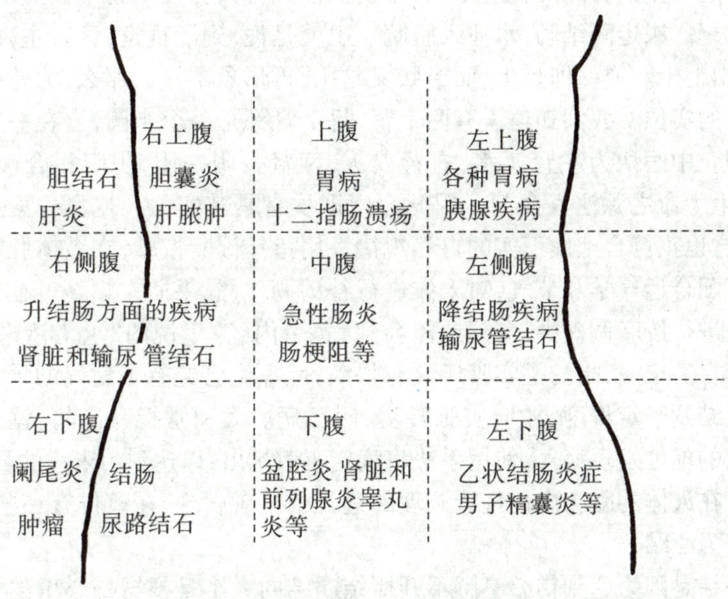

图 2-10　腹部划分——九分法(4)

2. 九宫八卦在人体肚腹上的排列：九宫八卦在人体肚腹上的排列是以肚脐为中宫，上为离宫，下为坎宫，为什么这样排列？就是根据九宫八卦的五行属性配合脏腑的五行属性进行排列的。离属火，火性炎上，心与小肠均属火，因此离宫放在上边；坎属水，水性往低处流，肾与膀胱均属水，因此坎宫放在下边。其他以此类推。

3. 九宫八卦配脏腑：根据九宫八卦的五行属性，我们把它配以相应脏腑。这样的排列与实际的脏腑不符，是因为九宫八卦在此反映的是脏腑的虚伪而不是实位。只有乾、坎、艮三位可以说是实位。即坤宫是脾脏的虚伪，离宫是心脏的虚伪，巽宫是胆的虚伪，兑宫是肺脏的虚伪，中宫是脾胃的虚伪，震宫是肝脏的虚伪，乾宫是升结肠的实位，坎宫是肾脏的实位，艮宫是降结肠的实位。也就是说在人体上应该有两个脏腑，一个是实位，一个是虚位，即：病气是先在脏腑的虚位上聚集，此时是未病阶段，当病气聚集到一定程度之后，才在脏腑的实位上反映出来相应的症状。也就是说病气在脏腑的实位上反映出来时，就是到了已病的阶段了，此时的病情就是“病来如山倒”的危险状况了。在中医术语中只有大肠，它表示的是西医解剖学术语中的升结肠、横结肠、降结肠这3段，为了说明上方便，在此借用了西医解剖学的术语，在乾宫——升结肠的相应位置是小肠与大肠的交接点阑门，为什么说乾宫是升结肠呢？“乾”字音主声调，数上升，食物在小肠消化完了后，由升结肠送入兑宫，即肺的虚位进行泌别清浊。古人在横结肠中设立水分穴，即是此理。屎走降结肠，水注入膀胱。也就是说，到了艮宫，艮音主降调，属下降，山上土。粪便即是土，而形状又是山，再形象不过。那么，为什么说坎宫是肾的实位？我们知道人有两个肾，每个肾都是一个半圆，合在一起才是一个圆。中医认为左肾属水，右肾属火，两肾一阴一阳，阴阳相合，水火既济，产生生命之源注入命门。因此命门即坎宫是其实位。乾、坎、艮三实位在下，这也正符合上虚下实的自然规律。用指针诊断按摩，在人体肚腹按九宫八卦配合运气学和节气，对人体进行补泻调理，效果非常显著。在对脏腑的穴位进行按摩调理中，深刻地体会到《黄帝内经》里说的“上工治未病”的道理所在。未病，指的是实脏还没有得病，但虚位已经有了病气的集蓄。当病气集结到一定程度，才向实脏转变，叫已病。太和堂指针诊断，就是在人体脏腑的虚位发现病气，使用手法将病气驱散排出，以达到治未病的目的。

4. 在人体的脏腑虚位进行调理的过程中笔者发现，在离位有一些结，我们称它为心结。

心结是因为遇到伤心事解不开所结。结的大小是根据伤心事的大小所定。结的软硬度是根据时间的长短所定，结的偏左偏右是根据男左女右所定，结的数量是遇到伤心事的次数而定。

5. 在震位摸到的是怒气结，在兑位摸到的是悲气结。

6. 结的硬度差不多，断定同一时间发生的事，根据结的软硬大小，判断时间的短长，这些结如果不去掉，将来危害实脏。糖尿病患者的身上有糖尿病结。

7. 忧思结是结在坤位，也就是实脏肝的下方。我们在摸肝的时候，如若在肝的下方摸到硬结，千万不要以为是肝的毛病，以免误诊。

8. 痰结在巽位有碎结，这些结是痰结。巽属风木，风将水分吹干，留下黏稠的痰。中医认为，脾是生痰之源，肺是贮痰之器。巽位正是下临脾的实脏，上临肺的实脏，当土生金的时候，它离不开中间风的作用。

9. 冷结。肚脐上有一个冷结。冷结贯穿在两个大横穴之间，冷结使其上下不能沟通，心有余而力不足。冷气往下走，必然会出现精冷或死精，这是造成不育的原因。

10. 小人结，小人结是在人体的肚脐上骑着一个人字，根据其形状和男左女右来判断小人是男是女，根据结的粗细可判断小人的胖瘦；根据结的长短，可以判断小人的身高。人的肚脐是一个圆窝，其形状正像卫星接收天线。人的肚腹也一样，它可以接收人体的微波资讯，而且在肚脐周围有所反应。只要认真地探索，就会摸索出许多人体奥秘。比如说，在人体的震位摸出的气结，是因为生气所造成的。也就是说，肝气横逆，然后结在震位。由于结的位置的不同，所出现的毛病也不同，结在靠下的部位压迫膀胱，便会出现尿频的现象；结在降结肠后，会出现便秘，或者总有大便感却没有大便、大便细、排便困难等情况；结在后面顶在腰部，会出现腰痛、急性腰扭伤等情况，这种情况占腰痛的绝大部分；气结压迫肾管可造成肾囊肿；结的时间长了化火，可熏蒸胰腺造成糖尿病等。古人说“百病均从气上得”便是这个道理。用太和堂脏腑疗法为患者找到疾病的根源，解除病痛，获得了患者的认可，同时论证了脏腑虚位假说的成立。脏腑的虚位假说，是太和堂在医疗实践中摸索出来的经验，是对祖国医学的一个发展和贡献。

11. 祛结的基本手法：参照流年与季节的变化，对五脏进行补泻，平衡阴阳，探病治病，可以说独具一格，也可以说是我们的绝技。

手法原则是：实则泻之，虚则补之，寒则祛之，热则清之，湿则排之，风则疏之，结则散之，气则顺之，火则撤之，痰则导之，滞则通之，满则远之，积则推之，聚则发之，冷则温之，痛则揉之，肿则掐之，离则合之，突则按之，陷则拿之。

第三章 腹部经络脏腑关系

第一节 腹部经络关系

腹部和经络有密切的联系。手太阴肺的经脉就“起于中焦,下络大肠,还循胃口,上膈属肺”,中焦在腹部中脘穴部位,肺脏虽居膈上,但其经脉起于腹部的中脘部位,并和胃、大肠都有联系,因此,肺和腹部的关系是密切的。手阳明大肠的经脉“下入缺盆,络肺,下膈属大肠”。手阳明的经脉有一支前行出缺盆,下络肺脏,贯穿隔膜,到天枢穴附近入属大肠,大肠在腹部,其经脉和腹部有直接关系。胃,足阳明的经脉“入缺盆,下膈,属胃络脾”“其直者……下挟脐,入气街中。其支者,起于胃口,下循腹里,下至气街中而合。”由上可知,胃的经脉有3条,和腹部有直接的联系。心,手少阴的经脉虽然起于心中,但它能“出属心系,下膈络小肠”。根据张景岳的注解,心系有五,上系连肺,肺下系心,心下三系连脾、肝、肾,故心能与五脏之气相通而为一身之大主。心肺虽居膈上,但因其经脉与腹腔的小肠、大肠、脾、胃相络属,因此和腹部的关系就以经络互相联系起来了。脾,足太阴的经脉,直接能“入腹,属脾络胃”,脾的经脉自冲门穴入腹内行,脾与胃相表里,故于中脘,下脘之分,属脾络胃,足太阴经脉外行者,由腹之四行,上腹舍、腹结等穴,散于胸中,而止于大包,另有一支内行者,自胃脘部上行,过膈部而注心中,与手少阴经相接。

小肠,手太阳之经脉,自缺盆由胸下行,入膻中络心,又自缺盆之下,循咽部下膈,循行到胃部之后下行,当脐上二寸之分属小肠,这是小肠经脉在腹内的运行。膀胱,足太阳的经脉,其中有一条直行的经脉自腰中入脊,络肾前属膀胱,正当小腹部。肾,足少阴之经脉,向上循行经股内后廉,结于督脉之长强,以贯脊中而后属于肾,前面正当关元、中极之分而络于膀胱。关于肾的经脉在腹部的循行,元代滑伯仁曾做了详细的说明,曰:“肾的经脉由阴谷上股内后廉,贯脊会于脊之长强穴,还出于前,循横骨、大赫、气穴、四满、中注、盲俞、当盲俞之所、脐之左右属肾，下脐，过关元、中极、而络膀胱也。”可以看出肾、膀胱经脉与脐之左右及小腹的密切关系。心主，手厥阴心包络之脉，“出属心包络，下膈，历络三焦。”心包为心之外卫，三焦为脏腑之外卫，两经互为表里而相络属。三焦，手少阳之脉，入缺盆，布膻中，散络心包，下膈循属三焦。三焦的经脉其内行者入缺盆，复由足阳明之外，下布膻中散络心包，互为表里，乃自上焦下膈，循中焦下行，并足太阳之正入络膀胱，以约下焦。上焦出于胃口之上，下焦起于阑门之下，中焦当胃之中脘。三焦和心包络都与腹部有直接联系。胆，足少阳之脉，胆之经脉内行者，由缺盆下胸，当手厥阴天池之分贯膈，于足厥阴期门之分络肝，在本经日月之分属胆，而与肝相为表里，乃循胁里，由足厥阴之章门下行，出足阳明之气街，绕毛际，合于足厥阴，以横入髀厌中之环跳穴处。胆经主要与侧腹联系密切。肝，足厥阴之脉，抵小腹，挟胃属肝络胆肝经自阴部上入小腹，会于任脉之中极、关元，循章门至期门之所，挟胃属肝，下足少阳之所络胆，又自期门上贯隔，行足太阴食窦之外，大包之里，散布胁肋。肝的经脉与小腹、侧腹联系密切。同样，奇经八脉的循行与腹部的关系也非常密切（图3-1）。

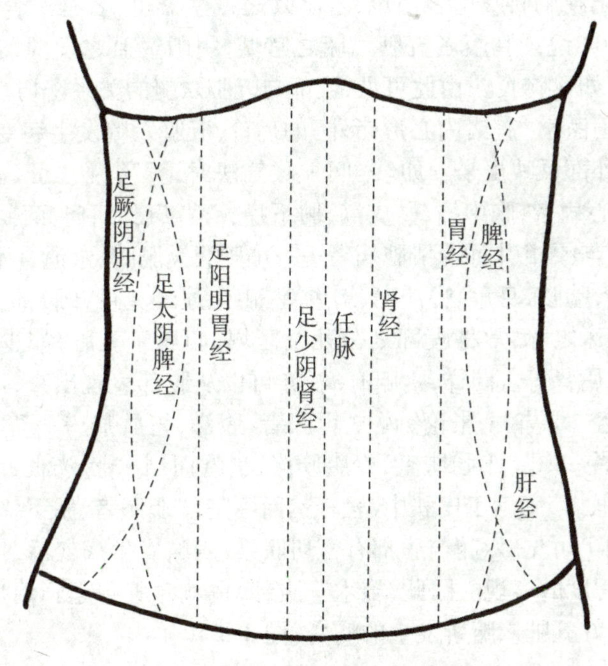

图3-1 腹部经络

现将冲、任、督、带的循行与腹部的关系简述如下。

任脉起于中极之下，少腹之内，而出于会阴之间，上行于腹部，而外出循曲骨、上毛际至中极，同足厥阴、太阴、少阴并行腹里，循关元、石门、气海诸穴，会足少阳、冲脉于阴交。循神阙、水分会足太阴于下，会手太阳、少阳、足阳明于中脘。会阴维脉于天突、廉泉穴，在承浆与手阳明、足阳明、督脉相交会。可见任脉不但与小腹、大腹联系极为密切，而且与手、足阴阳十二经脉均有联系，是直贯腹部非常重要的一条经脉。冲脉者，“起于气街，并少阴之经，夹脐上行，至胸中而散”，冲脉起于气冲穴。夹脐上行于腹部，至胸中而散。督脉起于少腹以下骨中央，有一条支脉由少腹直上向腹部运行，贯脐中央上腹部，上贯心，入喉上颐。带脉起于少腹之侧，季胁之下，环身一周，络腰而过，如束带之状，由以上可看出奇经八脉的循行与腹部的关系密切。

第二节 腹部脏腑关系

腹部内藏六腑，五脏除心肺两脏外，亦皆藏于腹中，腹部对五脏六腑都有保护作用。所以《黄帝内经·灵枢·胀论》曾说：“夫胸腹，脏腑之郭也。”又说：“脏腑之在胸胁腹里之内也，若匣匮之藏禁器也，名有次舍。”《通俗伤寒论》一书中亦说：“胸腹者五脏六腑之宫城，阴阳气血之发源，若欲知其脏腑如何，则莫如诊胸腹。”由此可见，腹部与五脏六腑的关系密切。

根据祖国医学“有诸内必形诸外”的理论，五脏六腑发生病变，可以从腹部及躯体的外部反映出来。如《素问·藏气法时论》曾说：“肝病者，两胁下痛引少腹”“心病者，胸中痛，胁支满，胁下痛，膺背肩胛间痛，两臂内痛，虚则胸腹大，胁下与腰相引而痛”“脾病者……虚则腹满肠鸣，飧泄食不化”“肾病者，腹大胫肿，喘咳，身重、寝汗出、憎风”。由上述经文可知腹部与五脏的联系，而中医临床之际，常将腹部划分几个区域，归属于五脏，如少腹属肝、大腹属脾、小腹属肾等。同样，六腑有病，亦可以从腹部表现出来，以六腑胀为例，《黄帝内经·灵枢·胀论》说：“胃胀者，腹满，胃脘痛……”“大肠胀者，肠鸣而痛濯濯……”“小肠胀者，少腹膜胀，引腰而痛”“膀胱胀者，少腹满而气癃”“三焦胀者，气满于皮肤中，轻轻然而不坚”“胆胀者，胁下痛胀，口中苦善太息”。由上可见，六腑与腹部有密切联系，六腑发生病变后，可以在腹部有各种不同程度的表现。因此，施术于腹部，也就对脏腑起到治疗和调整作用，从而能治好五脏六腑所发生的病变(图3-2)。

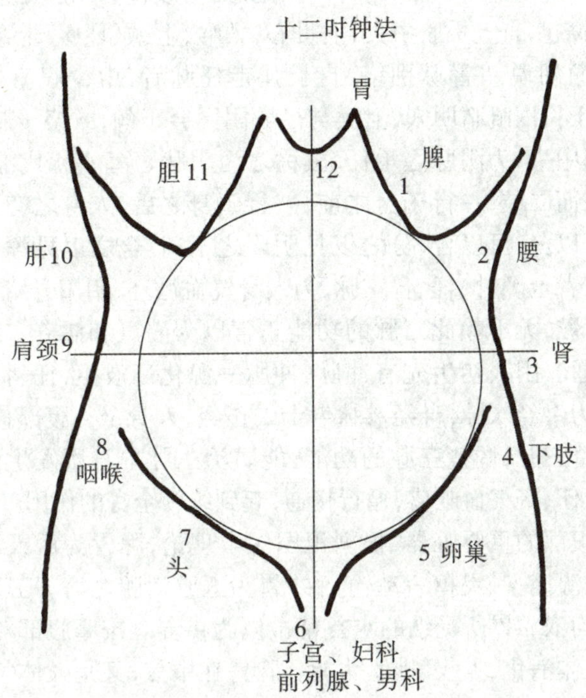

图 3-2 六腑病腹位

第三节 腹部的生理与病理

腹部居人体的中部，为连结上下的枢纽，日本医家在《指压疗法》一书中谈到“腹为万病之机”。日本人对腹部指压、按摩治疗疾病给予高度的重视，认为从人的生命来讲，胸腔内所容纳的心脏和肺脏固然重要，而腹腔里的内脏是和日常营养有莫大关系的，按摩腹部与治疗疾病深有关联。

从中医的理论来认识腹部，是因为腹部为许多重要经络循行和汇聚之所，冲、任、督三脉均在腹部循行。冲为“血海”，又称为十二经脉之海，冲脉在人体内循行最长，从头到足，从内到外，从背部到腹部，无所不至，接受十二经脉的气血对全身营养作用。如《黄帝内经·灵枢·动输》就说：“冲脉者，十二经之海也，与少阴之大络，起于肾下，出于气街……注诸络，以温足胫，此脉之常动者也。”《素问·痿论》亦说：“冲脉者，经脉之海也，主渗灌溪谷,与阳明合于宗筋……"于此可见,冲脉对人体所起的作用和它的重要地位。督脉循背部而行于身之后,为阳脉之总督,故称为阳脉之海。督脉有一个支脉从少腹起,直上贯脐中央,上贯心,入喉,上颐、环唇,上系两目之下中央。明代李濒湖说:"督脉别络,自长强走任脉者,由少腹直上,贯脐中央……会太阳于目内眦睛明穴,上额与足厥阴同会于颠,入络于脑。任脉行于身之前,腹部中央,为阴脉之承任,故称之为阴脉之海。"元代滑伯仁说:"任督二脉,一源而二岐,一行于身之前,一行于身之后,人身之有任督,犹天地之有子午,可以分,可以合,分之以见阴阳之不离,合之以见浑沦之无间,一而二,二而一者也。"冲、任、督三脉,为人身气血循环、阴阳升降之道路,五脏六腑,周身百骸,无不赖此三脉的功能正常以为灌溉和濡养。通此任、督二脉则百脉皆通。因人初生先有冲脉,冲脉一源化三岐生,任、督,任生三阴、督生三阳和为奇经八脉,奇经八脉生十二正经,人身全。腹部按摩能直接作用于冲、任、督三脉,调整三脉的功能,能防治三脉本身所发生的病变,通过按摩保持冲、任、督气血旺盛,循行畅通,起到统领全身的作用。

脾胃是腹部的重要脏器,根据祖国医学理论,脾胃为后天之本,又是营卫、气血的发源地。《灵枢·动输》称"胃为五脏六腑之海。"五脏六腑、四肢百骸的营养均依靠胃所受纳的水谷精微以为供养。按摩腹部对脾胃起调整作用,促进人体消化、吸收、排泄功能。脾胃在中焦,又是人体气机升降的枢纽。脾主升、胃主降,脾宜升则健,胃宜降则和,脾胃功能正常则清升浊降气化正常,气血条达。使机体保持阴阳气血相对平衡的状态。肚脐在腹部的位置非常重要。《厘正按摩要术》在谈到脐部时曾说:"人身之有脐,犹天之有北辰也,故名曰天枢,又曰神阙,是神气之穴,为保生之根。"又说:"脐通五脏,真神往来之门也,故曰神阙。"可见,脐部在人体腹部的重要性。由于脐部内通五脏六腑,外为风寒之门户,按摩脐部可以提高人体对疾病的抵抗能力,防止风寒等六淫的侵袭。临床实践证明,以按摩腹部为主的脏腑经络按摩疗法,对许多顽固性疾病如肺心病、肺气肿、高血压、冠心病、糖尿病、肾炎、肾盂肾炎等疾病都有很好的治疗作用和辅助治疗作用。按摩能防治疾病,这是任何人都无法否认的事实。但是按摩治疗疾病的道理,不只是局部受到机械刺激所致,而是通过神经、体液因素反射性地提高机体的某些防御功能,同时与经络的传导作用也有一定的关系。

1. 肝的病气积聚起来叫作"肥气"(邪气),集中在左胁下的位置,大小像倾倒的水杯流淌出来的水;肥气,古病名,五积病之一,属肝之积。《灵枢·邪气藏府病形》:"肝脉……微极为肥气在胁下,若复杯。"《难经·五十六难》:"肝之积,名曰肥气。在左胁下,如覆杯,有头足。久不愈,令人发咳逆,(痎皆)疟,连岁不已。"《济生方》卷四:"肥气之状……诊其脉,弦而细,其色青，其病两胁下痛，牵引小腹，足寒转筋，男子为积疝，女子为瘕聚。”治疗用肥气丸。

2. 心的病气积聚起来叫作“伏梁”（邪气），位置下起肚脐，大小像手臂，上面到达心口，会让人心烦不止；《难经·五十六难》云：“心之积，名曰伏梁。”伏梁是筋，但不是筋肉之筋，而是经筋之筋。《灵枢·经筋》载：“手少阴之筋……下系于脐……其成伏梁。”如何摸到伏梁呢？

（1）位置　我们顺着心口摸，在胸正中的胸骨下有个尖骨头，即剑突，剑突向下至脐即是伏梁的位置。

（2）指法　四指并拢，不用拇指。

（3）手法　指尖向上，即向着头部的方向，按在剑突下，手与皮肤之间不要滑动。

（4）摸法　左右按寻 1～3 厘米，深浅度在皮肤与肌肉之间，一般胖人须按下 1～2 厘米，瘦人按下 0.5～1 厘米。

慢慢摸索，心脏病患者此处可摸到细如筷子、粗如杯口的“筋”，病轻则细，病重则粗。一般急性心脏病患者 1 周后即会出现，足以证明脏腑之病传至经络的说法并非虚谈，祖国医学强调的经络是可以摸出来的。

摸“伏梁”，可以在心脏病初期时发现其端倪，有助于我们做出准确诊断。

心的经筋在肋骨间分布最多，筋结大部位在左胸肋骨间，同时，还须兼顾心经的正经，即从手到胸的手少阴心经。因此，治疗心脏病，绝对不是仅仅依靠摸“伏梁”就能解决。

实践证明，疏通手少阴心经及经筋来入手治疗，很多心脏病患者可以治愈，有不少人至今未再复发，足以证明经络对人体的重要性。

“摸”伏梁可作为判断有无心脏病的重要依据，而治疗心脏病，则需多方入手。

3. 脾的病气积聚起来叫作“痞气”，在胃脘的位置，大小像盘子，会让人四肢转动不灵（因脾主四肢），发黄疸；《难经·五十六难》中说：“脾之积，名曰痞气。在胃脘，覆大如盘。久不愈，令人四肢不收，发黄疸，饮食不为肌肤。”主心下痞满、堵闷，饮食迟消，食思缺少，上腹部有积块，生在胃脘部者。如积块不是生在上腹中部而在左右胁下者，不是本方所主治之证，此时必须注意分辨来处。东垣曾说：“痞满皆血证也，盖下多则亡阴（指攻下过多可使脾胃水谷之阴亡失）。”认为心主血，心虚而邪陷于血分，致心下痞满，故以血分药理脾胃而消痞满积滞。这也是李东垣先生诊治脾之积所具有的独到见解。用点阑门开中焦通六腑之法治之。

4. 肺的病气积聚起来叫作“息贲”，其位置在右胁下面，大小像水杯倾倒后流淌出来的水迹，会让人时冷时热、出虚汗、打冷战、喘息、咳嗽；息贲，病名，指肺积。《灵枢·邪气藏府病形》："肺脉……滑甚为息贲，上气。"《难经·五十六难》："肺之积，名曰息贲。在右胁下，履大如杯。久不愈，令人洒淅寒热，喘咳，发肺壅。"杨玄操曰："息，长也。贲，鬲也。言肺在膈也，其气不行，渐长而通于膈，故曰息贲。一曰，贲，聚也，言其渐长而聚蓄"（《难经集注》）。《济生方》卷四："息贲之状，在右胁下，大如覆杯，喘息奔溢，是为肺积。诊其脉浮而毛，其色白，其病气逆，背痛少气，喜忘，目瞑，肤寒，皮中时痛；或如虱缘，或如针刺。"息贲就是肺积，又叫肺系癌症。有"五积六聚"之说。五脏为积，六腑为聚。积：有形，结块固定不移，痛有定处，病在血分，是心脏病。多由于正气内虚、感受邪毒、情志怫郁、饮食损伤、宿有旧疾等因素，脏腑功能失调，气、血、津液运行失常，产生气滞、血瘀、痰凝、湿浊、热毒等病理变化，蕴结于脏腑组织，相互搏结，日久渐积而成的一类恶性疾病。治用息贲丸、调息丸、息贲汤等方。

5. 肾的病气积聚起来叫作"奔豚"，起点在小腹，上面到达心口下，像小猪的样子，位置不定，时上时下。

除了外伤和恶性传染病以外，人体绝大多数病症都是身体内部失衡的外在表现。因此，要想有针对性地调理身体，首先要了解自己的体质特点和脏腑虚实，找到病根所在。而太和九宫脏腑疗法正好可以帮到您。

第四章 太和腹诊

腹诊是通过触摸腹部的变化，来诊察人体内脏的疾病。腹为人体内脏的重要外相，腹内藏诸多脏腑，是全身经脉循行最多、穴位分布最密的部位。因此当内脏发生病变时，在腹部相应穴位和部位就有所反映。所以腹诊为中医诊断重要的诊法之一。腹部为阴脉之海，内纳五脏六腑，为水谷之乡、气血之源，又是全身经气最集中的部位之一，是五脏六腑之宫城，任脉、冲脉、足少阴肾经、足厥阴肝经、足太阴脾经、足阳明胃经、阴维脉、阴跷脉、带脉等经脉主要循行于腹。其余手太阴肺经“起于中焦，下络大肠”，手阳明大肠经“下隔，属大肠”，手少阴心经“出属心系、下隔络小肠”，手厥阴心包经“下隔历络三焦”，手少阳三焦经“下隔、循属三焦”，足少阳胆经“贯隔、络肝、属胆”，这些经络又皆起于腹部和止于腹部，即十二经脉中除足太阳膀胱经外，都和腹部有直接联系，奇经八脉中除督脉及阳跷、阳维脉之外，也都和腹部有直接联系。因手足三阴经及任脉皆循于腹，故腹部为阴脉之海，主候阴气的盛衰。腹部十二募穴内通五脏六腑，为窥视脏腑之孔道，腹部募穴通过内气与背俞相通应，在诊断时，二者必须互参，所谓“审募而察俞，察俞而诊募”是也。此外，腹部经穴密布，其中还有神阙、气海等要穴，为视察内脏，候脾胃冲任得要地。

因此，腹部是窥视人体内脏的一个重要哨所。《灵枢·胀论》曰：“胸腹者，脏腑之廓也。”腹位于身体前部，上连胸，下接股，侧临肋，后有背，其性属阴，内藏脾、胃、肾、膀胱、大肠、小肠、女子胞等脏器，为内在脏器的屏障和宫城，有保护脏腑的作用。腹部大体分为心下、胃脘、大腹、小腹、少腹 5 部分。剑突下方称心下，上腹相当于胃脘。脐周为大腹，下腹系小腹，小腹两侧为少腹(图 4-1)。

心下、胃脘、膀胱、大肠、小肠、女子胞等脏腑，虽各自的位置不同，但其气皆汇聚于腹，有濡腹润腹之功。并且，通过经络的联系，沟通内在脏腑与外腹的联系，是腹部不同的区域，又分属不同脏腑。因此脏腑靠腹部护卫，腹部赖脏腑生化气血充养，内外一体，相互依存，维护人体的正常生命活动。因为脏腑在腹内的分布各有一定位置，且与体表相对应，加之经络的内外循行联系，所以脏腑经络发生病变，必在腹部的一定部位有所反映。

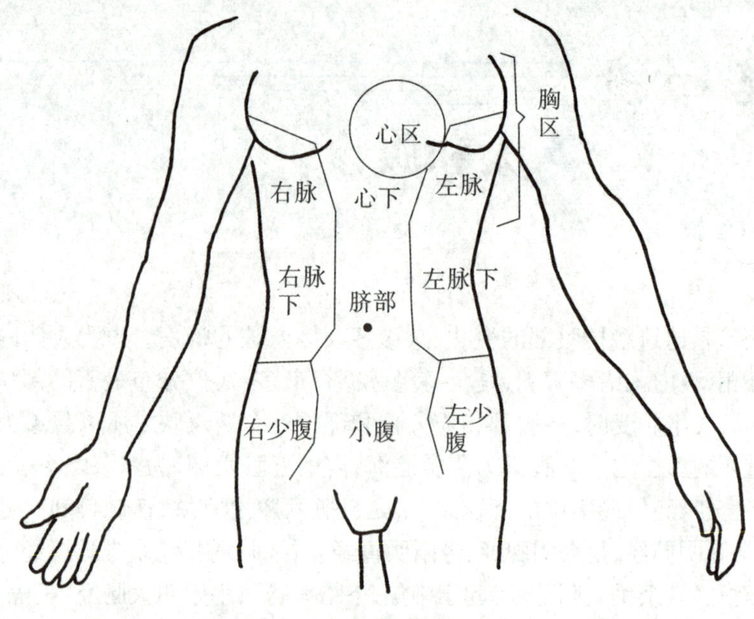

图 4-1 腹部脏腑位置

腹诊次第必先观色泽按诊虚里，再次诊两胁，再诊胸腹，次诊小腹，再诊神阙，再察寒热，再察虚实。

第一节 腹诊概述

脏腑疗法是诊察患者胸腹部的形态、颜色、腹部纹理以及人的胀、痛、满、悸、硬、急、结等征象感觉，并结合传统望、闻、问、切四诊来诊断疾病，进而运用各种适宜技术，疗愈疾病的一种中医特色方法。

无论中医还是西医都有关于脏腑疗法中腹诊相关的诊察手段，腹诊同眼诊、耳诊、舌诊、手诊、足诊、面诊、脉诊等中医特色诊法一样，均是生物全息理论在中医诊疗中的体现。腹诊分为狭义腹诊和广义腹诊，狭义腹诊是指胸腹部的触诊，属于切诊的范畴。广义的腹诊是运用望、闻、问、切四诊在胸腹部的综合应用，是中医诊断手法的重要组成部分。脏腑疗法不仅重视胸腹部疾病的诊断，还包括全身疾病的诊断。目前脏腑疗法吸收了历代医家的研究成果，在理论、诊察技法、诊断、治疗等方面均得到了完善。脏腑疗法不仅能发现当下已有的疾病，也能够发现疾病前期状态的变化，已成为中医特色诊疗。

追溯其形成过程，最早的运用脏腑疗法诊查疾病记载见于甲骨文，约有20种腹部疾病相关的记载。《黄帝内经》的问世奠定了完备的中医学基础，中医脏腑疗法的雏形也随之已经形成，《黄帝内经》记载了丰富的脏腑疗法相关内容，为腹诊的形成提供了完备的理论框架。随着《黄帝八十一难经》的问世，中医脏腑疗法已经明确腹部的五脏分区，这种分区对后世中医脏腑疗法具有重要的意义。《灵枢·师传》云："胃中热，则消谷，令人悬心善饥，脐以上皮热；肠中热，则出黄如糜，脐以下皮寒。胃中寒，则腹胀，肠中寒，则肠鸣飧泄。"《素问·至真要大论》云："阳明在泉，客胜则清气动下，少腹坚满而数便泻；主胜则腰重腹痛，少腹生寒，下为鹜溏，则寒厥于肠，上冲胸中，甚则喘不能久立。"触诊腹部寒热，可以辨别疾病寒热属性。

《黄帝内经·病机十九条》云："诸病有声，鼓之如鼓，皆属于热。"又《藏气法时论》云："虚则腹满肠鸣，飧泄，食不化。"《灵枢·邪气藏府病形》云："大肠病者，肠中切痛耳鸣濯濯。"《灵枢·百病始生》云："留而不去，传舍于肠胃，在肠胃之时，贲响，腹胀。"叩听患者腹部，可以辨别疾病属性寒热虚实。

《灵枢·水胀》云："水与肤胀、鼓胀、肠覃、石瘕、石水，何以别之""以手按其腹，随手而起，如裹水之状此其侯也"；"腹大，身尽肿，皮厚，按其腹，窅而不起，腹色不变"者为腹胀；"肤胀，身皆大，大与肤胀等也，色苍黄，腹筋起"者为鼓胀；"起始生也，大如鸡卵，稍以益大，至其成也，如怀孕之状，久者离岁，按之则坚，推之则移，月事以时下"者为肠覃；"石瘕生于胞中，寒气客于子门，子门闭塞，气不得通，恶血当泻不泻，血不以留止，日以益大，状如怀子，月事不以时下者为石瘕"。脏腑疗法中的腹部诊断，对此诸疾，可以做出鉴别诊断。

《灵枢·玉版》云："腹胀，身热，脉大，是一逆也，腹鸣而满，四肢清泄，其脉大，是二逆也……如是者，不及一时而死矣。"据腹证及其脉候，可以推断疾病的预后。又《素问·平人气象论》云："胃之大络，名曰虚里，贯膈络肺，出于左乳下，其动应手，脉宗气也。盛喘数绝者，则病在中；结而横，有积矣；绝不至死，乳之下其动应衣，宗气泄也。"按虚里跳动强，可以审宗气盛衰，病势轻重，推断预后。《难经·十六难》首论脐诊："然假令的肝脉……其内证脐左右动气，按之牢若痛……假令的心脉……其内证脐上有动气，按之牢若痛……假令的肾脉……其内证脐下有动气按之牢苦痛……"脐下肾间动气，为生命之根，其元气温煦五脏六腑。诊腹候脐，可以查五脏六腑之虚实盛衰。脐上充实，按之有力者，脾胃康健之候。脐上柔中土虚损之证。脐上虚满，如按囊水，胃气不足而下陷。

脐下缓和有力，一息二至，绕脐充实者，肾气充实；一息五六至属热手下虚冷,其动沉微,命门火虚手下热燥不润其动细数,上支中脘阴虚火动按之分散,如上者,原气虚败。一切卒病,诸脉虽绝,脐尚温者,其动未绝,仍有复苏之机。

关于治疗,《灵枢》首推针刺。综上所述,《素问》《灵枢》《难经》所阐述的理论,为脏腑疗法证治的发展奠定了理论基础。

《针道秘诀集》和东汉末年张仲景的《伤寒杂病论》为脏腑疗法理论及临床做出了突出贡献。《伤寒杂病论》发展并确立了中医辨证论治的基本法则,创造性地确立了"六经分类"的辨证施治原则,奠定了中医理、法、方、药的理论基础,一直指导着中医临床实践,当然对腹诊也有重要的指导意义。《伤寒杂病论》后世分为《伤寒论》和《金匮要略》,其中《伤寒论》有关腹部症状的条文占 114 条,占比约 1/3。《金匮要略》其中有 10 篇讲腹部,占《金匮要略》约 1/4 的内容,为中医腹诊临床诊疗体系的形成提供了重要的参考。

一、脏腑诊疗体系的形成

隋代巢元方《诸病源候论》详细描述了脏腑疗法中触诊手法,归纳为抑按、起按、揣摩、推移、动摇、转侧、持之等技法。后经历代先贤的发挥腹部相关疾病的诊疗不断得到总结和归纳,几乎历代所有重要中医典籍均描述了腹部相关疾病的诊疗方法,虽均未能明确提出"腹诊"的概念,但腹诊相关理论体系及诊疗技法已经日趋完善。

腹诊概念的确立。自唐代中医脏腑疗法学说传入日本,日本医家参考了《黄帝内经》《难经》《伤寒杂病论》等医学著作,逐渐形成了有关腹诊的诊疗方法,并应用于针灸推拿。清代俞根初在《通俗伤寒论》中首次明确了腹诊的概念,并详细描述了胸腹分区与脏腑之间的关系,以及诊胸腹、诊脐间动气的方法和辨证意义,强调诊胸必先按虚里,按腹要以脐为先的具体诊法,将脏腹诊断推崇为"中医诊断之第四要诀"。最具代表性的"伤寒派"书籍为日本出版的《腹证奇览》和《腹证奇览翼》,两书均参考了《伤寒杂病论》,以腹证为中心,附图说明,给出直观的认识,并附以方证。腹诊起源于中国,直至明清,中国和日本医家确立了腹诊的概念,近代日本医家为腹诊的进一步完善也做出了较大的贡献。

二、《黄帝内经》腹诊的认识

中医腹诊东渡远传日本,汉方医家诊病必候其腹,《素问·气府论》中:"冲脉气所发者二十二穴,侠鸠尾外各半寸至脐寸一,侠脐下各五分至横骨寸一,腹脉法也。”《素问·奇病论》论述了息积、伏梁、疹筋等病腹证并述及针刺原则方法。《素问·刺禁论》指出了人体若干要害部位,应当禁忌。

总之,《黄帝内经》记载了丰富的腹诊内容,不仅有较完整的理论,而且还有丰富的实践经验,两者相互结合,形成一体,独具特色,只是由于其所出方剂较少,以至于未能广泛地指导临床上根据腹证而选方论治,但其腹诊方法及腹证辨证已构成比较完整的理论体系,为后世历代腹诊的发展奠定了基础。

《难经》也有不少关于腹部诊断的记载,主要体现在腹部的五脏分区、积聚及诊动气方面。如《难经·八难》:“所谓生气之原者,谓十二经之根本也,谓肾间动气也。”指出了肾间动气的重要性。《难经·五十五难》:“病有积、有聚、何以别之?积者,阴气也,聚者,阳气也。故阴沉而伏,阳浮而动。气之所积,名曰积;气之所聚,名曰聚。故积者,五脏所生;聚者,六腑所成也。积者,阴气也,其始发有常处,其病不离其部,上下有所终始,左右有所穷处;聚者,阳气也,其始发无根本,上下无所留止,其痛无常处谓之聚。”指出了积聚之鉴别要点,至今仍有重要的实用价值。《难经·五十六难》则具体说明了五脏积证之不同表现部位、形态特征及兼症,如“肝之积名曰肥气,在左胁下,如复杯,有头足”“心之积,名曰伏梁,起脐上,大如臂,上至心下”“脾之积,名曰痞气,在胃脘,覆大如盘”“肺之积,名曰息贲,在右胁下,覆大如杯”“肾之积,名曰奔豚,发于少腹,上至心下,若豚状,或上或下无时”。《难经·十六难》详细论述了五脏为病的外证、内证,特别是诊动气的方法对我国后世医学以及日本汉方医腹诊的发展,都具有深远的影响,如“假令得肝脉……脐左有动气,按之牢若痛”“得心脉…脐上有动气、按之牢若痛”“得脾脉……当脐有动气,按之牢若痛”“得肺脉……脐右有动气,按之牢若痛”“得肾脉…脐下有动气,按之牢若痛”。综合五脏积证及五脏动气的表现部位,基本上可看出《难经》对于五脏病变在腹部所主不同,即心主脐上、心下;肝主脐左、左胁下;肺主脐右、右胁下;肾主脐下、小腹;脾主脐部胃脘。这种五脏所主胸腹部位的认识对中医腹诊具有重要的指导意义。

东汉圣人张仲景所著《伤寒杂病论》,后世分为《伤寒论》和《金匮要略》,继承了《黄帝内经》《难经》及其他医家有关腹诊理论的成就,结合自己的临床实践,创造性地发展了脏腹诊疗理论与临床运用方法,其最突出的成就在于,将脏腹诊疗理论与临床融会于辨证论治体系之中,使脏腹诊断和理法方药紧密结合,使临床运用有法可依,有方可用,而且疗效卓著,开创了中医辨证论治的先河,因而对中医腹诊学说的贡献超过了其他任何一部中医著作,对祖国医学、日本汉方医学,乃至整个汉方医学体系都有着无与伦比的源远影响。《伤寒论》以六经辨证为纲领,将外感病发展过程中所发生的各种变化统属太阳、阳明、少阳、太阴、少阴、厥阴六篇之下，根据病程之久暂、病情之轻重、病位之深浅、病势之进退、病性之寒热虚实、邪正之盛衰及治疗过程中的不同情况，对外感病进行辨证论治，首开外感病腹诊运用之先例，在诊断方面采取了平脉辨证、腹证辨证、脉证合参、辨病与辨证相结合的方法，把辨证的重点较多地放在患者的客观证候方面，使诊断的指征更加明确，依据更加可靠，在诊察患者的客观证候方面脏腹诊断具有重要意义。

《金匮要略》以脏腑辨证为纲领，主要论述内伤杂病的辨证论治以疾病种类为主体，分病归篇，同时将病变部位接近者归属一篇，仲圣在内伤杂病中运用脏腹诊断方面尤为突出，而且特别擅长，从其著作中可以看出，脏腹诊断常被作为辨证论治的一项重要依据，有时甚至是唯一依据加以强调，舍此不能进行正确的有效治疗，如“按之心下满痛者，此为实也，当下之，宜大柴胡汤”。据统计《金匮要略·腹满寒疝宿食病篇》，全书 22 篇中记载有望、闻、问、切四诊，其运用包括分析病因病机、诊断和鉴别疾病、确定病位病性、指导立法论治、选方遣药及判断预后转归等，如分析病因病机的有《伤寒论》239 条：“患者不大便五六日，绕脐痛，烦躁，发作有时者，此有燥屎，故使不大便也。”241 条：“大下后，六七日不大便，烦不解，腹满痛者，此有燥屎也，所以然者，本有宿食故也。”《金匮要略·水气篇》：“气分，心下坚，大如盘，边如旋杯，水饮所作。”《金匮要略·产后病篇》：“产妇腹痛……此为腹中有干血着脐下。”进行诊断和鉴别诊断疾病的有《伤寒论》138 条：“小结胸病，正在心下，按之则痛，脉浮滑者，小陷胸汤主之。”149 条：“若心不满，而硬痛者，此为结胸也……但满而不痛者，此为痞。”《金匮要略·疮痈肠浸淫病脉证治》：“肠痈者，少腹肿痞，按之即痛如淋。”确定病位和病性的有《伤寒论》340 条：“病者手足厥冷……小腹满，按之痛者，此冷结在膀胱关元也。”《金匮要略·痰饮咳嗽病篇》：“水在心，心下坚筑……”“水在肝，胁下支满……”“水在肾，心下悸”。《金匮要略·腹满寒疝宿食病篇》：“病者腹满，按之不痛者为虚，痛者为实，可下之。”指导治疗的有《伤寒论》106 条：“太阳病不解，热结膀胱……外解已，但少腹急结者，乃可攻之，宜桃核承气汤。”255 条：“腹满不减，减不足言，当下之，宜大承气汤。”《金匮要略·痰饮咳嗽病篇》：“病者脉伏，其人欲自利，利反快，虽利，心下续坚满，此为留饮欲去故也，甘遂半夏汤主之。”《金匮要略·呕吐哕下利病篇》：“下利，三部脉皆平，按之心下坚者，急下之，宜大承气汤。”判断疾病的转归和预后的有《伤寒论》167 条：“病胁下素有痞，连在脐膀，痛引少腹入阴筋者，此名藏结，死。”《金匮要略·黄疸病篇》：“膀胱急，少腹满，身尽黄，额上黑，足下热，因作黑疸。其腹胀如水状，大便必黑，时溏，此女劳之病，非水也。腹满者难治，用硝矾散主之。”

纵观《伤寒论》与《金匮要略》，虽然辨证体系不同，或主要为外感病而设,或主要适用于内伤杂病,然而分析具体条文不难发现二者存在着许多共同之处,某些条文方剂在两书中均有出现,如《伤寒论》247 条:“趺阳脉浮而涩,浮则胃气强,涩则小便数,浮涩相搏,大便则硬,其脾为约,麻子仁丸主之。”也出现在《金匮要略·五脏风寒积聚病篇》中。又如《伤寒论》223 条:“若脉浮,发热,渴欲饮水,小便不利者,猪苓汤主之。”也出现在《金匮要略·消渴小便不利淋病篇》中。而且多数条文叙述形式为先叙证侯,后出方治,或其中夹有病机分析,这种方证对应的方式,为据证用方提供了依据,这也是辨证论治的显著特点之一,体现了外感内伤治疗中的共性,正如清代医家柯韵伯所言:“仲景之六经,为百病立法,不专为伤寒一科,伤寒杂病,治无二理,咸归六经之节制,六经各有伤寒,非伤寒中独有六经也。”这在当今临床上广泛使用经方具有十分重要的意义。

三、《伤寒杂病论》与脏腑疗法

1.《伤寒杂病论》为脏腑诊断证治首开先河　脏腑诊断证治形成体系应用临床,仲圣首开先河,继《黄帝内经》之后,张仲景《伤寒杂病论》问世。张仲景在运用《黄帝内经》《难经》创立的四诊时,尤其重视脏腑诊断、探究腹证,使腹部诊断证治熔为一炉、合为一体而形成诊疗体系,应用于临床。

2. 确立腹诊部位　张仲景根据六经发病及辨证情况,在《伤寒论》中把脏腑诊断部位分为心下胸胁、脐上、脐下小腹等腹诊部位。张仲景依据杂病病机相关,在《金匮要略》中,设专篇合而论病,然所论各篇亦含有腹诊部位之义。例如《胸痹心痛短气病·脉证治》中,胸痹、心痛皆由胸阳或胃阳不振,水饮或痰涎停滞胸中或胃中所致,二者无论是病机还是病位都息息相关。又如《腹满寒疝宿食病·脉证治》,三病病因不同,但发病部位均与胃肠有关,皆有胀满、疼痛症状,故合为一篇论说。如果说《伤寒论》对腹诊证治是从纵的论述,那么《金匮要略》对腹诊证治是从横的讲解。仲景这种分而合,纵与横的解法,是指导后人腹诊证治的辨证治疗,在于活用,也是《素问·脉要精微论》脉诊分位的引伸应用。

3. 创立腹证专名　自仲景《伤寒杂病论》问世,腹诊所有的腹证已有专名。以心下而言,就有心下痞,心下满,心下痞硬,心下痞坚,心下石硬,心下支结,心下振水声,心下悸等;以少腹而言,有少腹急结,少腹拘急,少腹肿痞,少腹如敦,少腹不仁,少腹硬满等;以胸胁而言,有胸胁苦满、胁下满、胁下硬满、胸胁满微结等。总计腹证之名,有 20 多种。这种专名的出现,有利于辨证。

4. 证治相应协调　每一腹证,都有对应之方治。如《伤寒论》135 条:

“伤寒六七日，结胸热实，脉沉而紧，心下痛，按之石硬者，大陷胸汤主之。”“心下痛”是自觉症候，“按之石硬”是腹诊所得，症候二者结合，确定结胸用大陷胸汤治疗。又如《伤寒论》154 条：“心下痞，按之濡，其脉关上浮者，大黄黄连泻心汤主之。如痞证，用泻心诸剂；胸胁苦满，用柴胡诸剂；腹满痞坚，用承气类方。”又根据腹证程度不同，兼证不一，又可以具体到类方中的某一方剂。以痞证而言，心下痞硬，实者兼胃中不和，用生姜泻心汤；兼心烦、下利，用甘草泻心汤，兼吐利交作用半夏泻心汤；兼噫气不除，用旋覆代赭汤。种属清晰，层层深入，系列明朗，证治相应，方证相合，应用在临床，简化了临床思维过程，节省了诊疗时间。证有客观标准，剂有对应之方，自然疗效有桴鼓之应。

综上所述，腹诊证治，在《伤寒论》中，已经形成理法方药完整的理论体系，仲圣为脏腑诊疗证治的建立做出了重要的贡献。

脏腑诊疗证治作为一种有效的诊疗手段，理应得到继承和发扬。然而，遗憾的是由于封建礼教的束缚，提倡君子拘于礼、男女授受不亲等，致使脏腑诊疗证治在祖国医学中处于名存实亡，未得到应有的发展。宋人张杲在《医说》中云：“今豪足之家，居奥室之中，处帷幔之内，复以帛蒙手臂，既不能行望色之神，又不能殚切脉之巧。”中医四诊望闻问切，尚有二缺，安可腹诊。据此可见，当时患者亦不愿脱衣露体，医者亦不便检查患者腹部，平民与官宦富贵之家均是如此。因此，自汉以后，可以说对腹诊证治已存而不用。直至晚清，腹诊证治在《通俗伤寒论》中重新得到重视，推出“胸腹为五脏六腑之官城，阴阳气血之发源，若欲知其脏腑，则莫如按胸腹，名曰腹诊。”书中详细论述了腹诊的方法，很值得深入研究。然腹诊在中医界仍未得到应有的重视和应有的发展，实乃憾事。

第二节　太和腹诊四法

一、太和腹诊法概述

太和腹诊法与其他诊疗方法的区别：

(1)祖国医学中的“腹诊法”在临床诊断中亦如一般的诊断方法，即望、闻、问、切。但在腹诊推拿诊断中主要以“腹诊法”为主为先。腹诊亦为“切诊”的一种，但也有部分包括在“望诊”“问诊”“闻诊”之内。它在临床上多应用于慢性疾患及部分急性病症的诊断。

(2)太和医派九宫腹部推拿法中的腹诊,和现代医学所使用的腹诊在方法上和目的上有所不同,它不是直接触知腹部内脏或组织进行诊断,而是借医者熟练而具有腹诊临床经验的手,按照一定的方法和压力去触知患者腹壁肌肉的紧张度,以查知其血、食、水、气在人体分布的状况,从而提供必要的临证资料。按八纲辨证论治,里、虚、寒证属于阴证;表、实、热证属于阳证。

临床腹诊时,可让受检者仰卧于床上,两手放于身体两侧,头部垫起大致与身体平衡。自然呼吸,全身肌肉松弛,但两下肢伸直(在必要时也可使受检者屈膝或侧卧,使腹部紧张的肌肉松弛,这样可便于触知深部),袒露胸腹,全身放松,体态自然,排空二便,心绪安宁。检查者立于受检者一侧,以心下、胃脘、大腹、小腹为序,循序渐进,由上而下,先左后右。观察腹部的外形、紧张度、皮肤色泽、性质,有无黄疸、皮疹、瘀斑、伤痕、水肿、溃疡、青筋暴露等。

二、太和腹诊四法

(一)望腹法

望腹之外形,是丰隆或下陷(丰隆者为实,下陷者为虚)。观察其胃肠蠕动或腹肌跳动以及皮肤的色泽。

正常人腹部肌肤细密润泽,颜色如常,上腹稍低,下腹微丰,中间微凹两旁略高,常与胸骨下端到耻骨联合的连线相平,脐孔稍凹陷。小儿及肥胖者腹部可稍凸起,身体瘦弱者可稍见凹陷。正常的腹部无膨满及紧张感,皮肤光洁,青筋不显露,无黄染、皮疹、溃疡、水肿、瘀斑等。

病理上常可出现以下几种情况。①腹皮色赤:疾病先兆主热证,包括实热证与虚热证。局部皮肤掀红者,为疮疡或内痈。全身皮色如常,唯独腹皮色变赤,按之褪色,放手则色红赤如故,为火热之邪壅聚于腹部的征象,常因胃肠溃破引起,常伴有剧烈的腹痛,腹皮按之疼痛,放手时疼痛更甚。②腹皮变黄:主黄疸(急、慢性肝炎)或虫积如肠道蛔虫症。③腹皮变白:为正气不足,提示麻疹毒邪内陷,病情险恶;腹皮颜色变白,又主虚证、寒证。④腹皮青色:主寒证、痛证及惊风。⑤腹皮黑色:主寒证、痛证、劳伤及瘀血;外感时邪,腹皮卒然变青黑色者,为危证。⑥腹皮颜色淡,且腰带部位呈褐色。多属正常现象,亦可见于肾阳虚患者。左腰部皮肤呈蓝色,为腹内出血外渗,见于急性出血性胰腺炎患者。脐周发蓝为腹内大出血的征象,见于急性胰腺炎、异位妊娠破裂的患者。腹部和腰部不规则的斑片状色素沉着,见于多发性神经纤维瘤。妇女妊娠后,在脐下正中线上有褐黑色线,常持续至分晚后才逐渐消退,此属正常生理变化。

1. 腹部凹陷　仰卧时前腹壁明显低于肋缘至耻骨的水平面称为腹部凹陷,腹壁松弛者,多为虚证。

(1)局部凹陷　多由手术后腹壁瘢痕收缩所致,当患者立位或加大腹压(如咳嗽)时,凹陷与卧位时相同或更为明显;腹直肌分离或腹壁疝患者仰卧时可见局部凹陷,但当患者由卧位转为立位或加大腹压时凹陷反向外膨出。若上腹部及右季肋部出现局限性凹陷,多见胃脘胀痛,为胃、十二指肠穿孔的早期征象。

(2)全腹凹陷　患者仰卧时,前腹壁呈弥漫性的明显内凹。严重者,前腹壁凹陷几乎贴近脊柱,肋弓、髂嵴和耻骨联合显露,全腹呈舟状,称为舟状腹,多见于显著消瘦、严重脱水等,如在慢性消耗性疾病的晚期、消化系统恶性肿瘤、糖尿病、垂体前叶功能减退及甲状腺功能亢进症的晚期患者。吸气时出现全腹凹陷,可见于膈肌麻痹和上呼吸道梗阻的患者。另外,早期急性弥漫性腹膜炎引起的腹肌痉挛性收缩、膈疝时腹内脏器进入胸腔等,都可导致全腹凹陷。

2. 腹部膨隆　仰卧时前腹壁明显高于肋缘至耻骨的水平面,称为腹部膨隆,有的属生理状态,如妊娠、肥胖等;有的属病理状态,如腹水、气腹等。病理性腹部胀满、隆起、腹壁紧急者,多为实证;腹皮紧急光亮,扪之大热者,为内痈重症;腹皮因胀满或腹水而致腹大无纹者,为危证,腹膨满见于腹胀,未满心窝者病尚轻,已满心窝者病已重;麻疹患儿见腹胀满者,为逆证,难治。

(1)全腹膨隆　其外形可呈球状或蛙腹样。引起膨隆的主要原因为肥胖和腹腔内容量增多,可见于下列情况。①腹腔积液(腹水):当腹腔内有大量积液时,在平卧位,腹壁松弛,液体下沉于腹腔两侧,腹部呈蛙腹状;在侧卧位,腹部向一侧下部显著膨出;在坐位则下腹明显隆起。常见于肝硬化、心功能不全、缩窄性心包炎、腹膜转移癌、肾病综合征和结核性腹膜炎等。②胃肠胀气:由于胃肠道内大量积气可引起全腹膨隆,此时腹部呈球形,两侧腰部膨出不明显,转动体位时其形状无明显改变,多见于肠梗阻、肠麻痹等。③巨大包块:如巨大的卵巢囊肿时,全腹膨隆呈球形。④气腹:见于人工气腹等,此时腹部呈均匀性膨大如球形。⑤其他:如妊娠晚期、肥胖症等也可呈现全腹膨隆,腹外形如球状。

(2)局部膨隆　见于腹内有增大的脏器肿瘤、炎性包块、局部积液、局部肠曲胀气以及腹壁上的肿物和疝等。望腹时应注意局部膨隆的部位、外形、有无搏动和是否随体位改变等。①右上腹膨隆见于肝肿瘤、肝脓肿、淤血性肝大和胆囊肿大积液等;上腹部膨隆见于各种原因所致的肝大、胃癌、胃扩张和胰腺囊肿等;左上腹膨隆多见于脾大;腰部膨隆见于患侧多囊肾、巨大肾上腺瘤、巨大肾盂积水或积脓;下腹部膨隆见于妊娠子宫、子宫肌瘤和尿潴留,后者在导尿后膨隆可完全消失;右下腹膨隆见于阑尾周围脓肿。②女性患者下腹部膨隆常见于卵巢囊肿;左下腹部膨隆见于左肾下垂并高度肿大、降结肠及乙状结肠癌瘤或良性包块;呈长形者多为肠道病变,如肠梗阻、肠套叠或巨大结肠症等。③局部肿块是在腹腔内或腹壁上,应予鉴别。其鉴别方法是:嘱患者两手托头,从仰卧位做起坐动作,使腹壁的肌肉紧张,如肿块更为明显,说明是在腹壁上,被腹肌托起而明显;反之,如肿块变得看不清楚或消失,说明肿块可能在腹腔内,被收缩变硬的腹肌所掩盖。

3. 臌胀　又称单腹胀,以腹部胀大,皮色苍黄,甚则腹部青筋暴露、四肢不肿或微肿为特征。乃由气、水、血积于腹内所致。如患者平卧时腹部高于胸部坐位及站立时腹部突出于身前,按之柔软无凹痕,叩之如鼓,无波动感者,为气,多因气结所致。如腹部坚满,皮色光亮,平卧如蛙腹,按之如囊裹水,腹壁有凹痕,叩之音浊,摇动有水声,有波动感,为水臌,多因水聚所致。如见腹上青筋显露,面颊、颈胸部出现红缕赤痕,是以血瘀为主。本病腹部未见青筋者,虽胀易治;青筋暴露且腹臌胀者,难治。腹筋露张指腹部出现青紫色的脉络怒张,多见于久病体羸、血瘀气滞之证。如果出现以脐为中心向上、下走行的青筋怒张,其血流方向正常,此为经脉不畅,气滞血瘀于脉中,病情相对较轻;若出现以脐为中心,向上、向下、向左、向右走行的腹壁青筋怒张,血流以脐为中心呈放射状走行者,常伴见蟹爪纹和血丝缕(又称为蜘蛛痣),多因静脉阻塞,血流不畅,血液瘀滞所致,病情较重,见于单胀(肝硬化腹水)患者。

4. 腹部体毛　男性胸骨前的体毛可向下延伸达脐部。男性阴毛的分布多呈三角形,尖端向上,可沿前正中线直达脐部;女性阴毛为倒三角形,上缘为一水平线,止于耻骨联合上缘处,界限清楚。

腹部体毛增多或女性阴毛呈男性型分布,见于皮质醇增多症和肾上腺性变态综合征;腹部体毛稀少见于垂体前叶功能减退症、黏液性水肿和性腺功能减退症。

5. 腹上凹陷而下部凸出呈袋状　多是内脏下垂(胃下垂),为中气不足,无力升举。

6. 腹部动气高　主虚亦主热;其动散而不聚者为脏器大虚之象。

7. 腹部包块时起时无　为体内有虫积腹中有块冲起,有头足者,畏寒痛。

8. 腹中动　腹部见到明显蠕动者,多为脏腑功能紊乱,属于病态。若蠕动见于胃脘部分,由左胁下近处开始,缓慢地向脐的右上方移动,形成宽大的波形，一起一伏，周而复始者，为病在胃，多为胃下口狭窄梗塞，水谷难通，可使人食入即吐，大便燥结如羊屎，形容枯槁。若动见于脐周，其形近乎平行排列，此起彼伏，状如索条或粗或细，腹部隆起者，为病在肠，多为肠中梗塞不通，常并见呕吐不已、大便矢气尽无、腹中剧烈疼痛等症。

9. 皮疹　腹部皮肤出现斑、丘疹，多见于急性热病患者，或由风邪、湿热毒邪侵犯肌肤所致。腹内具有重要的脏器，如上腹正中为胃脘，上腹当脐为足太阴脾经之所属，膀胱、胞宫位于小腹，足厥阴肝经循经少腹，肝胆经脉过两胁，大肠、小肠环绕腹中。所以，腹部感觉异常，往往是腹内脏器发生功能性或病理性改变的一个征象。

10. 腹胀　正常人潴留于胃肠道内的气体有100～150毫升，主要分布于胃和结肠内。胃肠道内气体约有70%来自吞咽的空气，自血液弥散进入胃肠道者约占20%，食物残渣经细菌发酵分解而产生者占10%。当进入胃肠道产生的气体总量，超过胃肠道吸收与排出的气体总量时，患者有腹部胀满感，体格检查可见腹部膨隆，X射线片可见胃肠大量积气，临床上称为腹胀。

(1)胃部疾病：包括急慢性胃炎、溃疡、胃下垂、急性胃扩张、幽门梗阻、胃酸缺乏、胃癌等；肠道疾病，包括急慢性肠道感染、完全或不完全性肠梗阻、习惯性便秘、肠寄生虫病、胃肠神经官能症等。

(2)肝脏疾病：包括急慢性肝炎、肝硬化、原发性肝癌等；胆道疾病，包括慢性胆囊炎、胆石症等；胰腺疾病，包括急慢性胰腺炎、胰腺癌等。

(3)急性腹膜炎、结核性腹膜炎等。

(4)充血性心力衰竭、心绞痛、心律失常、肠系膜动脉硬化症、肠系膜血管栓塞等。

(5)各种严重感染引起的败血症、毒血症、中毒性肺炎、伤寒等。

11. 腹泻　正常人大便每日2次，或2～3日1次，成形且无脓血。若排便次数增多，超出原有的习惯、频率，粪便稀薄，容量或重量增多，或含有脓血黏液称为腹泻。病程在2个月以内的为急性腹泻，在2个月以上的为慢性腹泻。

(1)急性腹泻　由以下几种疾病引起。①急性肠道传染病：如霍乱、副霍乱。②细菌性食物中毒。③毒性食物与药物：发芽的马铃薯、河豚、毒蕈。④肠道变态反应：进食鱼、虾乳类等食物发生过敏。⑤饮食不当：进食过多生冷与油腻食物。

(2)慢性腹泻　主要由以下几种疾病引起。①慢性肠道感染：血吸虫病。肠结核及其他肠道寄生虫病。②慢性胃肠道疾病：慢性胃炎、胃酸缺乏症、局限性肠炎、溃疡性结肠炎及小肠吸收不良。③肝、胆、胰疾病：肝硬化、胆道疾病、慢性胰腺炎等。④肠道肿瘤：结肠癌结肠其他恶性肿瘤、小肠淋巴瘤。⑤其他：甲状腺功能亢进症、糙皮病、结肠过敏、功能性腹泻。

12. 腹痛　很多疾病都能引起此症，要判断腹痛由何种疾病引起，应注意腹痛时间、部位、性质，以及腹痛者的年龄及性别。

（1）问腹痛时间　①突然发生的腹痛，见于胃、十二指肠溃疡穿孔（常在饱食之后）及胆道梗阻等。②逐渐加剧的痛，见于急性胆囊炎、急性阑尾炎等。③酒后或寒冷后，见于平滑肌蠕动增强。④饮食后上腹痛，见于胆石症、急性胃炎等。⑤空痛，见于十二指肠溃疡：病程在 2 个月以内的为急性，在 6 个月以上者为慢性。

（2）急性腹痛　由以下几种疾病引起。①急性肠道传染病：如霍乱、伤寒、副伤寒。②毒性食物与药物：发芽的马铃薯、河豚、农药中毒等。③肠道变态反应：进食鱼虾、乳类等食物发生过敏。④饮食不当：进食过多生冷与油腻食物。

（3）问腹痛性质　①阵发性腹痛（腹痛常突然发生，持续数分钟或数小时后慢慢缓解，间隔一定时间再次出现，如像海潮一样有涨有落）：常见于腹腔内某一器官阻塞不通，如输尿管结石、胆结石肠梗阻等。②持续性腹痛（即一开始腹痛后就持续不停，痛的程度可轻可重）：常见于炎症及内出血。如急性胰腺炎表现为左上腹持续性腹痛，弥漫性腹膜炎则表现为满腹持续性腹痛。③持续性腹痛伴有阵发性加剧：多表示已并发梗阻或在梗阻的基础上已并发炎症。如胆道虫症、胆石症并发感染、机械性肠梗阻已发生绞痛坏死，都具有持续性疼痛伴有阵发性加剧的症状。急性阑尾炎的疼痛也可呈持续性伴有阵发性加剧，并在阑尾部位有压痛，有时还会出现反跳痛和腹壁肌紧张。④腹绞痛：多见于胆石症、肾结石和胆道虫症，如胆石症表现为右上腹部痛；肾结石则表现为病侧腰部；胆道虫症表现为阵发性剧烈绞痛，并伴有钻顶感，间歇期可完全不痛。⑤刀割样疼痛：出现在胃或胆囊穿孔，这种痛由酸性的胃液或碱性的胆汁刺激和腐蚀腹膜所致。⑥烧灼性腹痛：见于胃、十二指肠溃疡，这种腹痛有反酸现象且具有慢性、周期性、节律性及与饮食有关等特点。⑦腹部隐痛：沿结肠部位呈局限性、间歇性隐痛，可能是大肠癌第一个报警信号。因此，凡是 30 岁以上的人，有腹部不适、隐痛、气胀、大便习惯改变时，应及时去医院检查，明确诊断。⑧转移性腹痛：如急性阑尾炎发病时为上腹部痛，经过数小时转到以右下腹痛为主；胃穿孔开始为胃脘痛，随胃内容物流到右下腹部，便引起右下腹疼痛。⑨放射痛（一般疼痛部位多与器官病变所在部位一致，放射痛是指沿着相应脊神经把疼痛反应至其他部位的一种疼痛）：可见于胆囊、肾脏、输尿管、胰腺病变。如胆囊及膈病变常放射至右肩；肾脏病变向腰背部放射；输尿管病变向耻骨上及会阴部放射；胰腺病变则向背部放射。

(4)问腹痛者年龄、性别与病症 ①儿童经常腹痛应警惕肠蛔虫症及肠套叠。②儿童脐周围疼痛,多数是肠虫病。③青壮年腹痛以溃疡、阑尾炎居多。④中老年腹痛应防恶性肿瘤。⑤女性患者下腹部疼痛,则多由内生殖器疾病引起,如卵巢囊肿扭转、急性输卵管炎、异位妊娠等。⑥女青年月经前下腹部疼痛,常见于痛经。⑦进入初潮期的少女出现不明原因的腹痛,应该想到处女膜闭锁的可能。⑧体型较胖的中年妇女,右上腹绞痛时,应考虑胆石症的可能。

(二)闻腹法

用听觉来察知腹部的声音,如能加用现代医学听诊法则更好。《古台州原文》有载"左、右不容、承满处痛,按之痛益甚,或引于胸腹中,咕咕有声,时吐水汁,吐则痛减,是为癖囊,宜温药,宜减饮食"等。

(三)问腹法

询问患者平时是否有异样或不舒服感觉,比如是否有自觉腹胀、气上冲、心下满闷、腹部悸动,有无胸胁或腹部痞满胀痛症状。这些不适感是活动时还是在静卧时明显,并在进行腹诊时要时时询问患者有无压痛,压痛有无反射感、喜按或拒按等。

(四)切腹诊法

1. 切腹诊法方法 操作时医者以一手或两手四指掌侧密接患者腹壁上或按压或摩动。对肥胖或腹壁肌肉过于紧张的患者进行检查时,可用双手重叠按压法,即以左手置于右手背之上用力按压或摩动,借以查知其腹部深处的变异情况,如遇过度紧张患者,可先以手轻轻在腹壁上抚摩数次,待紧张的腹壁肌肉松弛后再行腹壁按压检查。

2. 步骤及检查 首先扪按虚里和任脉之上、下部分,次按脐中部分,再扪脐旁的冲脉部分,然后再循序摩动。

3. 推切腹诊法(由心口向下推揉整个腹部) 是一种特别简单、直观的自我诊断方法,叫作腹诊。同时,它还是家庭调治大多数慢性病的有效方法,很多中医典籍里都提到过。比如,对《黄帝内经》进行阐发和答疑的《难经》就有关于腹诊的详细解释。

(1)切腹虚里诊法 按诊脏腑必先按诊胸部虚里,"胸腹胃之大络,名曰虚里,在左乳三寸下。其动微而不见,为不及,宗气内虚也。或动而应衣,为太过,宗气外泄也。若三四至一止,五六至一止,主有积聚也。若绝不至者危。经曰:虚里无动脉者死。"人以胃气为本,故虚里之动,可以辨病机之轻重。①浅按便得,深按却不得者,气虚。②轻按洪大,重按虚细者,血虚。③有形而动者,积聚。④动洪大而弹手,与绝而不应者,俱胃气绝。⑤按之应手,动而不紧,缓而不急者,宗气积于中。⑥视之不见,按之渐动,如应如不应者为吉。

(2)诊两胁　①两胁下痛引小腹,肝病。②两胁皮肉满实而有力者,肝平。③两胁空虚无力者,为肝虚及中风一切筋病之候。④男子积在左胁者属疝气,女子积在右胁者属瘀血也。痞积疝气一切等证,左侧者易治,在右侧者较难治,因左属阳,右属阴也。

(3)治鸠尾　①鸠尾动气不高为风寒邪热,鸠尾动气而高为痘疹。②掌中动脉盛者,亦痘疹也,痘发则动止,发而仍动者,痘毒炽为最危。

(4)察寒热虚实　①察寒热在任脉水分以上诊之。手按久则自辨。②察虚实,在脐下或左或右,动而低者毒轻,动而高者毒重,虚里动甚者险证。③治病察寒热,以诊腹为主,诊腹以任脉为要。真寒者,腹两旁热,任脉久按,则无热而为冷,虽有口渴脉数、痘色红紫等症,是为假热。若按任脉而有热,虽寒战切牙,痘色淡白下利等症,是为假寒。《阳山原文》曰:"病诊腹有三候,腹有凝结如筋而硬者,以指久按,其硬移他处。又就所移者按之,其硬又移他处。或大腹,或脐旁,或小腹,无定处,是一候也。右手轻轻按腹,为时稍久,潜心候之,有物如蚯蚓蠢动,隐然应手,甚至腹底微鸣,是二候也。高低凸凹,如畎亩状。熟按之,起伏聚散,上下往来,浮沉出没,是三候也。水肿胀满证,按之至脐,脐随手移左右,重手按之离乎脊,失脐根者必死。"

脉候有热,而腹候无热者,是表热而其热易愈。按腹热如烧手掌,是伏热而其热不易愈。小儿暴热,轻重难以脉辨,而诊腹可以决定。心不动而其热烙手。左右不容、承满处痛,按之痛益甚,或引于胸腹中,漉漉有声,时吐水汁,吐则痛减,是为囊。宜用温药,宜减饮食。

(5)诊胸腹　"诊胸腹,轻手循抚,自鸠尾至脐下,知皮肤之润燥,可以辨寒热。手寻扪,问疼不疼者,以察邪气之有无。重手推按,更问疼否,以察脏腑之虚实,沉积之何如,即诊脉中浮中沉之法也。"(《对时论》)

1)摸腹部,就可辨别体质的寒热。①按摩腹部,如果手感不温或者冷,说明是有寒证;如果把手搓热后抚摸腹部觉得很舒服,则说明是虚寒证。②按之发热甚至灼手,为热证;喜欢冷物安放,为湿热证。肚脐以下小腹冰冷,为阳气衰微、病势沉重之象;治疗后小腹转温,是阳气渐有恢复的佳兆。③如果中脘穴上面摸起来感觉燥热,而下面却比较寒凉,这是上实下虚、上热下寒的体质。

2)五脏本身或所属经络有问题时,坚持练习推腹法的朋友常有这样的反馈:"推腹时,发现某个部位有硬块""硬结今天揉散了,明天又出现了"等,这其实正是诊断脏腑好坏情况的方法之一。

如果肝的经脉有问题,肚脐左侧按起来常常会有痛点、硬块或结点;如果心的经脉有问题，肚脐上侧按起来常常会有痛点、硬块或结点；如果脾的经脉有问题，肚脐的位置按起来常常会有痛点、硬块或结点；如果肺的经脉有问题，肚脐右侧按起来常常会有痛点、硬块或结点；如果肾的经脉有问题，肚脐下侧按起来常常会有痛点、硬块或结点。

第三节 腹部触诊

腹部触诊又称为腹部按诊，是检查者用手直接按压接触腹部的一种检查诊断技术，其中包括接触、摸、按压、叩敲被检查者的腹部，以了解腹部肌肤凉热润燥，腹肌紧张的程度，疼痛的性质、部位，肿块的形态、质地以及腹部脏器的情况，为进一步深入探明疾病的性质和部位，判断病情，确定治疗原则提供确切的依据。

施以腹部触诊时，被检查者一般取仰卧位，头部枕低枕头，两腿自然屈曲，两足底着床，使腹肌尽量处于放松状态，双手臂沿其两胁伸展，自然呼吸，检查者站于被检查者的右侧，双手要暖和，室内自然光线要充足，温度要适中，检查动作要轻柔协调，由腹部中央向两侧按压，先轻后重，由浅而深，腹痛患者应先从无疼痛感的一侧按压，最后再按压疼痛点，以免引起腹肌紧张，影响腹部其他部位的检查。

一、临床腹诊法

1. 腹诊的脏腑定位　根据长期临床经验，诊断部位反射区是：心之积位于脐上（剑突下、鸠尾穴区）；脾之积位于脐中；肝之积位于脐左；肺之积位于脐右；肾之积位于脐下；胃之积以中脘穴为中心而位脾于之上；大肠之积位于左天枢穴下方处；小肠之积位于右天枢穴下方处；三焦之积以石门穴为中心，而位于脐下；膀胱之积以中极穴为中心，而位于下腹部。

2. 腹部病症

（1）腹部左边板滞者，气滞于左；右边板滞者，气滞于右。

（2）剑突下胃部硬满，或压之疼痛者，常见于胃病不良。伤寒大结胸证从心下至少腹硬满而痛不可近；小结胸证，正在心下（胃部）按之而痛。

（3）左季肋下有结节或条索样病块，常见于梅核气。

（4）右季肋下有结节或条索样病块，常见于原发性高血压、半身不遂等。

（5）季肋下硬满或上腹有条索样病块，常见于哮喘病。

（6）脐上部位如见到腹白线增宽变粗、结块、条索状物等，常见于慢性腹泻、顽固性腹胀或脾胃疾病，如消化不良、胃下垂等。脐以下一寸阴交穴部位触及结块或索条状物者或指压疼痛明显者，大多见于妇科病，如功能性子宫出血、痛经、赤白带下等生殖系统疾病或泌尿系统疾病，疾病的性质多属于虚证。《厘正按摩要术》云："脐之上下任脉见者，胀大如箸，为脾肾虚，此脉见于平人者则发病，患者则难治。劳伤阴虚火动之证，多有此候，有郁气者亦常有之，不为害。"日本学者龙野一雄氏亦认为腹部正中的腹白线的幅度增宽是虚证的表现。脐右下角 1 ~ 2 寸处，指压疼痛明显者，常见于腰腿痛、慢性阑尾炎、赤白带下、疝气等。

(7)小腹硬满常见于蓄血证或蓄水证。如《伤寒论》："少腹硬，小便不利者，为无血也；小便自利，其人如狂者，血证谛也。"以小便利与不利、如狂与否，分辨血证与蓄水证。

3. 腹诊的实证和虚证　腹壁全部不软不硬，触之柔软者，是健康状态。腹部凹陷、空虚、软弱无力为虚。腹部膨满、充实，按之有力或疼痛为实。喜按为虚，拒按为实。下腹部膨满而自觉膨满者，乃瘀血之证。腹部有振水音者多属虚证。在临床实践中，医师在患者腹部按摩阑门区、建里区，用右手中指或拇指，逆时针旋转，用泄的手法时，患者感到气往上行，或患者感到气短、咽干、头眩等不舒服时，多属虚证，要采用补法治疗。医师在患者腹部阑门区、建里区，用右手中指或拇指顺时针旋转，用补的手法时，患者感到胸部痞闷、胀满等不舒服感觉时，多属实证，要采用泄法治疗。

二、腹部压痛对应病症

1. 按压腹部出现疼痛者，提示罹患实证；按压腹部疼痛减轻者，提示患虚证。

2. 胃部胀闷按之出现疼痛者，称为"小结胸"，为痰热互结所致；胸脘腹部皆见硬满疼痛，手不能近者，称为"大结胸"，为痰水相结所致。

3. 腹部轻按即感疼痛者，提示病在表浅部位；腹部重按方才出现疼痛者提示病在深部；若其疼痛范围小者，提示病灶局限；若其疼痛范围大者，提示病灶范围较大，病情较重。

4. 腹部出现疼痛，按之痛甚或拒按者，提示邪实内阻，如瘀血证胃肠燥结等病症；亦主寒甚。

5. 无论是男是女，若脐下至曲骨穴，见有一条经脉如同绳索，以指按之不得解者，为淋证、癃闭之征兆。

6. 少腹之左侧，触摸见有条索状，对于擦过性之压力出现急迫性疼痛者称为"少腹急结症"，该腹症多见于女性，乃内有瘀血之征兆。检查时应有一定的技巧。其方法是嘱受检者两腿伸直,检查者用手指尖轻轻触及少腹左侧的皮肤,然后迅速从脐旁像擦过去样移向髂窝,如患有少腹急症结,受检者就会突感疼痛而屈膝,即使是意识不清的患者,也会出现皱眉的动作,并有尽量避开检查者手的表示。但须注意,若仅用力按压时产生疼痛感觉,并非少腹急症结。

7. 按压腹痛之处,若固定不移,刺痛不止,为内有瘀血;若按之胀痛,痛处按此连彼,提示病在气分,多属气逆之证。

8. 按压腹部,无腹直肌挛急的表现,腹部软而无力,但肠管蠕动则亢进,即所谓的"皮起,出见有头足,下痛不可触近"。该体征也属腹肌拘挛或里急之证,是属虚证,即使伴有便秘等见症,也应禁用泻下药。

9. 以其示指轻触脐部周围,若即出现压痛表现者,其腹直肌也多有挛急表现,脉弦紧,脐之左右两侧见有压痛者,为血瘀之征兆。脐之左方至脐下均有抵抗性压痛者,为体内有瘀血之征兆。

10. 脐之右方至脐下出现硬结,且有抵抗性压痛者,为气血瘀滞,湿热郁结于小腹部之征兆。

11. 心下处见有疼痛膨满感,立位时有压痛感,心下和左腹部出现硬结者,提示患多种胃病以及肋间神经痛、胸痛、慢性胰腺炎等病症。

12. 若见腹痛牵引两胁,按之则软,吐水则痛减者,提示为水汽;若见绕脐而痛,按之硬者,为燥屎干结于肠内所致;若见脐腹疼痛时作时止,按之其形如同筋结,久按转移,或指下如蚯蚓蠕动,或高低凹凸,按之起伏聚散,上下往来,浮沉出没者,乃虫积所致。

13. 若见腹部呈局限性肿胀,按之疼痛者,提示为损伤或疮疡所致;若表皮发热、按之局部灼热烙手,且疼痛拒按者,为内痈之征兆;若痛在心下脐上,硬痛拒按,按之痛甚者,为食积之征兆;若痛在脐旁小腹,按之有块状应手者,为血瘀之征兆。

14. 用示指和中指从腹部腹皮下沿正中线可触及如同铅笔芯状线,称为"正中芯"。触诊时,与芯线呈垂直角度上下探摸除医者手指有感觉外,患者并有疼痛感出现。提示患虚证,多为脾虚或肾虚,较为难治。

15. 腹部按之不痛者,为常态或病症较轻,若见疼痛者为局部有病变,或病情危重,痛愈重者病愈重。但也不尽其然,某些病患,病之初时,体壮而邪盛,正气旺盛,故疼痛剧烈;病久体气竭,疼痛反见减轻或无疼痛感出现,故应引起必要的注意。

三、腹内积块对应病症

腹部触诊积块时,应注意其大小、形态、软硬、有无压痛、能否活动、表面光滑度等的一系列具体情况。

1. 若见腹中有积块,应手而不温,重按见移动或痛甚者,为腹背罹患症之征兆。腹有动者为积,腹内有动如弹指者为气积;按之可移者为聚,按之不移者为积。

2. 若见左少腹部作痛,按之累累有硬块者,为肠中有宿便;若见右少腹作痛,按之疼痛加重,且有反跳痛,局部包块应手者,提示患肠痈一病。

3. 若见包块推之不移者为实证,可动者为虚证。固定不移的包块往往导致虚劳、腹水或胀证。

4. 若见肿块按之柔软,且有水鸣音者,为饮邪内聚所致;若见肿块较硬,但按之无痛感者,提示患结核、瘰疬等病症。

5. 若见脐之两旁有筋脉拘急,如臂如指者,为病气所致。

6. 若见包块经常性存在而不消散,痛有定处,按之有形而不移者为积,病在血分;若见包块时聚时散,痛无定处,按之无形为聚,病在气分。

7. 若见腹中肿块较大者,提示所患之病深重;若见肿块生长速度快者,提示其预后不良;若见肿块形态不规则、表面或边缘不光滑、推之不动者,提示所患之病属重症,预后不良。若见妇女小腹部有积块者,多为血瘕之征兆;若见男性小腹部有积块者,多为疝气之征兆。

四、腹壁的软硬程度对应病症

1. 若腹壁按之柔软而重按脐腹有力者,为正常人的表现。

2. 若见腹壁薄弱而廓小,按之较硬而无弹性,或虚软如同水上浮纸,且无根底者,多为病情危重之征兆。

3. 若见腹壁憨厚而廓大,按之柔软而有力感或腹部按之如同水上浮板,且有根底可应者,提示有神,亦主高寿。

4. 若见腹壁按之坚硬,为腹肌紧张所致,提示邪实居内,多为危重症之征兆,常兼有腹痛等见症,为外科、妇科急腹症表现。

5. 患外感病,用手做腹部按压,若未见发硬者,提示邪在外表,病较易治;若用手按压腹部,见有硬痛表现者,提示邪已入里病较难治。

6. 做腹部检查时,在腹壁深层、脐之左右两侧可触及犹如琴弦或木棒的感觉者,称为“挛急”或“里急”,可见于腹部的多种疾病。若为单独出现,则为腹肌紧张的表现,若伴有压痛者,则多半为腹内有炎性病变之故。

7. 若见腹壁瘦薄,在脐腹部按压,见软无力者,为虚证之征兆;若按压见陷软无力者,为脏气虚损之征兆;若用手按之如指入柴灰样者,为脏腑精气衰竭之危兆;若用手按压,陷凹久久不起者为水停肌肤之征兆;若在脐以下应手陷凹者,为肾虚之征兆。

8. 瘦削之人,其腹力衰弱,但大便后则更为衰弱;肥胖之人,其腹力旺强,大便燥结者,则腹力更为旺强。

9. 若按心下如同触及木板样者,为心下痞坚之征兆,多由心脏功能障碍所致,临床表现为咳嗽、水肿、呼吸急促,甚至不能平卧,病较难治。

10. 若见右侧腹部腹直肌挛急,提示罹患精神失常、癫痫等疾。

11. 若见小腹部感觉不敏感或有功能障碍者,按之感觉无力,且有明显的空虚状者,称为"小腹不仁",为肾虚之征兆。多见于截瘫所致昏迷患者,或腹部手术后大小便功能障碍者。

12. 按压小腹部,若从脐下至耻骨联合附近的腹直肌均呈痉挛状态者,为下焦虚证之征兆。其中,发病程度较轻者,称为"小腹拘急",发病程度较重者,称为"小腹弦急"。

13. 若自觉少腹胀满膨隆,按之局部有抵抗感者,称为少腹硬满,有水证和血证之分。水证者小便不利,血证者小便通利,以资鉴别。

14. 若见上腹部腹直肌挛急,胃脘部自觉有物梗阻而烦闷不舒,按之局部有紧张感,但下腹部柔软者,称为心下支结,可见于外感、杂病等多种病症。

15. 若见腹部胀满,按压腹壁其张力较低或腹壁松弛;或腹壁紧张、发硬,但按压时,感觉无底力者,提示为虚证。若见腹壁虽较软弱但按压时可见有底力者,为实证之征兆。

16. 若将其四指并拢,在心下部位做触摸探查,局部见有弹性的抵抗感,但无压痛感者,称为心下痞硬,多由胃脘疾患所致。

17. 患者自觉胸胁苦满,医者拇指自其季肋下向内上方按压出现明显抵抗感,且同时患者感觉气短、痛苦加重,可出现于单侧或双侧。若见于右侧者,提示罹患肝胆疾患;若仅有轻度的胸胁苦满和脐之左侧出现轻微的抵抗压痛感,则为肝郁血虚之征兆。

18. 酗酒者,其鸠尾穴下如同板状,其左右更甚者,为酒气甚而血液凝滞之征兆。见此者,3~5 年内定吐黑血。

五、腹部皮肤的润燥变化对应病症

1. 若见腹部皮肤润泽,为元气充足之征兆,外感邪热虽重,但其热易退;若见腹部皮肤枯燥无润泽,为元气不足、阴分衰弱之征兆;若见虚火亢盛者,则病重而难愈。

2. 若见腹部局部皮肤甲错,或无毛之处突生毛,按之拘急或如板硬者,为瘀血或症重之征兆。

3. 若见脐下甲错，为小腹内有瘀血之征兆。

4. 若腹部皮肤润滑，乃津液未伤之征兆；若见腹部皮肤涩，手心扪之有明显的枯燥感者，为津液已伤之征兆；常见于久病血瘀、大便干结等病症。

5. 若见腹部皮肤腻滑且有光泽者，为血气旺盛之征兆；若见腹部皮肤枯燥者，为血虚的征兆。

六、腹部皮肤温度变化对应病症

1. 若腹部皮肤按之发热或热灼炙手者，提示罹患热证；若腹部皮肤喜冷而拒按者，提示罹患实热证；若心不动而腹部皮肤热灼炙手者，提示热势更重。

2. 若腹部皮肤按之发凉者，提示罹患寒证；若腹部皮肤发寒而拒按者，提示患寒实证；若以暖手按压感觉舒适者提示患虚寒证。若见脐下寒者，提示肾阳不足；若见脐周发凉者则为虚冷；若见脐上发凉者，为心肺阳虚之征兆；若见两胁腹部发凉者，为肝胆生发之气不足之征兆。

3. 若初按即感灼手者，为脾胃有热而实火内充之征兆；若久按灼手者，则为脾虚而阴火内伏之征兆。

4. 罹患危重症，若少腹冰凉者，为阳气欲绝之征兆；经推拿有效后，若脐下转温者，为阳气回复之征兆。

5. 若重按腹部而热气灼手者，提示为伏热之征兆，且其热不易除去；若初按不觉有热，且久按热气灼手者，提示为湿遏热伏于内之征兆；初按热甚，久按则热更甚，此乃邪热炽盛于里之征兆。

6. 若见身热退后，其腹部按之仍有热者，为热未尽解之征兆。

7. 若其脉候有热，而腹部不见热者，或自感手足热，按压胸腹不见热者，或初按觉得有热，但久按则减退者，此乃表热之征兆。若其孕妇脐下发冷，提示胎死母腹之中。

8 若其孕妇脐下温暖，则胎儿未死，仍活在母腹之中。

9. 若见小儿肚腹胀满，按之有热者，为宿食之征兆。

七、腹壁厚薄与弹性变化对应病症

若腹壁皮肤薄弱而缺乏弹性，且表面皮肤能被手指抓起者，为虚证之征兆；相反，若腹壁皮下脂肪丰富，腹部皮肤有弹性，表面皮肤不能被抓起者，为实证之征兆。

八、采用时钟定位法鉴别急腹症

(一)腹部疼痛钟面定位

以脐部为中心点,作为时钟的针轴,将其12点钟位置朝上,与6点钟位置画一条垂直线,且与腹中线重叠在一起,这样腹部各部位的疼痛即可在钟面上定出位置来。

1.1点钟位置痛提示脾破裂,左侧胸膜炎、肺炎。

2.2点钟位置痛提示急性胰腺炎。

3.3点钟位置痛提示溃疡性结肠炎。

4.4点钟位置痛提示左侧输尿管结石。

5.5点钟位置痛提示左侧异位妊娠(女性)、左侧急性盆腔炎(女性)、左侧卵巢囊肿蒂扭转(女性);左侧附睾或睾丸炎(男性)、左侧腹股沟嵌顿疝或绞窄疝(男性)。

6.6点钟位置痛提示急性前列腺炎(男性)、痛经(女性)、急性膀胱炎(女性多于男性)。

7.7点钟位置痛提示所患疾病同5点钟位置处,但部位在右侧。

8.8点钟位置痛提示右侧输卵管结石、急性胃炎等病症。

9.9点钟位置痛提示局限性肠炎。

10.10点钟位置痛提示肝脓疡、急性肝炎。

11.11点钟位置痛提示胆道虫症、急性胆囊炎、急性化脓性胆管炎、肝破裂、右侧胸膜炎、右侧肺炎。

12.12点钟位置痛提示胃绞痛、急性胃炎、胃溃疡穿孔。

13.中心处或全钟面痛提示急性肠炎、肠道虫症、肠套叠、急性机械性肠梗阻、急性腹膜炎、肠系膜血管血栓形成等病症。

(二)腹部穴位按压诊病

1.若上脘穴(位于脐上4寸处)与左承满穴(位于脐上5寸,上脘穴左侧旁开2寸处)见有压痛表现者,提示患胃炎。

2.若中脘穴与右承满穴(位于脐上5寸,上脘穴右侧旁开2寸处)见有压痛表现者,提示患胃窦炎。

3.若下脘穴与水分穴(位于脐上1.5寸处)见有压痛表现者,提示患胃酸过多症。

4.天枢位于神阙旁开1寸处,脐与天枢见有压痛表现者,提示输卵管炎。

5.若气海(位于脐下3寸处)与关元旁开1寸处有压痛表现者,提示患性神经衰弱。

6. 若中极穴(位于下 4 寸处)与玉泉穴(位于男性阴茎根部正中点处)见有压痛表现者,提示膀胱痛痹症。

7. 若中极与夜尿(位于脐下 4.5 寸旁开 1 寸处)见有压痛表现者,提示患尿失禁。

8. 若外陵(位于阴交穴旁开 2 寸处)与三阴交穴(位于骨尖上 3 寸),骨后缘处见有压痛表现者,女性提示患痛经。

9. 若阴交穴(位于脐下 1 寸处)与三阴交穴见有压痛表现者,女性提示患带下病。

10. 若中极穴与大巨穴(位于腋下 2 寸,石门穴旁开 2 寸处)见有压痛表现者,提示患膀胱炎。

11. 若天枢穴、水分穴与大包(位于侧胸部,腋窝直下方第 8 肋间隙)见有压痛表现者,提示患急性腹膜炎。

第四节　查脐部诊病

古人曰:人之寿夭,相脐可知,疾之浅深,按脐可察,"诊腹之要,以脐为先。人身之有脐,犹天之有北辰也,故名曰天枢,又曰神阙。是神气之穴,为保生之根,徐按之而有力,其气应手者,内有神气之守也。若按之而气不应者,其守失常也。"《诊病奇亥》曰:"凡诊肾间之动气者,密排右三指,或左三指以安脐间,和缓有力,一息二至,绕脐充实者,肾气充足也。一息五六至,属热。手下虚冷,其动沉微者,命门不足也。手下热燥不润,其动细数,上支中脘者,阴虚也。按之分散,一息一至者,为原气虚败之候。""诊腹先可诊脐。按之有力者,无病也。按之无力如指如香灰中者,为无治。脐上下左右推之不动者,常也。然气弱者推之则移于一方,右移者左绝也,左移者右绝也,上下亦然,是之谓脐绝。病者见之为无治,唯高年无害。"《台州原文》曰:"上则天部,下则地部,中为人部,两旁有气穴、肓俞,上有水分、下脘,下有胞门、横户,脐居正中,如门之阙,神通先天。父母相交而成胎时,先生脐带如荷茎,系于母之命门,天一生水而生肾,状如未敷莲花,顺五行以相生,赖母气以相转,十月满胎,则神注入脐中而成人。"故名神阙。与肾附于脊之十四椎相对,如南北极是也。

凡脐以深大而坚固左右上下推之不动,轮(腹皮相聚为轮也)廓(脐如小酒杯底为廓也)约束者,为真神安全。倘有大病犹可治,但暴病非此例。

通过观察肚脐的形状、颜色、分泌物及其性状,切按脐之软硬和脐部悸动等情况来进行诊断疾病的技术方法,称为查脐部诊病。

脐部位于腹部的中央位置,脐至棘突(鸠尾)的距离和脐至耻骨联合的距离相等。正常、健康之人的脐大多呈半球形,或稍稍凸出于腹部表面或稍凹陷于腹壁之下。肥胖者,其脐陷,较消瘦者,其脐亦较浅。脐诊属于腹诊范畴,临床应用时,常与腹诊同步进行,但由于肚脐又是人体中的一个独特的组织,因而有其特殊性,故单独做一介绍。古人十分重视用神阙穴来养生和治病。神阙穴可灸不可针。《医学入门》中说:“药之不及,针之不到,必须灸之。”古时候的医生遇到有人突然昏迷、不省人事,总会灸此穴。同时,灸神阙穴可以延缓衰老,治疗慢性腹泻,还可以治四肢无力。

一、脐部望诊

(一)望脐部的色泽变化诊病

1. 若见脐色呈红黑改变,为妇女妊娠之征兆。

2. 若见脐色呈红赤改变,甚至出现疮疖者,提示心火盛,热毒内蕴,或心火下移于小肠,热积腹中,或中气不通,阳明热毒内蕴所致。

3. 若见小儿撮口脐黑,提示气绝于中。

4. 若见小儿脐部青硬者,为脐风之死兆。

5. 若见脐色白而无华,提示肺气虚,或心阳不足,或血虚,常与脐部下陷、腹部冰凉等并见。

6. 若见脐中呈紫色改变,其色泽晦枯,或见出现蓝色瘀斑,提示罹患急腹症时合并出血症,并内有瘀血之征兆,如患腹腔积液和盆腔肿瘤等。

7. 若见脐部呈黑色改变,提示肾阳衰微,命门相火败绝,主凶。

8. 若见脐部发黄,并有油脂样分泌物渗出,为湿热蕴结于脾胃或肝胆湿热之征兆。

9. 若见脐部呈青色或蓝色改变,提示内有寒积,水饮,或风寒内伏,或为痛证之征。

10. 若见脐边呈青黑色改变,脐突腹紧,角弓反张者,提示为脐风险兆。

(二)望脐部的形态变化诊病

1. 若见脐大而深者,主高寿;若见脐小而浅者,主夭寿。而脐浅小,但固定不移者除外。

2. 若见妇人脐深者,主多子体强;若见妇人脐浅平者,主少子体。

3. 男人若见肚脐呈圆形,下半部丰满而朝上,提示血压正常且精力充沛、精神饱满、内脏一切皆正常。

4. 女性若见肚脐满月形,丰盈而充实,下腹部且有弹性,提示卵巢功能良好,生育能力较强,且身心健康。

5. 若见肚脐之轮廓坚实、刚硬，状如烟罐者，提示肾气充实，即使患大病也易治。若见肚脐轮廓边缘如同虫样，不很整齐，为脐根绝症，为气血耗虚所致。

6. 若见肚脐向上放开、延长，乎成三角形者，提示胃肠、胆囊、胰腺等消化器官情况不良。

7. 肚脐若见向下放开，提示患胃下垂、便秘等病症；且同时可能患慢性肠胃病和妇科疾病。

8. 若见肚脐偏向右方，提示易患肝炎，胃、十二指肠溃疡等病症。

9. 若见肚脐偏向左方，提示胃肠功能不良，易患便秘和大肠黏膜病患。

10. 若见肚脐呈浅小型改变，提示身体较为虚弱，易患内分泌失调症，常浑身乏力，不胜劳苦。

11. 全腹隆起，若为胃肠道胀气所致者，肚脐多无明显改变，若为水肿所致者，其肚脐常向里凹，若见不凹而反凸出者，为元气欲脱之凶兆；若为胀（腹水）所致者，其肚脐多向外凸出，甚至状若覆杯。

12. 若见肚脐凸出，可能为胃气衰败所致，也有可能为脐内脓肿酿成；若见小儿脐凸，可能为疳积、肠痈或脐疝所致；若为多啼而见肚脐凸出者，为气逆于内所致。

13. 新生儿肚脐凸出红肿，称为“积热脐突”。此乃小儿在胞胎中受热，热蕴于腹中，冲入脐中所致。

14. 新生儿肚脐忽见肿胀，但不见红赤，称为“寒湿脐突”。此乃婴儿着凉受寒，寒湿侵袭脾胃，气机郁滞，郁于脐中而形成。

15. 小儿脐部呈半球状或囊状凸出，大如胡桃，按压可回缩腹中，哭闹时又复凸出，称为“脐疝”。此乃婴儿腹壁嫩薄松弛，小肠脂膜突入脐中所致。

16. 患某些疾病若见脐凸，乃病情危重的表现。若如见于肿胀患者，为脾肾衰败，不治之恶兆；若见于慢性肺胀喘咳患者，乃肺肾之气将绝之恶兆；哮喘患者若见脐凸发黑，乃心阳欲绝之先兆。另外，在胀满、阳明腑实证等病症中也可见脐凸。

17. 肚脐深陷，称为“脐陷”。多为体质虚弱及慢性虚寒性疾病的表现，如泄泻、久泻久痢、元气将脱、暴吐之后以及慢性消耗性疾病的后期等。

18. 若见肚脐突然内陷，提示为正虚邪闭之凶兆，多见于小儿瘟疫之毒邪内陷之证候。

19. 若肚脐至剑突的距离大于脐至耻骨联合的距离时，提示其上腹部无患病变；相反，病变则位于下腹部。

二、脐部触诊

脐部触诊与腹部触诊基本相似。具体检查方法:先嘱受检者取仰卧位,两腿伸直,两手置于身体的两侧,以使脐动脉处于自然伸展状态。检查者立于受检者一侧,以其手指触按脐部,检查脐部的软硬状态,有无肿块、压痛以及脐动脉的动势情况。就一般而言,脐部的触诊在其部位上,当分脐部及其脐周围;于气势之上,当分缓、急、粗、细,深藏与浮露等的改变。

(一)查脐部的动态变化诊病

查脐部的动态变化,主要是诊查脐间的动气,又称诊查冲任,是了解肾中精气充盈与否的重要手段之一。诊查时,将3指密排,以按脐之上下左右。

1. 凡见动气和缓有力,一息4至,绕脐充实者,提示肾气充盛;若一息6至者提示冲任伏热;若一息7~8至以上者,则多属病兆。

2. 若见冲任脉动高者,既主虚,又主热;动微者亦主虚。其应手不浮泛,重按之则沉实而小者,主实证。

3. 若按之热燥,其动细数,上及中脘者,为阴虚气冲之征兆;若按之分散,一息1至者,为元气虚败之征兆;若按之不动,而指如入柴灰中者,为冲任空竭之征兆。

4. 若脐环中幽深,轮廓平整,徐徐按之有力,其气应手者,为内有神气固守之征兆。

5. 当外感病内有积热之时,可见冲任脉动高;若见动而低者,提示其热尚轻;动而高者,提示热甚重;若见邪热退后,冲任脉动渐微者,为佳兆。

6. 冲肝上逆者,若见脐动在当脐或左旁,或上冲脘中,其势如新张弓弦,按之弦劲而搏指者,为水亏木旺,冲阳之征兆;若按脐部跳动数,气势充满搏指,腹肌灼热,满腹虚胀而不拒按者,为肠热蕴结、阳明气逆之征兆。

7. 肾虚冲逆者,若动气在脐下,为肾阳虚惫,阴寒内盛之征兆;若动气在脐中,为脾肾虚寒、命门火衰之征兆;若动气在脐上,为病久而虚损,或阳伤及气,阴伤及血,相火失守,虚阳浮越之征兆。

8. 若见脐中大动,或为痰火盛、气滞火郁,或为吐血之征兆,其人皮肤必见壮热。

9. 若见冲任脉动气之势过强,大于心下鸠尾者,真阴绝而浮阳上冲,为病重之征兆;若见动气波及鸠尾者,为病危之征兆;若脐下动气高,动气上冲者,为预后不良之征兆。

10. 若按冲任脉动而热,且热而灼手者,症见虽寒战咬牙,肢厥下利,是为真热而假寒之征兆;若按腹之两旁虽热,而冲任久按无热而冷者,症见虽面红口渴，脉数舌赤，是为真寒而假热之征兆。

11. 若久泻、久利而冲任脉动跃震手者，为亡阴之征兆；若手下虚冷，冲任脉动沉微者，为命门不足之征兆；若冲任脉动甚，兼虚里脉亦见动跃，或并见心胁皆振动者，为天一无根，为真阴失守大虚之征兆。

（二）查脐部的静态变化诊病

1. 正常、健康的脐部深而紧缩；患病之脐部，浅而松动。若见脐部活动自如，为胃肠虚弱、浑身无力之征兆，多属虚寒证。对于老年人来说，则属精力衰弱之征兆。

2. 按压脐部及其周围，若上下调和无痞块可见者，为常人之征兆；若脐周软硬不一似如树枝装在布袋之中，呈高低不平状，虽暂时尚未患病，但不久即可发病。

3. 脐部以深大而坚固，左右上下推之不动，轮廓约束者，为真充实之征兆，即使大病也可调治。

4. 腹部胀满初起，若按脐旁应手而起者，为将发肿胀之征兆，若按之无力者，为元气虚之征，若表有力者，为元气充实之，若脐部凝坚而有力者，非为气实是气闭塞征兆，大多见于大病之后或久病之人。

第五节　腹诊心法

一、太和心法七关通腑

太和认为推拿是以阴阳为基础，为不易；轻重、缓急，组合，人体环境等都会影响疗效和手法发挥，此为变易，变易才是手法最高境界。“中医治病的根本不是病，而是人，而每个个体的差异不同，用的手法也会不同”。

药有气味浓薄不同、手法有轻重缓急不等，疾病寒热相杂，阴阳相混，或气一而味殊，或味同而气异。手法有轻重如一而快慢之分；或速度一致而轻重有别，做出酸麻惊跳痛之五感体征，而解人体寒热温凉平之疾病变化。

轻者为阳发腠理实四肢，重者为阴走五脏归六腑。轻中轻者，养荣于神；重中重者，坚强骨髓。轻力疾推为阳、轻力疾推小面为纯阳，则发热。中力疾推大面为阳中之阴，则发泄。重疾为阴、重慢为纯阴，重力缓行为阴中之阳，则通；重力疾行，则泄。就如用药。辛甘发散为阳，酸苦涌泄为阴。辛甘淡之热者，为阴中之阳，酸苦咸之寒者，为阳中之阴。

同理，推拿按摩蹻轻、重、缓、急、平之五法，使人身体验酸、麻、惊、跳、痛之五感。有上、下、左、右、定之五向，以应升、降、中、浮、沉之用，而行宣、通、补、泻、合之能。病在上用升法，轻力疾行自腹而至头。病在下用降法，重力慢行自腹至足为降。病在外要轻中至轻以升浮。病在内要重中有定以解痼疾。故《黄帝内经》曰："升降浮沉则顺之，是顺其升降浮沉药味之性也。"

太和七关通腑法，开鬼门，净六腑，启先天，葆青春。排毒要以中医的"开鬼门，洁净腑"，畅通"七冲门"为重点，排毒不能乱来，不加辨证只会消耗身体精气。开鬼门即打开毛孔出汗，洁净腑就是通利膀胱小便，七冲门即中医说的六腑以通为用的消化道七大要塞。七冲门在中医四大经典著作之一《难经》里记载人体里有一条关乎寿命的长龙，"唇为飞门，齿为户门，会厌为吸门，胃为贲门，太仓下口为幽门，大肠小肠会为阑门，下极为魄门"，合称七冲门。

这7个门一通畅，整个五脏六腑也就通一大半。七冲门其实就是身体的整个消化管道，从口腔一直到肛门，一共有7个门：嘴唇（飞门）、牙齿（户门）、会厌（吸门）、贲门、幽门、阑门、魄门。这七道门合称为七冲门，把七门盘活，人体就健康了。打通七冲门，安和五脏六腑。手指微屈曲，按次序从上往下次序按压，按到哪个位置感觉到疼痛，就说明这个路口出现了瘀堵。五脏的作用是潜藏精气，六腑的作用是传送传化，如果六腑不通畅，就会导致五脏藏精气的功能失常。打通七冲门，就是打通六腑，让代谢产物转化下去，保持生化正常，身体才能健康。

二、太和盘龙技

1. 守心门：巨阙穴　七冲门里有一个门非常重要，它就是保护心脏的贲门。但是我们按摩的时候，摸的可不是贲门，而是巨阙穴。巨阙穴是心之募穴，具有安神宁心、宽胸止痛的作用。

【定位】巨阙穴位于前胸剑突下两寸（三指）的地方。

【适应证】胸痛、心痛、心烦、惊悸、尸厥、癫狂、痫症、健忘、胸满气短、咳逆上气、腹胀暴痛、呕吐、呃逆、噎嗝、吞酸、黄疸、泄利等。

【手法】可以用手指往穴位的深部点按，如果有疼痛感，这时候不需要再用力，把手指往上抬一点，再开始点揉。顺时针、逆时针各揉10遍，时间控制在30秒左右。注意正常呼吸不要憋气。接下来，用两个拇指相对贴在剑突下，然后顺着肋弓的方向，向下捋10遍。

2. 开窍门：梁门穴　七冲门里负责保护脾胃的就是幽门，也就是胃的出口，这个出口没有打开，自然容易虚不受补。幽门同样也摸不到，但是我们可以找到与之相关的穴位梁门穴。

【定位】梁门穴肚脐上四寸，旁开两寸，就是梁门穴。它相当于一根大梁，托着五脏六腑。刺激这个穴位，把幽门打开，让代谢产物排出去。

【适应证】胃脘胀满、胃痛、腹痛、便秘、腹泻等消化系统问题。

【手法】双手叠起来，拇指按住巨阙穴，像托大梁一样把梁门托起来，然后顺时针转动。饭后坚持做 30 秒，做 20 次。

3. 经外奇穴：阑门穴　七冲门里还有一个经外奇穴，可以帮助我们调整腹泻、便秘问题，它就是阑门穴。阑门是大肠和小肠的交接处，小肠负责分清泌浊，大肠负责输送代谢废物。出现一会儿便秘，一会儿腹泻的症状，往往就是这个门开合不利。

【定位】阑门穴位于肚脐上 1.5 寸的地方。

【适应证】腹胀、腹痛、便秘、腹泻等。

【手法】用中指指端向下慢慢压，压到感觉微微发痛的时候，抬起来稍微揉一揉，再往下点住穴位不动，坚持 30 秒，注意不要憋气。阑门下面还有两个天枢穴，阑门穴配合天枢穴，除了能治疗腹泻还能对便秘起到一些效果。压住天枢穴，觉得有点痛的时候，注意腹泻的人往上推，便秘的人向下推，做 20 遍。

做了 4 个动作（揉巨阙、托梁门、点阑门、推天枢）以后还要把这些动作串起来，拿出中指，放在剑突，从剑突慢慢地顺时针往下点揉，揉到耻骨联合之后，再从两边慢慢地向上揉，到了梁门的时候再向内合到中间，最后再从剑突沿着前正中线捋下来。

三、五脏之魄门

所谓下极，便是人体脏腑最下的地方，也就是肛门之处。凡是肛门长痔疮，或大便时肛门出血，皆可用乙字汤或黄连解毒汤清其上焦之火，因上下互为表里，上焦之火一清，下焦肛门之火亦解。只要人体的七冲门都畅通无阻，不管是食物精华，还是身体的脏浊，都将各有所归，不至于导致身体瘀阻。《素问·五脏别论》曰："魄门亦为五脏使，水谷不得久藏。"。

（一）五脏与魄门的关系

1. 心与魄门　心主神志，为五脏六腑之大主，心神正常则魄门启闭正常，糟粕按时而下；心神失常，如昏厥患者，魄门失去心神调控，二便就不正常，易失禁或秘结。

2. 肺与魄门　肺与大肠相表里，魄门与肺的关系最大。肺主气具有宣发肃降之职，大肠的传导气化与魄门的启闭排便，依赖于肺气的推动及宣降作用。肺气充足，把津液运到大肠，则大肠气化有力，魄门启闭正常；若肺气亏虚,大肠就气化无力,传导缓慢,魄门开启无力,便秘就出现了;若肺气壅滞,易使大肠气滞,也会导致便秘。

3. 脾胃与魄门　脾主运化,胃主受纳,脾胃可以将饮食水谷化为水谷精微,并将精微布散全身,大肠的传导功能有赖于气血的充养及津液的滋润。因此,魄门的启闭功能依赖于脾气的升提与胃气的通降。脾胃功能正常,则大肠传导、魄门启闭正常;若脾胃功能失常,则大肠传导功能失常,导致魄门开启失常。中虚脾阳清气下陷则魄门失守而泄泻,所以《黄帝内经》中说:"中气不足,溲便为之变。"

4. 肝与魄门　肝主疏泄,能调畅气机,促进气机的升降出入,调节大肠的传导与魄门的开启。若肝失疏泄,气机就不通畅,进而影响大肠的传导,导致大便溏泄;若肝气郁结,气滞不畅,大肠传导无力,就会造成大便秘结。所以,李梴在《医学入门》中指出:"肝与大肠相通,肝病宜疏通大肠,大肠病宜平肝经为主。"

5. 肾与魄门　肾开窍于二阴,主司二便。大肠的传导功能依赖于肾阳的温煦、气化及肾阴的滋润、濡养,魄门的开启还有赖于肾气固摄作用。如果肾阳亏虚,或肾气不足,固摄无力,就会出现腹泻便溏;如果肾阴亏虚、肠道湿润,或肾阳不足、推动无力,就会造成大便秘结。

综上所述,"魄门亦为五脏使",魄门的开闭、大便的排泄依赖于心神的主宰、肺气的宣降、脾气的升提、胃气的通降、肝气的调达以及肾气的固摄。这一理论、对于疾病的诊断与治疗都非常重要。从魄门察病,《黄帝内经》中指出:"凡治病必察其下,适其脉,观其意志,与其病也。"强调在治疗疾病时,必须注意观察患者二便的变化,通过二便的变化,判断疾病的虚实,推测病情的吉凶。所以,中医有事没事都会问二便(大小便)。其实,问大便可以知道脾胃如何。比如脾胃气血旺盛的话,大便是成形的,而且是很粗的,所以儿童、年轻人的大便与老人的大便是不一样的。年轻时,气血旺,五脏强,大便又粗、又大、又长;可是年老体弱了,五脏虚损,大便都特别细。因此,脾胃气血旺盛好的话,大便功能就好。此外,肛门的松紧厚薄,为脏腑精气盛衰(尤为脾肾盛衰)的外露,肛门紧而厚实,象征脏器坚实;肛门松弛而薄提示内脏虚弱,肛门下脱更为脾气虚极之兆。值得注意的是,肛门皮肤的异常,常为下消化道肿瘤的警报,如肛门皮肤出现蕈状或棘状赘生物,或瘙痒、顽固湿疹等往往为直肠肿瘤的外兆。五脏病变,通调魄门,魄门启闭功能失常,影响脏腑气机升降失常,出现便秘或腹泻,引起五脏病变,治可通调魄门。

在疾病的治疗中,魄门病变可调理五脏;五脏病变,通调魄门。魄门不仅有"泻"的功能,还有藏的作用,《黄帝内经》中说"魄门亦为五脏使,水谷不得久藏",表明魄门有一定藏的作用。更确切地说,"一泻一藏"就是"一开一闭”，肛门的运用在于“一开一闭”的贯通中，此为“通”也，就是“气”通了。何谓“开”呢？卯时（早晨5时到7时）是大肠经当令，这个时候天基本亮了，天门开了。那么相对而言，地户也要开。地户在中医里就是指魄门，门者，口户也，魄门就是肛门。地户要开即肛门要“泻”，正常地排便，把垃圾、毒素排出来。因此要养成早上定时排便的习惯。

肛门不仅有气的变化，气一足还能化成精。如果这个地方一开放，精气就要跑出来了，精气往外跑，生命就没有能量，就有损于健康、有阻于长寿，所以要“闭地户”，这里的闭不是“闭”，而是要往上“提”。把肛门往上提，精就不容易跑了。养生学中很重视“气道内提”，收提肛门以保元真之气内藏。吃泻药治疗便秘的方法很不好，因为它消耗了人体很多的元气；中国古代长寿秘方《养生十六宜》中就提到“谷道宜常提”（谷道指肛门）；孙思邈也提出“谷道宜常撮”（撮，即提缩）。意思都是说，经常随呼吸做提肛运动，有利于体内气机的升降，以畅通气血，强身健体。

提肛在坐、卧、行中均可进行。具体方法是：全身放松，思想集中，将臀部和大腿夹紧，吸气收腹，意念集中于会阴部，迅速用力上提肛门和会阴部，肛门紧缩，停顿2～3秒，然后随呼气慢慢放松肛门。一提一松为一次，反复10～15次，每天做2～3次。经常提肛门有助于升提阳气、通经活络、温煦五脏而延年益寿，并能防治脱肛、痔疮、阳痿、早泄、尿失禁、尿频等疾病，同时对防治冠心病、高血压、下肢静脉曲张等慢性疾病有显著效果。常提肛门还可以利尿通淋，保护前列腺。

《黄帝内经》中说“久坐伤肉”。坐着虽然舒服，但是久坐不动，人体上半身的重量全压在下半身，位于会阴部的前列腺深受“重压”之害，容易导致前列腺血液循环不好，造成前列腺慢性充血，进而引发前列腺炎。久坐还对全身各器官产生伤害，如损心、损筋、伤骨、伤脾胃、伤颈等。

（二）魄门的功用

魄门，指肛门，为大肠的下端。魄门有3个功能：①是因为肺藏魄，肺又与大肠相表里，所以称为魄门；②是古时“魄”通“粕”，即糟粕，魄门是传送糟粕之门，所以说是魄门；③魄门“受五脏浊气”传泻而出，有调节脏腑气机升降出入的作用。另外，“使”字是理解“魄门亦为五脏使”的最关键一字。若单纯地理解为“使用”或“差使”，就会忽略肛门也会将身体状况信息反馈给五脏的功能，故“使”应当理解为“使者”之意，即受“上级”（五脏）的命令而“出使”（藏与泻），又随时将“所见所闻”（魄门器质性或功能性的异常）反馈给上级（五脏），影响上级，进而进行调节活动。换言之，魄门受五脏之气支配而为其行使排泄糟粕、浊气的职能，而魄门出现器质性或功能性的异常时，既能反映五脏的病变，又反过来影响五脏的功能。通过身体的局部表现,来窥探身体内部的状态,尤其是五脏的状态。祖国传统医学作为一种经验医学,从它诞生的那一天起,就打上了源于生活的烙印,一切理论的开发和提炼都离不开老百姓的生活。

“打开魄门”对乙状结肠的治疗,与“通利三焦膜原”中打通“下焦关”的目的基本是相同的,因此在实际临床中两种方法都需要操作,才能彻底打通人体内病邪排泄的门户,为进一步脏腑按摩治疗打好基础。常言道“大道至简”“打开魄门”技法看似平淡无奇,实则奥妙无穷,功效神奇。只要坚持去做,就能有病治病,无病强身。如果点按乙状结肠时有不同程度的压痛感,就说明这个部位有问题,可先到医院检查,排除器质性病变后再进行按摩治疗。

《医学入门·痈疽总论》有“三阳易治三阴难”一语,专从经络循行部位考量。仲景昔日“勤求古训,博采众方”,而著《伤寒论》。《素问·阴阳应象大论》有“善治者治皮毛,其次治肌肉,其次治经脉,其次治六腑,其次治五脏,治五脏者,半死半生也”一句。《伤寒论》中“三阳”“三阴”至今众说纷纭,笔者参考《素问》“善治者治……其次……其次……”之意,以外邪入侵之病程阶段解之,颇能说明一些临床问题。此病程参考了时间,如“日传一经”,也参考了空间,如涉及经络区域的病变。更重要的是依据了外邪由浅入深的步骤:气血不畅(正邪之争的战场)初在太阳皮毛,善治者顺正气抗邪之势迅速解决“战斗”,不善治者或者贻误战机或者不识机体抗邪之势误治,导致病变向深层次进展。

“邪风之至,疾如风雨”,不识病,不识势,不懂得调整人体的正气使之有序,则病位渐深。由皮毛而肌肉,由肌肉而经脉,由经脉而六腑,最后入五脏。未入五脏者以腑病为主,相对容易治疗,迁延入五脏者,“半死半生也”。为了给病程系统归类,仲景采用了“三阳”“三阴”命名(“三阳”“三阴”归类在古代是极为普遍的现象,据《黄帝内经释难》转引王玉川先生考察,中医古籍里有29种序次不同的三阴三阳)。

“三阳”多腑病,“三阴”多脏病。《难经正义》言:“以脏病深,腑病浅,分其难易耳。”即三阳易治、三阴难治之意。不过此为系统归类的概括,只言大概,不可绝对化,故《难经正义》又云:“然亦不可拘。”

三阳易治三阴难,病变深浅是一方面,但还有更重要的原因。《难经发挥》对于五十四难“脏病难治,腑病易治”的解读颇能启人心智,略述如下:脏病何以难治?这是五脏生理特征及功能决定的。一则人以五脏为本,《素问·六节藏象论》云“心者生之本”“肺者气之本”“脾胃者仓廪之本”“肝者罢极之本”“肾者封藏之本”。五脏发病,生命之根本受到动摇,故“难治”。二则五脏藏神,《素问·宣明五气》篇说:“心藏神,肺藏魄,肝藏魂,脾藏意,肾藏志。”《灵枢·本脏》也说：“五脏者，所以藏精、神、血、气、魂、魄者也。”五脏有病，会损及五神，五神之病药力难及，故“难治”。三则五脏的特征是“满”，《素问·五脏别论》说：“五脏者，藏精气而不泻也，故满而不能实。”五脏贮藏精微，是维持生命活动的基本物质。五脏有病，精微匮乏，就会产生种种虚证，虚证调补非短时间能纠正，故“难治”。

腑病易治，是因为六腑“实而不满”，以通为顺，生理上是完成消化、吸收和排泄的。病理上多实，治疗上只要使之通，就可使功能得以恢复，因此在治疗上较五脏病证治疗要容易得多。把三阳看作是一种功能上的短暂失调，而把三阴当作是一种相对稳定的病态体质。总之，三阳易治三阴难，医者切不可将三阳治成三阴，错治不如不治，这也是古人常说“有病不治如得中医”之说的原因。

五脏出现病变，都在肛门有体现，在结合其他症候来统一考量，就很容易诊断出脏腑到底出了什么问题。故张介宾在《类经四卷·藏象类》中说：“魄门，肛门也。大肠与肺为表里，肺藏魄而主气，肛门失守则气陷而神去，故曰魄门。不独是也，虽诸府糟粕固由其泻，而脏气升降亦赖以调，故亦为五脏使。”“魄门亦为五脏使”，魄门的开闭、大便的排泄、五脏浊气的泻出皆依赖于心神的主宰、肺气的宣降、脾气的升提、胃气的通降、肝气的调达以及肾气的固摄。这一理论对疾病的诊断与治疗都非常重要，所以临床上无论碰到外感内伤病变，下察魄门是不可忽视的，《黄帝内经》曰：“凡治病，必察其下。”

因此，在疾病的治疗中，魄门病变可通调五脏；五脏病变可通调魄门。

（三）魄门闭塞病邪积

人体的生命活动是以五脏为中心，以气血津液为物质基础。人体不仅脏与脏、腑与腑之间联系密切，且脏与腑之间亦有密切的表里络属关系。脏之经脉通于腑，腑之经脉络于脏，彼此脏腑之间往往互相配合。张志聪说：“魄门，五脏之浊从此而出，故亦为五脏之下窍。”指明了五脏和魄门之间的所属关系。张景岳说，魄门“虽诸脏腑糟粕因由其泻，而脏气升降亦赖以调，故亦为五脏使”。更明确指出了魄门不仅仅是排泄五脏六腑浊气之所，亦为人体气机升降所赖。因此，五脏六腑的气机升降及“藏”“泻”功能完好，魄门则启闭正常，人体才能够“贮藏精气、排除糟粕”，保障人体代谢正常。反之，如果魄门闭塞，不但脏腑气血紊乱，糟粕不能正常排泄，五脏浊气和体内的病理产物还会被困于体内不能随时排出，日久则会凝结积聚形成滞气、瘀血、痰饮等有形之物，阻塞脉道而成为重要致病因素，影响五脏六腑的正常生理功能和气机的调畅。滞气、痰饮、瘀血等病理产物在机体内不断地积累，必会“使道闭塞而不通，形乃大伤”（《黄帝内经·灵兰秘典论》），造成机体的某些组织器官的损伤,成为诸多疑难杂症和慢性病的重要致病因素。积滞邪毒不清除,亦可导致其他脏器病变增剧,或引起新的病变。在临床上,有不少慢性病例,均可见到这种互相影响或互为因果的病理现象。现代医学有关心脑血管系统的疾病,诸如冠心病、肺心病、动脉硬化、高血压以及各种慢性心功能不全等,慢性胃炎、慢性肠炎等消化系统疾病,痛经、闭经、盆腔炎等妇科常见疾病,都与机体内气血瘀滞有着密切的关系。据有关报道,痰邪作为主要病因,常与脑血管意外、冠心病、糖尿病、高脂血症、老年期痴呆、肺心病、肿瘤等疾病的发生和发展密切相关。

对如何清除痰瘀积滞,仲景在《伤寒论》中有攻伐积瘀当从肠胃而去的论述,因此"魄门"作为病邪排泄的门户是必须要保持畅通无阻的。

(四)太和开魄门的技法

祖国医学认为人体与自然界相互沟通的部位有五官九窍和皮肤毛孔,因而人体内废弃物排泄的门户也是这些器官,而排泄最大的通道则是最下端排泄二便的肛门和尿道口。一般认为尿道口是排泄代谢产生的尿液和溶于水的废物,而大便排泄的是肠胃加工后的大量食物残渣形成的糟粕,以及其他体内代谢出来的一些废物。

太和认为魄门不仅仅是排泄饮食物形成糟粕的排泄通道,更重要的是人体三焦与外界联系的门户,是机体内的病邪排出的最大通道,判断魄门的畅通与否,还不能只看大便是否畅通,更重要的是看体内的病邪是否能够畅通无阻地排出体外。魄门真正畅通才能够保持五脏六腑、表里内外、四肢九窍的气机升降出入正常,吴有性在《瘟疫论》中曾指出:"一窍通而诸窍皆通,大关通而百关尽通。"更进一步说明了保持"魄门"畅通在保证人体健康和调理脏腑疾病中的重要地位。

太和脏腑推拿在开魄门时施治的主要部位是大肠的乙状结肠段。因为乙状结肠上连降结肠下通直肠,是大便在肠内停留的最后部位,也是最容易被损害的部位,因此乙状结肠就容易发生病变,如结肠炎、结肠溃疡、结肠息肉、结肠癌等。实际人体的乙状结肠部位就如同楼房下水道末端的出口部位,是最容易被堵塞的部位,垃圾堵塞在这里会对管道腐蚀损坏,下水道的出口被堵住后如果再向里面倒污水垃圾,管道就会逐渐被灌满,最后就会从进水口溢出来。如果下水道的这些污水垃圾不被及时疏通排泄掉,出口不但越塞越紧,管道内的堵塞物还会变得腐败恶臭。所以不要使体内废物堆积滞留,首先要保持魄门畅通大开。按压许多亚健康人士和慢性病患者左下腹左髂窝内乙状结肠时,有的会出现不同程度的压痛感,有的会变得特别细和无弹性感,有的会出现松弛柔软现象,变化不一,均属不正常。通过按摩打开魄门具有排除糟粕、通畅人体气机、调和五脏六腑、排泄病邪的多种重要作用,故魄门不可不畅通。用脏腑按摩养生保健和治疗疾病首要任务就是“打开魄门”。

1. 开魄门方法

(1)体位:坐位两腿分开,应坐于凳边,不要坐实坐满;仰卧位,两腿略分开,将臀部略提高以离床面;立位,脚跟内侧与腋窝同宽,脚尖外展,呈 90°,双手交叉置于腹前。

(2)全身放松,舌抵上腭,注意力集中在会阴魄门部。随着呼吸将魄门一紧一松,一提一放。吸气时魄门收缩上提,收缩腹部、臀部和盆腔底部肌肉,用力夹紧会阴部;呼气时放松。每日便后、晨起或晚上临睡前做 20 ~ 30 次。要领概括为“吸、抵、提、闭”四字诀。

(3)练习熟练后,随时随地都可以进行,吸气时稍微用力,提肛连同会阴一起上升,呼气时一起放松,它不受时间、地点、环境的限制,或蹲或站或坐或躺均可。

2. 原理　肾藏精、主生殖,肾经循行经过会阴部。在人体会阴部有一些重要的穴位,如冲、任、督三脉的交会穴——会阴穴、“足少阴少阳所结”之长强穴、腰俞等,锻炼时会阴部的重要穴位都会被按摩到。能调节全身的气血阴阳,使血脉通顺、脏腑强壮。现代医学研究也发现,有意识、有规律地提肛,可调节中枢自主神经系统,促进全身脏器的血液循环,治疗多种疾病,达到保健的目的。

3. 注意事项

(1)在精神紧张、情绪不佳、饥饿、疲劳时,不要勉强进行。初练时不宜用力,3 个月后稍可用力,但速度宜缓慢。

(2)大小便、性生活后,以及做重体力活时,若能做到练习此道,可保护元气不妄泄。道家《形意拳术抉微》中谈道:“内要提者,紧撮谷道提其气,使上聚于丹田,复使聚于丹田之气,由背骨而直达于脑顶,周流往返循环无端。即所谓紧撮谷道内中提也。”乾隆提倡“日撮谷道一百遍”,圣人孙思邈《枕中方》也说:“谷道宜常撮。”

四、拍打九窝法

据史料记载,每当慈禧出现不适,都会按摩眼窝、颈窝、腰窝、腋窝等“养生窝”,常会收到立竿见影的效果。

1. 耳窝　聪耳、防感冒。耳窝位于耳垂后凹陷之处,是人体翳风穴的位置。按揉翳风穴可以防治感冒,预防风邪入侵身体;还能宁心安神,缓解晕车;此外可以起到聪耳的作用。

方法：用指尖来按揉，要沿着斜内方，朝向鼻尖的方向按揉。每次按3～5分钟即可。

2. 眼窝　安神明目。眼窝是指眼睛四周的范围形成的一个窝。眼睛周围的穴位非常密集，有睛明穴、攒竹穴、丝竹空、承泣穴、四白穴，它们都有很好的明目、安神的作用，经常按揉可以缓解眼睛的疲劳，改善远视（老花眼）。

方法：用指腹按揉眼眶，可以从上眼眶开始到外眼角，再经过内眼角这样顺时针（或逆时针）地单方向按摩，力度不用过大，可以起到放松的作用。也可用指腹按压重点穴位，按压时要轻柔。因为眼周的穴位比较敏感，血管也比较丰富。

3. 颈窝　改善咽喉不适。颈窝在喉结下、胸骨上的凹陷处，也是天突穴所在的位置。长按天突穴可以通利气道，同时也能改善咽喉不适及恶心呕吐。

方法：用拇指或示指指腹轻柔地按压，同时配合吞津。因为按揉的过程中配合咽唾沫的动作能够很好地缓解咽喉的不适、干呕、恶心的症状。按揉时，用力要往斜下45°，按3～5分钟即可。

4. 腋窝　宽胸护心、消气。腋窝是心经经过地方，内有极泉穴。极泉穴是心经气血循行的开始，按摩极泉穴能够梳理心经的气血循行，有宽胸理气、宁心安神的作用。容易生气的人、遇事容易急躁的人都可以揉揉腋窝。

方法：① 按揉法。双手交叉，掌心面对胸部，用并拢的四指顺时针、逆时针各按揉10次，以提高淋巴循环；然后找到极泉穴，顺时针、逆时针各按揉10次，有酸、胀、麻的感觉。交替按摩100～200次即可。双侧上肢交叉，然后左手拇指置于右腋窝下，右手拇指置于左腋窝下，指尖到达腋窝的顶端，拇指指腹自然对应的部位就是极泉穴。②拍打法。四指并拢，手微曲，用“虚掌”拍打上肢的内侧面，由轻到重，节奏均匀，拍到皮肤发红。孕妇、严重心脑血管病患者、肿瘤有淋巴转移患者，不要随便拍打腋窝。

5. 肘窝　降胃火、改善便秘，常拍打肘窝有泻火的作用，因为肘窝附近有大肠经穴位，经常便秘、腹胀，或者牙痛、胃火大，或者风热发热、头痛、咽喉肿痛，都可以拍拍肘窝。

方法：用手掌的指头根部拍打肘关节的外侧，由轻到重均匀拍打100下左右，如果火气比较大，很容易就会拍出痧点。不过久病身体虚弱的人，最好不要过重拍打刺激，可以在肘窝处轻轻推擦。

6. 腘窝　缓解腰背不适。腘窝就是腿部弯曲后的窝，此处有一个委中穴，《黄帝内经》有“腰背委中求”一说，不管是风寒、腰肌劳损、跌打损伤及扭伤引起的腰背痛，都可以求助委中穴，能够缓解腰背痛。

方法：曲腿时，腘窝处横纹的中点处就是委中穴。先把手掌搓20～30下搓热,然后把手放在腘窝后侧捂30秒,做10个来回;用拇指指腹来按压委中穴,停留3~5秒,瞬间放松。

7.脚窝　补肾健体。脚窝就是蜷足时的凹陷处,也是涌泉穴所在的位置,它是肾经的第一个穴位。

方法:涌泉穴位于足底第2、3跖趾缝纹头端与足跟连线的前1/3的位置上。用手部的大鱼际单方向地擦涌泉穴,至脚底有发热的感觉,搓5~10分钟。力度、节奏均匀。

8.腰窝　腰部不适。腰窝是腰背后的两个小窝处,是腰眼穴。无论是因腰肌劳损、内脏病变、腰椎病变引起的腰酸腰痛,都可以按揉腰眼穴缓解。常揉腰窝还有调和内脏功能的作用。

方法:一般手握空拳,自然往后腰一放,拳头所在的位置,大概就是腰窝的位置。双手放在后腰,用我们的手掌根从上往下擦,擦到腰部发热为止,擦30~50次。胳膊不方便的人,可以和家人之间相互推擦。

9.脐窝　脐窝也就是我们的肚脐眼,改善消化功能,是神阙穴所在之处,神阙穴有大补元气之效。经常腹泻、腹部怕冷甚至先天体质弱者,都可以通过脐窝来保健。

方法:腹泻、腹部凉,需"补"之时,建议逆时针揉腹部;易便秘、想减肥,需"泻"之时,建议顺时针揉腹部。每次可以揉100次。

五、太和阴阳互转论

阴阳是中国古代哲学的范畴。阴阳的最初含义是很朴素的,表示阳光的向背,向日为阳,背日为阴,后来引申为气候的寒暖,方位的上下、内外,运动状态的躁动和宁静等。自然界中的一切现象都存在着相互对立而又相互作用的关系。古先哲阴阳学说认为阴阳的对立和消长是宇宙的基本规律。阴阳学说的基本内容包括阴阳对立、阴阳互根、阴阳消长和阴阳转化4个方面。在中医学理论体系框架中,处处体现着阴阳学说的思想,阴阳学说被用以说明人体的组织结构、生理功能及病理变化,也用于指导疾病的诊断和治疗。

阴阳学说认为,世界是物质性的整体,自然界的任何事物都包含阴和阳相互对立的两个方面,而对立的双方又是相互统一的。阴阳的对立统一运动,是自然界一切事物发生、发展、变化及消亡的根本原因。是阴阳二气对立统一运动的结果。

任何事物均可以用阴阳的属性来划分,但必须是针对相互关联的一对事物,或是一个事物的两个方面,这种划分才有实际意义。如果被分析的两个事物互不关联,不是统一体的两个对立方面,不能用阴阳来区分其相对属性及相互关系。事物的阴阳属性并不是绝对的,而是相对的。这种相对性方面表现为在一定的条件下,阴和阳之间可以相互转化,即阴可以转化为阳,阳也可以转化为阴;另一方面体现于事物的无限可分性。

阴阳的无限可分性指阴阳之中可再分阴阳。以天而言,昼为阳,夜为阴。白昼可再分,上午为阴中之阳,下午为阳中之阴。黑夜亦可再分,前半夜为阳中之阴,后半夜为阴中之阳。凡是运动的、外向的、上升的、温热的、明亮的、无形的、兴奋的、外延的、主动的、刚性的、山南水北都属于阳。凡是相对静止的、内向的、下降的、寒冷的、晦暗的、有形的、抑制的、内收的、被动的、柔性的、山北水南都属于阴。就人体部位而言,上部为阳,下部为阴,体表为阳,体内为阴。背腹而言,背部为阳,腹部为阴。四肢而言外侧为阳,内侧为阴。手阳也,故指长。足阴也,故指短。上阳下阴,人也,猿猴四手皆阳也,故轻捷而在上。猪狗四足皆阴也,故奔突而在下。

就人体筋骨、毛发、皮肤而言,筋骨在内故为阴,皮肤毛发在外故为阳。就内脏而言,六腑传化物而不藏为阳,五脏藏精气而不泻为阴。就五脏本身而言心、肺居于上焦故为阳,肝、脾、肾居于中焦故为阴。

了解了这个原则,现在让我们把胳膊抬起来,这只胳膊的内侧就为阴,外侧为阳,那行于其内侧的经络就称为阴经,行于外侧的经络就称为阳经。

阳经表现出活跃、温热、运行快的特点,而阴经则偏向于静止、寒凉、运行慢,所以手臂外侧多是肌肉,而赘肉多堆积在内侧。

平时敲打经络也要根据阴阳的特点来,四肢外侧的经络属阳经,就可以用手法中敲、打、拍、叩这一类振奋的手法去激发,而内侧多是阴经,就需要以揉、点、推、抚这一类柔和的方法去激发。很多人不懂这个道理,以为经络只要敲就好,也不分阴阳经,内侧的阴经也一通猛敲,结果适得其反,越敲反而体质越差。

太和运用人体阴阳失调,阴阳偏盛、阴阳偏衰、阴阳互损、阴阳格局和阴阳亡失则病;相互依存,相互资生、相互为用则康的理论,运用手法以外导内,阳主阴从,手法推拿触动人体毛皮肉筋骨,来治疗肝、心、脾、肺、肾的疾病。

人体阴阳失调,是指机体阴阳的平衡协调状态,由于某些因素的作用而遭到破坏,导致阴阳之间出现阴阳偏盛、阴阳偏衰、阴阳互损、阴阳格局和阴阳亡失等情况,是对机体各种病理状态的一种高度概括。

阴损及阳系指由于阴液(精血、津液)亏损,累及阳气生化不足,或阳气无所依附而耗散,从而在阴虚的基础上又导致了阳虚,形成了以阴虚为主的阴阳两虚病理状态。阳损及阴系指由于阳气虚损,无阳则阴无以生,久之则阴液生化不足，从而在阳虚的基础上又导致了阴虚，形成了以阳虚为主的阴阳两虚病理状态。

人体互作阴阳的关系，古人称为阴阳相成、互根互用。①凡阴阳皆相互依存，即阴和阳，任何一方不能脱离对方而单独存在。如上为阳、下为阴，如果没有上，也就没有所谓的下。②在相互依存的基础上，阴阳还体现出相互资生、相互为用的关系特点。

孤阳不生，独阴不长，少一个也不行，阳根于阴，阴根于阳，无阳则阴无以生，无阴则阳无以化。

中医的相互资生、互根互用关系就等同一气周流整体观念、一气分阴阳的二分概念，张景岳说："善补阳者必于阴中求阳，则阳得阴助而生化无穷，善补阴者，必于阳中求阴，则阴得阳生而泉源不竭。"

人体内的阴精津液、水液、血液不断地升起来来供给阳气，使阳气发挥它的作用，去护卫身体，不使外邪病气侵入身体，阴精守于内而不泄露，阴气平和，阳气固密，机体才能健康，这就是《黄帝内经》中讲的阴平阳秘。

《黄帝内经》提出一个黄金法则："寒者热之，热者寒之。"唐代有一个医学家王冰把这个完善成一套方法，其中一句话很好：壮水之主以治阳光，益火之源，以消阴翳，热证以寒凉药物去治，寒证以温热药物去调。是阴阳学说，阴阳对立制约的关系。

阴阳属性不但可对立统一，还能相互转换、相互消长。人体的运动变化发展到了极点，即阴阳双方的消长变化发展到一定程度，其阴阳属性就会发生转化。如《素问·阴阳应象大论》说："重阴必阳，重阳必阴。"《灵枢·论疾诊尺》说："四时之变，寒暑之胜，重阴必阳，重阳必阴，故阴主寒，阳主热，故寒甚则热，热甚则寒。"

人体阴阳平衡是健康的重要保证，而一旦这个平衡被打破，出现阴阳的偏盛和偏衰，就会引起身体不适。关于阴阳平衡，华佗曾说："虚则补之，实则泻之，寒则温之，热则凉之。"互根互用，阴阳平衡，百病不生。

阴阳转化与阴阳消长是密切相关的。阴阳的消长过程中寓有阴阳的转化，而阴阳的转化，又导致了阴阳的消长运动。如以四时寒暑的更替为例，由春温到夏热，阳长阴消逐渐转化为阴阳相互伴随，发展到夏热之极点，就是向寒凉转化的起点，其后阳渐消而阴渐长，阳也逐渐转化为阴；秋凉到冬寒，阴长阳消与阳逐渐转化为阴相伴相随，发展阴阳消长，相互转化，到冬寒之极点，就是向温暖转化的起点，其后阴渐消而阳渐长，阴也逐渐转化为阳。如此往复循环，年复一年。根据中医天人合一的整体观，人体的阴阳消长，相互转化，互根互用，平衡阴阳就是治病、疗疾的方法。

第五章

太和九宫腹部推拿法

临床发现,几乎所有的慢性病患者,在腹部都有多个硬结、包块或条索,这些包块和条索,如果按之软而薄者属虚;紧硬而厚者属痰湿;条索或一片较硬属寒、瘀;小腹按之紧张属瘀血;上腹紧张多属气滞;坚硬不移者属瘀血,柔软不移者属痰湿,时隐时现者属寒凝气滞。而且,在腹部还都能找到对应的蛛丝马迹,病症相应的阻滞点。由此,可以得到这样一个结论,当慢性病迁延不愈但又不知病因何在、如何治疗的时候,就去寻找腹部的阻滞点,也许是一个硬块,或是一个痛点,或是一个“水槽”,或是一个“气团”,只要把它通过外气冲散,会发现慢性病也随之消失。所有病根都在此处,揉腹、揉肚脐就是要把产生疾病的供养切断,把疾病的有序化打乱,拔掉病根,病灶失去了供养,疾病自然就无法再生长发展。因此很多疾病用揉腹方法就可把病根拔掉。揉腹为何有如此的效果?因为,在腹部正中央是任脉,其两侧有肝、脾、肾 3 条阴经,所以腹部是阴脉之海,在任脉两侧还有足阳明胃经,胃经从头贯足,可谓是阴中之阳,在身体两侧还有足少阳胆经,所谓经脉所过,主治所及。因此,在腹部做足文章,可以治疗很多种疾病,推拿按摩在《黄帝内经》成书时代,被称为导引按蹻,是一种很重要的治疗手段。慢性病患者,腹部都有很多包块和条索,对于这类患者,疏通腹部经络的堵滞,解除经筋粘连,就可治疗很多疾病,如果检查时没有发现有器质性病变,但是揉脐时却在某个部位有阻滞点,那将来必是个隐患。腹部有几个部位是痰湿凝结和肌肉粘连的重点,最严重的是肚脐周围,其次是中脘区域、小腹区域,还有就是足阳明胃经的路线,之所以说区域,是因为推拿作用的是一条线或者一个面,而不是像针灸那样是一个点,特别要指出的是肚脐及周围,神阙穴是连接先天能量和后天能量的唯一穴位,也是启动先天能量的核心和关键。肚脐周围有硬块或者痛点,腹部的包块越多越硬,病就越难治,反之,把包块揉散揉软,再严重的疾病也有康复的希望。

宋代修炼家张紫阳在《悟真篇》曾言:“劝君穷取生身处,返本还源是药王。”这里的生身处,指的就是肚脐神阙穴,一些人一揉脐就会打嗝、放屁,那是体内清气上升浊气下降,启动了内在动力循环,效果较好;一些人则会腹中咕咕水声，这是腹中沉积多日的浊水，这种湿浊如果不及早排出，循经上头则头痛眩晕，滞塞毛孔则易患皮炎湿疹，遇肝火则化痰，逢脾虚则腹泻，贻害无穷。胃不和则寝不安，腹部不舒服就无法睡踏实觉，人长期睡眠不好，或眠浅易醒，或辗转难眠，或噩梦不断，在脐找到阻滞点，坚持揉脐直到揉开，睡眠问题就解决了。揉脐时，有的人腹部鼓鼓的，按下去不痛，但是像个皮球，必须先放气，放气的方法很多，萝卜能通气、吃豆易放屁，这类民间疗法都很好用，需要多做捋法，让浊气排出去。易出现这种症状的，多是有事儿总闷在心里的人，这种人肠胃时常会出现问题，或痛，或胀，或腹泻，痛点在较深层的地方。一些人腹部痛点很多，一揉就痛，揉了几天也揉不开，是气滞时间很长，已经有瘀血阻滞其中，需要坚持揉脐，直到揉开，疏通腹部经络，排除健康隐患。还有一些人，腹部软软的，按压哪里都不痛，但是仍然会觉得腹中闷胀不舒，这是中气不足、气血过少造成。还有人胸窝下用手按压，咕咕有水声。开始时水声很小，推的地方还有些痛，这是“浊气裹水”，越推按水声越大，打了几个嗝，或放了屁以后，整个腹部就成了水声一片。这种现象是把死水给做活，很快就可以从膀胱排出，这种浊水不排出，长期停在胃肠之间会影响脏腑的正常运行。还有人，不爱喝水，是有水堵在胃肠之间，下不去，如再要每天喝几千毫升的水来排毒，那就会水中毒。所以喝水能排毒也可中毒，要因人而异。揉腹、揉脐操作起来相对简单，症状轻者可以自我操作，坚持日久，必有祛病延年之良效。症状重者，可以请专业人士推拿治疗。揉腹时，梳理消除腹部的包块与条索，大小便也会变得更正常有规律，排出体内郁滞过剩的垃圾，同时又能对肝、胆、脾、胃起到双向调节作用，实证可以泻，虚证可以补。肥胖的人经过一段时间的腹部推拿可以逐渐变瘦，营养不良的瘦子经过腹部推拿后，脾胃功能得到梳理，气血变得旺盛，肌肉会慢慢变得强壮起来。阳明胃经是多气多血之经，经常梳理可让身体气血充足，有效治疗各种胃病，如胃胀、胃痛、胃溃疡等，对胃口不好者有明显疗效，同时可治疗膝踝关节问题，因为膝踝关节大部分都被足阳明胃经包裹着，有些患者能吃得下，但是消化力差，饭后腹部经常胀满不适，还有些患者腿部容易肿胀，这时候就需要处理脾经，《素问·至真要大论》讲，诸湿肿满，皆属于脾，就是这个道理。脾胃经都通畅，吃喝拉撒睡正常，必然会有一个健康的好身体。

以下几类人，不要揉腹：过饱或者饥饿的人；妊娠及经期妇女；皮肤病患者；腹腔内已确诊有肿瘤；感染或出血病症的人群；腹部莫名疼痛的人；刚做过腹部手术的人。

九宫腹部推拿疗法是以阴阳五行、脏象经络等中医理论为指导，以腹诊法为主要辨证手段，运用不同的推拿手法，以腹部为主要作用部位的一种推拿疗法。九宫腹部推拿疗法是太和族人通过努力钻研和反复实践,探索经典继承古法,博采众长,发展创用的一种推拿流派。同时根据临床经验,结合推拿手法的作用特点创用了"治疗八法",即补法、温法、和法、消法、通法、汗法、吐法、下法。

九宫腹部推拿疗法,因其具有预防、治疗、康复的作用,因而在临床上适应证也非常广泛,包括内科(如感冒、失眠、胃病、腰痛、痹证、厥证、郁证等)、妇科(如月经不调、痛经、闭经、慢性盆腔炎、更年期综合征等)、儿科(如疳病、惊风、小儿遗尿、消化不良、肌性斜颈、小儿麻痹后遗症等)、五官科(如近视眼、斜视、鼻炎、颞下颌关节功能紊乱、牙痛等)、外科(如颈椎病、坐骨神经痛、各种肌肉及韧带扭挫伤、胸部挫伤等)疾病等。腹部推拿疗法起源于汉代,在中国大部分地区都比较盛行。

手针神术九宫揉腹法为医者用手指点穴为患者治病的技法。医者调匀气息,意念守一,凝全身的功力内劲于拇指之端,潜心探究患者的疾病所在,然后循经按穴,扶正祛邪,可达到"意到气到,手到病除"的境界。在临证中亦体现了"禅"的精神。在手针推拿法操作时,医者必须思想集中,两目凝视,舌抵上腭,鼻息调匀,气沉丹田,将全身功力运至手指指尖,然后,轻缓慢慢地落指于施治的穴位上,和患者息息相通,融为一体。其次,要求医者百节放松,经脉开通,四肢八骸无一僵硬,达到松柔和畅的境地,以"天下之至柔,驰骋天下之至坚。"强调自然着力于指端,不要刻意向下按压和使用蛮力。

手针神术又称"点穴推拿""指针疗法",是以手指按、压、点、掐人体经络腧穴,以治疗各种疾病的一种推拿方法。《灵枢·杂病》中曾提到先按压穴位再针刺,针刺后再进行按压,病痛就能止住的方法。《肘后备急方》也有在人中、脐上3寸(建里)、龟尾等处按掐以治昏厥、腹痛等症的记载。指压法简便易行,作用于穴位产生的酸胀重麻等反应,甚至比针刺还强,而对局部组织所造成的损伤又很小;针灸医生在治疗时,遇到患者惧针,或要施治于禁针、禁灸穴位时,也常以指压法代替针灸治疗,所以《针灸大成》直赞其为"以手代针之神术也"。手针神术临床应用较广,如用在脊柱称"按脊疗法"(称点脊法),在胸部诸穴施行者,则称为"胸穴指压疗法";用其明显的镇痛效应进行局部麻醉,以进行各种手术者,又称"指压麻醉"。

捏拿皮肤"挤拧疗法"等。手针神术是以捏拿按推,如捏积(捏积)、提肌、点穴、弹筋、拧痧(提、扭痧、扯痧、撮病、标印)等法治疗疾病的。《肘后备急方》有"拈取其脊骨皮""从龟尾至顶"的推拿方法,以治疗急性腹痛等病症,后世医家在此基础上发展成为捏脊疗法。由于该疗法常用以治疗消化不良等病症,民间更以此治疗小儿疳积证,所以也称为捏积,提肌和弹筋则是用手指将肌肉或肌腱提起，然后迅速放松，使其弹回，犹如拉弹弓弦之状，常用以治疗伤筋及风湿痹痛等症。拧痧广泛流传于民间，即张开两指如钳状，蘸取少量温水或油类，夹持眉心、颈项、肩背等处的肌肤，做反复扭捏，至局部体表呈现紫红色为度，常用治痧证。手针神术亦称手指平推扣拨法，常用以治疗落枕、肩、背痛，腕指腱鞘炎，踝关节扭伤，风湿痛等病症。

此外，手针神术还运用于腹诊诊断技法中，用来判断疾病表里、寒热、虚实，以确定推拿施治原则，从而选用不同的推拿手法以防治疾病。

第一节　九宫腹部推拿常用穴位

1. 阑门

部位：在脐上 1.5 寸处取穴。

功效：开通上下之气。

主治：此穴是开中气的关键，治中焦疾病的要穴，为按摩诸症时必须施治的重要穴位。

手法：患者仰卧，用右手中指按住阑门穴，旋转推按；左手拇指迎住巨阙部位。

2. 淋巴穴

部位：脐左下角约 0.5 寸处取穴。

功效：清热散结，利气消肿。

主治：淋巴结炎、淋巴结核、腮腺炎、扁桃腺炎等。

手法：揉、按点、拨、旋转推按法。

3. 十宣

部位：两手十指尖端，距指甲约 0.1 寸处取穴。

功效：通经活络，开窍止痛。

主治：昏迷、高热、中暑、病、小儿惊厥、指端麻木等。

手法：用指甲掐指端，听到咯咯吱的响声为度。或用棱针点刺出血。昏迷、高热、中暑、病、小儿惊厥、指端麻木等。

4. 建里

部位：在脐上 3 寸，腹正中线上，在中脘下 1 寸。

功效：健脾理气，和胃宽中。

主治：胃痛、呕吐、腹胀、纳呆等，凡治主症都要先施治此穴。

手法：按点、揉、压、捻转。用右手中指按住建里穴，旋转推按，左手拇指压住巨阙穴。

类别:脏腑的会穴,属任脉。

5. 气海

部位:在脐下 1.5 寸,腹正中线上,当关元与神阙之间取之。

功效:通调脉,温下,调气滞,补肾虚。

主治:月经不调、遗精、腹痛、泄、气、脱肛、喘证等。

手法:点按、揉、压法。

类别:属任脉,为强壮要穴。

6. 章门

部位:在腋中线,当第一肋前端,屈肘合腋时,正当肘尖处。

功效:理气舒肝,和胃定痛,止咳定喘。

主治:失眠、吐血、消化不良、胸胁胀闷、疼痛、咳喘、呕吐、腰痛等。

手法:点按、揉、压、推法。

类别:足厥阴,少阳之会;脾之募穴,脏会章门。

7. 梁门

部位:在肚脐上 4 寸,旁开 2 寸取之。

功效:平肝理气,健脾和胃,宽中散结。

主治:胃痛、呕吐、腹中积气胀痛、食欲缺乏、大便溏、疝痛、脱肛等。

手法:点按、揉、推、压法。

类别:属足阳明胃经。

8. 巨阙

部位:脐上 6 寸,腹正中线上。

功效:宽胸利膈,开窍醒胃,调气安神。

主治:心胸痛、心悸、胃痛、呕吐、吞酸、胸胁部胀满、食欲减退,以及两上肢麻、胀、痛等。

手法:点按、揉、压法。

类别:属任脉、心之募穴。

9. 幽门

部位:在脐上 6 寸,巨阙两旁各 0.5 寸处取之。

功效:化痰利水,解郁散结。

主治:胸胁满闷、呕吐、吞酸、呃逆、梅核气、积聚痞满、胸痛、背痛等。

手法:按点、压、揉法。

类别:属神经。

10. 天枢

部位:挟脐两旁各 2 寸取之,或神阙穴旁开 2 寸取之。

功效:疏调肠胃、理气消滞。

主治:腹痛、泄泻、痢疾、水肿、少腹胀痛、疝气、腰腿痛等。

手法:按点、压、揉法。

类别:属足阳明胃经,大肠之募穴。

11. 带脉

部位:在章门穴之下与脐相平处。

功效:通表达里、开结通经、疏滞散瘀。

主治:月经不调、白带多、腰痛、经闭、疝气等。带脉为开通周身气血的主穴,阑门、带脉、三阴交同时并用,有散疏结之功,对于肠胃积滞、诸般结症、腹痛、胃痛、胆痛、偏头痛、三叉神经痛、后脑痛,为必须施治的重要穴位。

手法:按点、拨、压、揉法。

类别:足少阳经、带脉之会。

12. 关元

部位:在脐下 3 寸,于腹部正中线上取之。

功效:培肾固本,回阳救逆。

主治:腹痛、腹泻、痢疾、月经不调、赤白带下、遗精、阳痿、淋病,并对睾丸炎、功能性子宫出血、蛋白尿、子宫脱垂、自主神经功能紊乱等有治疗作用。

手法:揉、按、推法。

类别:足三阴、任脉之会、小肠之募穴。

13. 中极

部位:脐下 4 寸,于腹部正中线上取之。

功效:调冲任,清湿热,助气化,利膀胱。

主治:遗精、阳痿、早泄、尿频、水肿、月经不调、白带过多、痛经、坐骨神经痛等。

手法:按点、压、揉法。

类别:足三阴、任脉之会、膀胱之募穴。

14. 归来

部位:脐下 4 寸,中极旁开 2 寸。

功效:清湿热、除风湿、利膀胱、强腰肾。

主治:腰腿疼痛,月经不调,赤白带下,疝气等。

手法:按点、揉法。

类别:属足阳明胃经。

15. 水道

部位:脐下 3 寸,关元穴旁开 2 寸。

功效:清湿热、利小便、除风湿、壮腰肾。

主治:腰腿疼痛、带下病、痛经、小便不通、小腹胀满,并能治疗膀胱炎、睾丸炎、慢性阑尾炎等。

手法:按点、揉、推法。

类别:属足阳明胃经。

16. 水分

部位:脐上1寸,于腹部正中线上取之。

功效:分离水谷,利水消肿。

主治:腹胀、腹痛、肠鸣泄泻,并能治疗慢性肠炎、肠结核等。

手法:按点、揉、推、压法。

类别:属任脉。

17. 阴交

部位:在腹正中线上,脐下1寸。

功效:调冲任、利膀胱、强腰肾。

主治:腹满、水肿、疝气、经闭、崩漏、带下、阴痒、脐周围痛、产后恶露不止等。

手法:按点、揉、推法。

类别:属任脉。

18. 中脘

部位:在脐上4寸,腹正中线上。

功效:健脾和胃,消食和中。

主治:胃痛、腹胀、呕吐、泄泻、痢疾、吞酸嘈杂、食欲缺乏等。

手法:按点、揉、推、搓法。

类别:属任脉,为胃之募穴,八会穴之一,腑会中脘。

19. 上脘

部位:在脐上5寸,腹正中线上。

功效:健脾和胃,消食下气。

主治:胃痛、腹胀、嗳气、呃逆、呕吐、癔症、食欲缺乏等。

手法:推、按点、揉、压、拨法。

类别:属任脉。

20. 神阙

部位:在肚脐窝正中。

功效:温阳散寒,和中补虚,消食导滞。

主治:腹胀、腹痛、食积、便秘、肠鸣、呕吐、泄泻、疝气、脱肛、痢疾等。

手法:揉法、掐法、推法、搓法。如《厘正按摩要术》:“摩神阙,神阙即肚脐,以掌心按脐并小腹,或往上,或往下,或往左,或往右,按摩之,或数十次,数百次，治腹痛，并治便结。”又说：“搓脐下丹田处，以右手周围搓摩之，一往一来，治膨胀腹痛。”

类别：属任脉。

21. 天突

部位：在胸骨上窝正中，仰头取之。

功效：理气化痰，宣肺调气，清咽开音。

主治：咳嗽、哮喘、暴瘖、咽喉肿痛、气闭痰厥等。

手法：按点、压、推法。

类别：本穴为任脉、阴维脉交会穴。

22. 膻中

部位：在胸骨上，于两乳头之中间取穴。女子可在第5胸肋关节之间，胸正中线上取穴。

功效：调气降逆，宽胸利膈。

主治：胸痛、胸膈满闷、产妇乳汁少等。

手法：按点、揉、推法。

类别：足太阴、少阴、手太阳、少阳、任脉之会。气会膻中，心包募穴。

第二节　按摩手法

一、概述

手法是辨证施治的重要环节。手法适当，就能获得预期的治疗效果；否则，疗效低，甚至起到相反的作用。“九字手法”是按摩疗法的基本原则，即补、泻、调、压、推、拨、分、扣、按。

1. 补　以中指或示指按住腹部的某一适应穴位，向右旋转为补。又以拇指、中指并按两穴，或以示指、中指和环指并按三穴，向右旋转，亦为补。

2. 泄　以中指或示指按住腹部的某一适应穴位，向左旋转，为泄。又以拇指、中指并按两穴，或以示指、中指和环指并按三穴，向左旋转，亦为泄。

3. 调　以中指或示指按住腹部的某一适应穴位，往还旋送，为调。又以拇指、中指并按两穴，或以示指、中指和环指并按三穴，往还旋送，为调。

4. 压　以中指或示指按某穴，如中指按某穴不动，用示指内侧面压于中指之上，向右侧微微下捺，或微用力捺，为压（以中指捺穴，侧压于环指侧面，以助力）。又如用手掌或手背侧压、正压少腹，亦为压。

以上四法，均用右手各指。补、泄、调，适用于任脉和腹部的穴位。压，专用于任脉，但遇并治穴时不适用。

5. 推　按而送之，为推。分指力及掌力，有斜推、直推、推分3种。斜推：适用于腹部。用右手的示指和中指，由某一适应穴位，向右斜推至某部位。直推：适用于腹部和背部。用右手的示指和中指或手掌由某一适应穴位，向下直推至某部位。在腹部直推，用右手的示指和中指推。在背部直推，用手掌推。分推：适用于背部。将左右手叉开，用拇指由某一适应穴位，分向两侧往下斜推至某部位。

6. 拨　按而动，为拨。不同部位，有不同的拨法。①拧拨：适用于腹部任脉旁开穴位。用右手的示指和拇指，并按两穴；示指和中指向右旋引，同时拇指乘势挑送。②顶拨：适用于背部。用两手的拇指端，顶按住两个穴位的筋，顺其筋势，慢慢地向下拨弄至适应部位。③提拨：适应背部。用两手的拇指，插于相同部位，扣住这个部位的筋，向上拨弄。④俯拨：适用于臂、腿部的分筋法。用拇指按住某一部位的筋；顺筋势，拇指向外侧慢慢地搬动到某一适应部位。⑤仰拨：适用于臂腿部分筋法。用示指和中指托按住某一部位的筋；顺筋势，由外侧或内侧慢慢地搬动到某一适应部位（示指和中指的力，有向上托的劲）。

7. 分　有分、分拨两种。分：是用拇指或小指的指端，按住某一穴位的筋，挑送。适用于足三里、三阴交等穴。分拨：①用指端按住某一穴位的筋，以指端挑送；或来回左右拨弄。适用于面部、手部和足部的穴位。②用两手的拇指，按住患者的手腕正面；将两手指拳起，用示指的中节，合按患者手腕背面的筋，向两侧搬弄。适用于小儿。

8. 扣　用拇指、中指或拇指、示指作半月形，扣住两穴或两部位运行之。适用于胸腹部、背部和四肢。

9. 按：用指按穴，向下微捺，为按。用两手的拇指、示指和中指、环指，或用一指、二指，或用三指，按穴而微捺之。

二、常用手法

祖国医学文献中，有关按摩手法的记载，十分丰富，各地按摩医师在手法的运用上，各有自己的心得体会。对手法的选用要根据病情辨证选用。以下介绍常用的几种手法。

（一）按点法

1. 手法　用一手或两手的拇指、中指、示指或示、中、环指三指并拢按在施术部位的穴位上，向下压捺为按点法。

2. 操作要领　用中指或拇指在某一施术部位或穴位上，往下轻捺，以患者有酸、麻、胀感为度。然后把手指轻轻地提起来。作按点法时的力量不宜过猛，必须由轻而重，逐渐增。在按法结束时，不宜突然放松，应当慢慢地减轻按压的量。按点法可以持续一个较长时间按点在一个部位或穴位，亦可间断地有一定频率地按点。

3. 临床应用　本法适用于腹部或全身各穴位。有通经活络、软坚散结、镇静止痛的作用。

(二)压法

1. 手法　用单手或双手拇指指腹接触施术部位；也可用各并拢之指腹压；也可用手掌压或将另一手重叠在手背上助力进行按压；也可以用肘压，即用肘关节后面的突起处接触施术部位，进行深压。

(1)指压法　用单手或双手拇指指峰(指尖)或侧峰或指腹接触施术部位，进行深压或寻找压痛点进行指压治疗。

(2)掌压法　用手掌或掌后缘，在施术部位进行深压；重叠在另一手的手背进行按压。常应用在面积较大的部位。

(3)肘压法　用肘关节后面突起处接触施术部位，进行深压的一种方法。常用在面积较大或肌肉丰厚的地方。

2. 操作要领　与按法相似，但压法的力量较重，应达到肌肉的深层，手法可以是持续的或间歇的，压时应使施术部位有胀、麻、酸、热感，操作时要特别谨慎，切忌用力过猛，以免发生意外。

3. 临床应用　适用于腹部、背部、腰部和全身的大肌肉群。单指指腹压法常用于腹部各穴，双手拇指腹压法常用于腹部、腰部、臀部和腿部，如承扶、殷门、委中、承山、环跳等穴位。双手掌重叠压法，常用于腹部，压一压间歇性进行，使患者感到有胀、麻或热流感。肘压法常用于臀部的环跳，压时患者有酸麻胀感并向腿部和脚部放射。压法有解痉挛、通经络、行气血、散风湿、止疼痛的作用。

(三)推法

1. 手法　用拇指指腹或掌根或四指并拢用满手掌，放在施术的部位或穴位上做直线形的推动。推进的方向随部位而异，在四肢一般采用由下而上或由上而下直推；在胸部、腹部、背部，一般采用由上而下直推，或由内向外做八字形的分推；在臀部一般用由尾骨起向上直推和分推手法人字形的分推。

(1)胸腹部推法　在胸腹部推时，手四指指腹应贴在肋间隙，两拇指指腹贴在胸骨柄上，由上往下缓缓推到剑突下，拇指直推到脐上部止。返回来，双拇指指腹贴在胸骨处，往下缓缓推到剑突，由内向外分推，一手接一手地分推到平脐处为止。

(2)腰背部推法　在腰背部推时,拇指首先压在两肩井再顺脊椎两侧向下直推到肾俞部位。还过手来,两手推、按、压脊椎两侧,四指并拢紧贴在两侧肋间隙处,由上向下,手接一手地分推到脾俞部位为止,反复数次。但应注意在推压肩井穴时不宜用力过猛,以免发生晕厥。

(3)腹部推法　在腹部推时,用左手拇指或四指按着左肋弓下缘,右手拇指顺着左侧腹直肌的走向,向下缓缓推到左天枢穴以下止;再用右手四指按着右肋弓下缘,左手拇指顺着右侧腹肌的走向,往下缓缓推到右天枢穴以下为止。在腹部亦可用掌根推法,用掌根部大小鱼际用力从两缘下向天枢穴区在皮肤上进行推动,推时手掌根部在快速推动后,急速离开皮肤返回原处,再做第二次推动,如此一起一落反复进行。

2. 操作要领　推法用力宜大些,但不要用力过猛,以患者能忍受为度,使其有舒适轻松的感觉。推法所能达到的深度与推时用力的大小有关,浅可达皮下,深可达肌肉、骨骼和内脏。推法时力量应由轻到重,用力的大小应根据病情和个人的体质而定。推法的频率应根据病情需要和部位不同而不一样,一般在每分钟 50 ~ 150 次。一般拇指推法多适用在头部、面部、胸腹部、腰背部等处进行,掌根推多适用在胸腹、腰背、四肢等处。

3. 临床应用　有通经络、行气血、解痉挛、散风寒、解表清热、宣通肺气、调理肠胃等作用。

(四)拨法

1. 手法　按而动之为拨。即一手在适当部位扶托,另一手拇指对其余各指,抓住肌缘,用手指拨动肌肉、肌腱的一种方法。常以拇指侧面,示指、中指的指端插入肌肉和肌腱缝中,适当用力拨动。

(1)弹拨法　一手托扶,一手的拇指和其余各指,抓住所要弹拨的部位,先适当用力将肌肉或肌腱拨动,再将肌肉提起来迅速放松,使之起到弹动的作用。弹拨至肌肉有酸、麻、胀或痛感为宜。

(2)提拨法　用两手的示、中、环三指按压着所要治疗部位的筋(肌腱、肌腹),两手拇指按压着适当部位的筋,两手同时向上提,拇指用力将筋(肌腱)拨动,每处要提拨 3 ~ 6 次。

(3)拧拨法　左手在适当部位,按压着不动,用右手的示指、中指和拇指按压在适当部位的肌肉上,示指和中指向左动旋引,同时,拇指提拨。

2. 操作要领　本法适用于腹部及四肢肌肉。用拨法时要手指到施术部位,要实而不浮透达深处,拨动 2 ~ 3 次,患者产生酸、痛、胀、麻感并向外放射。

3. 临床应用　本法适用于背部、腹、四肢等处,能解除痉挛,松解粘连,通经活络,消肿止痛,宣通气血。

(五)捻转法

1. 手法　用拇指和示指指端相对成钳形,提起皮肤或肌腱,进行往返动作。

2. 操作要领　用拇指和示指提起某一部位的皮肤,做捻转动作,然后慢慢松手,再选一个部位进行捻转按摩之。本法动作较小,用力较轻,转时手下有"咯吱""咯吱"的响声,如踏雪声,患者感到酸痛,则是手法正确而产生的效果。

3. 临床应用　本法适用于全身所有的皮肤,能解表、散风寒、固卫阳、行气血、消疼痛。

(六)搓法

1. 手法

(1)掌搓法　是用手掌紧贴在四肢或背部肌肉的适应部位,往返滚搓其肌肉、肌腹等。用手搓背部、胸部、四肢、头面等也为搓法。

(2)脚搓法　用脚掌、脚心或脚跟,紧贴在四肢或背部的肌肉上的适应部位,往返滚搓。

2. 操作要领

(1)掌搓法操作要领　搓法要求一定的速度,其速度一般应由慢而快,再由快而慢地结束,以皮肤变成红润为度。力量要适中,切忌粗暴,以免搓伤皮肤。

(2)脚搓法操作要领　脚搓法时,按摩医师站在床上,一只脚负载全身重量一只脚踏在应搓的部位上,两手攀在按摩床上方设置好的横木上或绳索上,根据情况用脚掌或足跟搓之。背部要由上而下,四肢要离心样滚搓。搓时要紧贴皮肤。

3. 临床应用　脚搓法适用于四肢、背部、躯干、臀部。掌搓法除适用于上述部位外,还适用于全身皮肤。本法有舒筋活血、行气通关、镇静止痛、祛风散寒、缓解痉挛、剥离粘连作用,并能消除肌肉酸胀、疲劳,以提高人体的工作能力。

(七)掐法

1. 手法　拇指、示指或中指末节,呈曲屈状,以曲屈的指端在身体施术部位或经穴处深深掐压。或用拇指指端指切皮肤,指切时用力必须轻柔缓慢,特别是在肿胀或疼痛处更应注意,力量一定要均匀适中,避免给患者带来不必要的痛苦。

2. 操作要领　掐法时,手力应贯注于指端,力量应深达筋肌,动作不能过猛过急,以免损伤皮肤、肌肉,避免掐的部位产生青、红、痛等现象。掐的强度以有酸、胀、痛感为宜。掐后应轻揉患处，以缓解不适的痛感。治疗后，患部将感到轻松舒适。

3. 临床应用　掐法可施术于全身各处，因虚脱而昏厥或口眼歪斜者掐人中。热极中暑而昏厥或脑后痛、头顶痛时掐涌泉。牙痛可掐合谷、颊车等穴。本法有通经活络、消肿止痛、开窍提神等作用。

（八）分法

1. 手法　两手由一处向左右分或上下分；或用双手的拇指、示指，或掌侧，由一处向左右方向做直线形或八字形分推。

2. 操作要领　双手初推时用力应重，在分推时力量逐渐减轻。

3. 临床应用　用在腹部，由上腹中始循两侧胁下缘，八字形分推到小腹两侧；用在胸部，由璇玑穴开始向两侧分推到腹中线；用在背部，由大椎开始，顺胁间一手接一手往下分推到肾俞止；用在头部，由额部印堂穴开始向两边分推；用在颈部由风池穴开始，沿颈肌向下分推到肩井部位。本法有散滞解郁、舒筋活络、行气止痛、祛风散寒、解表清热等作用。

（九）揉法

1. 手法　揉法用指腹、指的掌面或手掌沿着施术的部位或病变的周围，由浅到深，做反复回旋的揉动。

（1）指揉法　是以一指的指腹或侧腹或以示指、中指、环指三指并以指腹紧贴皮肤，做不间断的反复回旋的揉动。

（2）掌揉法　是以手掌根部或大小鱼际紧贴皮肤，或以手掌紧贴皮肤做反复回旋揉动。

2. 操作要领　揉动的手掌或手指要紧贴皮肤，做旋转或弧形揉动，揉动时用力须由轻而重，要达到深部。用力的轻重、时间和频率，依具体病情而定，一般每分钟应不少于60次。但不能突然过猛过快，应由慢而快，再由快变慢而停止操作。

3. 临床应用　揉法应用的范围较广，全身各部都可以用，是各种手法中比较重要的一种手法。指揉法仅适用于小面积部位和穴位上。掌揉法适用于面积较大的部位，如腹部、背部等处，揉动的范围较广。

本法有通络散结、活血化瘀、消除肿胀、散风止痛、消食下气等作用。

（十）摇转法

1. 手法　摇转法是摇动关节，使之做旋转动作和屈伸动作的一种方法。

2. 操作要领　摇转时必须按照关节的生理活动范围进行，活动度应由小到大，用力由轻到重，转动的速度由慢到快，但不宜过快，节律要均匀，一般应沿顺时针方向转动，在行摇转法时，必须安置好患者的体位，这样效果会更好些，还可防止意外事故的发生。摇转法可分摇臂、摇颈、摇肩、摇膝法等。

(1)摇臂法　左手托肘，右手握腕，做屈伸运动或小范围的旋转运动。

(2)摇颈法　患者取坐位，术者站于患者后面，一手托下或扶压后项部，另一手按住头顶部，运动头颈，或左或右，或仰或俯，每一样动作都用手顺势运行。

(3) 摇肩法　患者取坐位，术者站于患者的侧面，一手捏住患者的手掌，一手捏住腕部，使患者上臂伸直，然后摇动上臂。或术者以同侧上肢的手捏住患肢的手，另一手按在患肢肩部，做旋转摇动。

(4)摇膝法　患者取坐位或卧位，术者站或坐于患者对侧，右手握小腿，左手按住膝盖，做上屈下伸运动，或向内向外旋转摇动。摇转法对于新鲜撕裂伤，关节附近骨折及关节脱位等禁用。

3. 临床应用　摇转法主要用于四肢关节及腰、髋等关节部位。本法能开通关节，散郁定痛，促进气血的运行，加强关节的灵活性和肌肉的伸展性，以利于关节功能的恢复。

(十一)震颤法

太和堂震法又称颤法，是推拿按摩手法之一。此法多为广大推拿按摩者所忽视，并未引起同道们的广泛重视和推广。人对震动的敏感性：震动对任何生物都有很强的刺激，不同生物的敏感性也不同，而震动有高频、中频、低频 3 种震动。人身体仅对低频震动敏感，对高、中频震动没有生物反应。手法中的震法，恰恰在低频震动范围内，古人创出了震法，并运用到临床。震法操作时，前臂与手静止性用力而产生震动的振法(即上肢在完全放松的情况下，将腕痉挛释放出来的震法)。将震法运用在腹部，称为“震腹疗法”。

1. 手法

(1)肩振法　震动来自胸大肌不自主地抽动，上肢产生水平位的振动。以此法治疗操作病症。

(2)肘振法　即肘关节快速屈伸运动而产生的震动。

(3)腕振法　即静止性用力产生的震动，称为“用力振法”。此为振腹疗法所采取的振法。以上 3 个振源产生的震动，通过手指、手掌或掌根传递给患者。即指振法、掌振法、掌根振法。后 3 个振法乃是传递肩振、肘振、腕振的手段，与振源无关。

2. 操作要领　患者仰卧，医者坐在患者一侧、掌心“劳宫穴”对准患者肚脐(神阙穴)，中指在任脉的中脘穴，掌根在关元穴，示指、环指在肾经线上，拇指、小指在胃经线上。医者上肢充分放松，将前臂自然放置于患者腹部。医者在充分放松的情况下，把腕痉挛释放出来，操作时可以全掌、掌根、指端变换着力。如此振动，能与患者腹部产生共振，视为本手法的最佳状态。频率为400～600次/分。

练法：医者在患者腹部用快拍皮球的动作（注意：手掌不离开患者腹壁）。练习时，均应在精神完全放松的情况下，才能将腕痉挛诱导出来。

第三节 点穴法

一、胸腹部

（一）胸腹部点穴法

1. 十二式

第一式：患者仰卧，解开腰带。医师坐在患者的右侧。用右手拇指按住阑门穴，旋转推按；左手拇指迎住巨阙部位。右手中指旋转推按的时间，以指下气通为止（图5-1）。

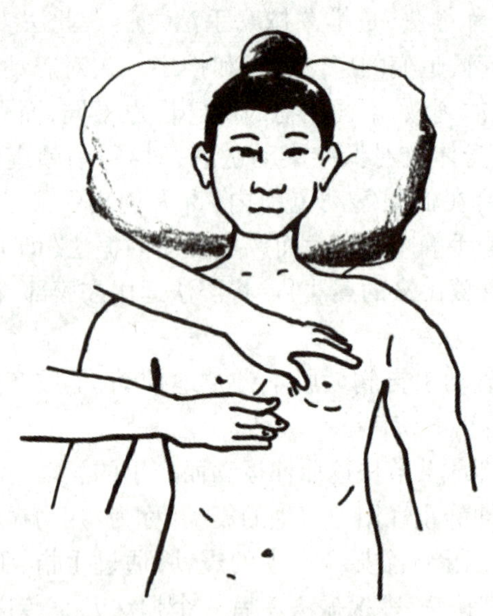

图5-1 胸腹部点穴法第一式

第二式：右手中指按住水分穴，旋转推按；左手拇指迎住巨阙部位，以水分穴气通为止。

本式治疗腹胀、泄泻、五更泻、水肿等症，采用阑门穴时并用。其他各症，治阑门穴后，即治建里，不点此穴。

第三式：右手中指按住建里穴，旋转推按；左手拇指迎住巨阙部位。以建里穴气通为止。患者姿势和医师手势与第一式相同。

第四式：患者仰卧，医师坐在患者的右侧，用左手拇指迎住患者的右石关部位，示指和中指迎住左梁门部位；右手指按住气海穴，旋转推按不过多久，指下觉穴气通即止（图 5-2）。

加治关元穴时，治气海后，用右手中指按住关元穴，旋转推按，气通即止。左手拇指仍迎住右石关穴，小指和中指迎住左梁门。

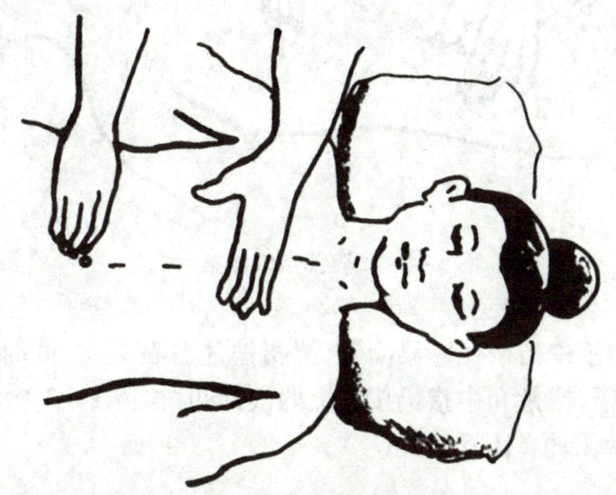

图 5-2 胸腹部点穴法第四式

第五式：两手放两带脉。用左手示指、中指和右手拇指，同时按住阑门、水分穴；同时左手拇指，右手示指和中指，扣住腹部两侧带脉，往里扰拔，以阑门感觉跳动为止。扰拔时，右手示指和中指微微有向里斜托之意；但扣住的部位，不能移动（图 5-3）。

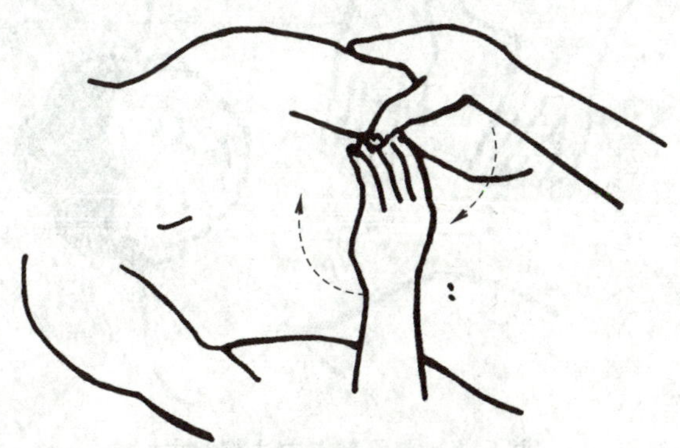

图 5-3 胸腹部点穴法第五式

第六式:右手拇指按住阑门穴,中指按住左章门部位,旋转推按,气通即止;同时左手拇指迎住巨阙部位。推按毕,用右手示指和中指由章门穴往下偏右斜推,至小腹,最多不超过 3 次(图 5–4)。

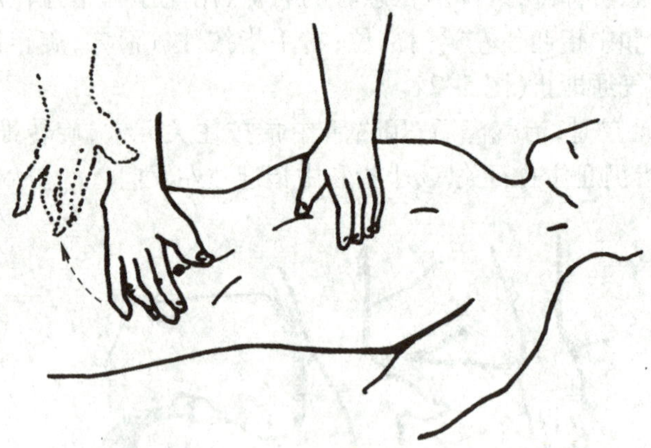

图 5–4 胸腹部点穴法第六式

第七式:右手中指按住左梁门穴,拇指按住右石关穴,同时旋转推按,气通即止。推按毕,拇指和中指仍按以上两穴,同时拧拔 1 ~ 3 次,多至5 次;左手拇指迎住巨阙部位(图 5–5)。

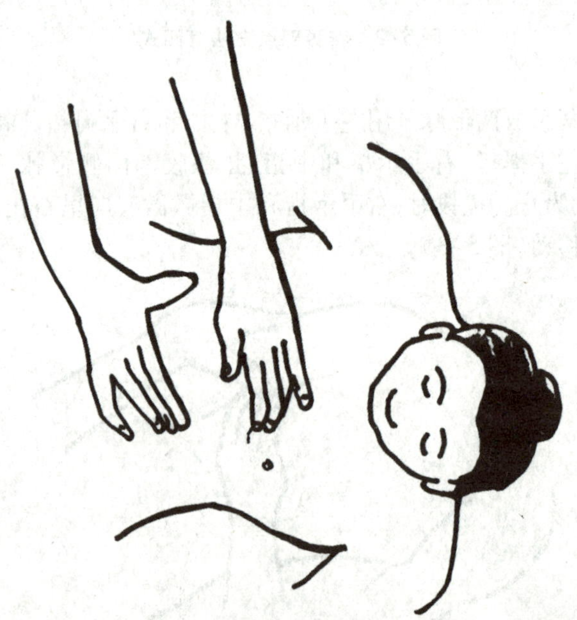

第八式:左手环指扣天突穴,拇指按璇玑穴,小指按华盖穴;右手中指按住巨阙部位,旋转推按,气通即止。

第九式:用右手中指按住左幽门,旋转推按;同时左手中指反扣左腋靠近胸部的筋,使之不能上冲咽喉;左手指下感到幽门的气稍平,随即左手拇指按住巨阙,示指和中指的近端,扣扳倒数第三、四肋间,气通即止。

第十式:用右手示指按上脘穴,中指按中脘穴,环指按建里穴,同时旋转推按,并用左手中指和示指迎住巨阙部位,感到中脘、建里部位气通就止。

此式操作完毕,再行阑门穴一次(与第一式相同)。对于腹胀、泄泻、五更泻、水肿等症,必须并治阑门、水分两穴。即:示指按住阑门穴、中指按水分穴,同时旋转推按,等气通为止。

第十一式:用右手拇指按住右天枢部位,中指按住左天枢部位,同时旋转推按,气通为止。推按毕,拇、中指仍按以上两穴,同时拧拔(示、中指向右旋引,拇指顺势挑送之)1~3次;左手拇指迎住石关,小指迎住左梁门。

第十二式:按照第四式推气海穴一次后,并压三把。其手势:右手中指仍按气海穴;环指和小指卷起,靠住患者少腹,自右少腹右侧缓缓压推至正面(图5-6);中指和示指卷起,翻压少腹,自左少腹左侧缓缓压推至正面(图5-7);用手背缓缓向下推至关元穴部位(图5-8),一次为止。

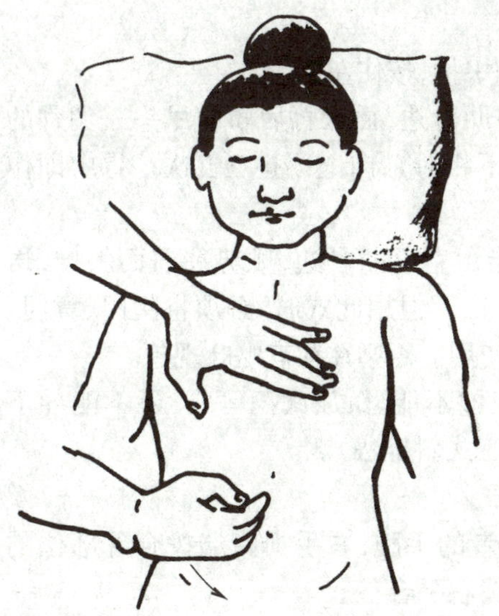

图5-6　胸腹部点穴法第十二式(1)

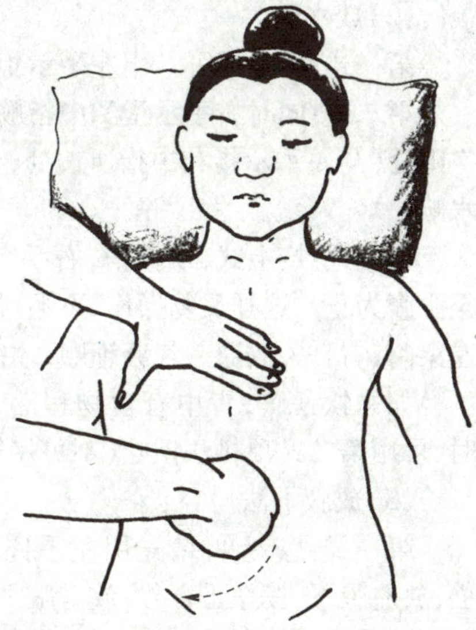

图5-7　胸腹部点穴法第十二式(2)

2. 专用手法　胸腹部点穴法,除以上十二式外,尚有7种专用手法,分别介绍如下。

(1)升津法　患者仰卧。左手示指和中指按住左梁门穴位往下按;同时右手示指和中指插向背后左侧倒数第二、三肋骨间,托住、往上搬托。并感觉舌根微有凉意,津液即能上达(图5-9)。

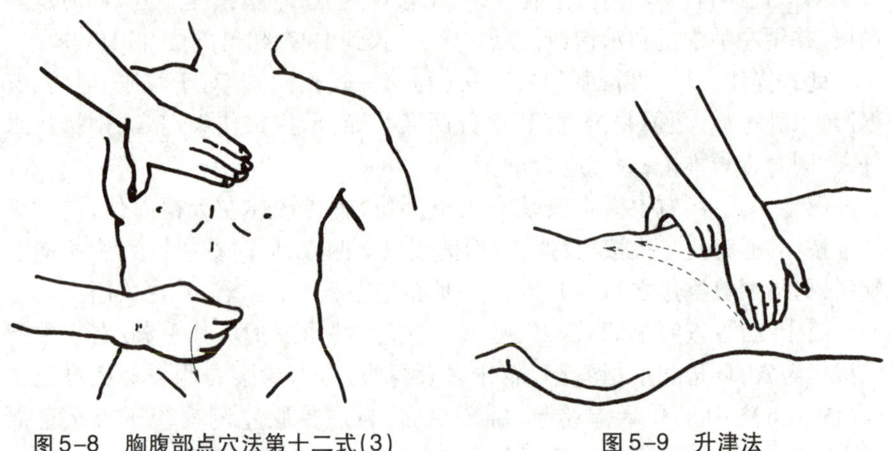

图5-8　胸腹部点穴法第十二式(3)　　图5-9　升津法

(2)放水法

第一式:患者仰卧。用左手示指和中指,按住左梁门。

第二式:同时右手示指和中指顺左肋骨边,插入背后软肋尽头三尖骨的空隙处(与左手示指和中指所按处,上下相对),向上顶抖三五次。胃中即作水响。

第三式:接上式,顶抖毕,右手各指由背后肋骨边,顺势往前面斜推,送至少腹为止。这样反复操作,不超过3次。但用此式时,必须将阑门、章门、左梁门、右石关放通。气分理顺,才能使用。否则往往有呕吐现象。

如暴饮暴食,胃中有食物积滞,胀饱不能忍,放阑门等穴,还不能导下时,可用第二式顶抖法催吐(不可用第三式斜推法)。

(3)放腋下法

第一式:患者仰卧,先用左手握患者的手腕,右手拇指端拨合谷部位的筋;放左腋下,拨左手合谷;放右腋下,拨右手合谷。

第二式:放右腋下法,用左手示指和中指握患者右手脉门,将右臂扬起,用右手拇指按住腋下的筋,拨按。等左手示指和中指感到脉门跳动为止(图5-10)。

放左腋下法与放右腋式同。用左手反握患者左手脉门,右手按拨左腋下的筋。

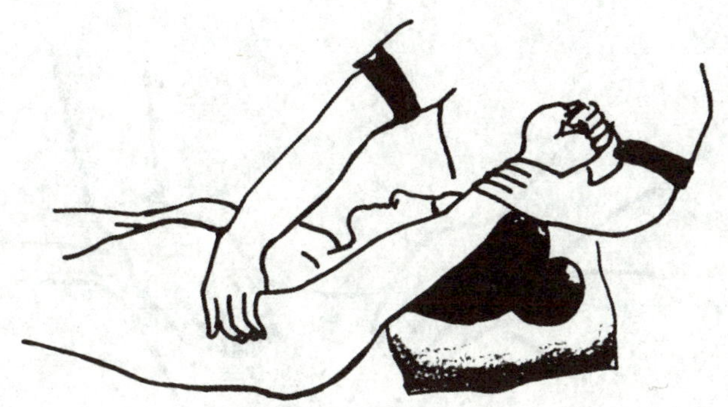

图 5-10　放腋下法

(4)带脉与三阴交齐放法

手势:患者仰卧。用左手拇指扣住右边的带脉,往里搬;示指和中指按住阑门,往下按,同时右手拇指端,按住右腿三阴交部位的筋,左手示指和中指感觉阑门部位跳动,或指下如有流水感,即止。

右侧三阴交放通后,用左手示指和中指,扣住左边带脉往里搬;拇指扣住阑门往下按,同时右手拇指端,分拨三阴交部位的筋,左手拇指感觉阑门部位跳动,或指下如有流水感,即止(图 5-11、图 5-12)。

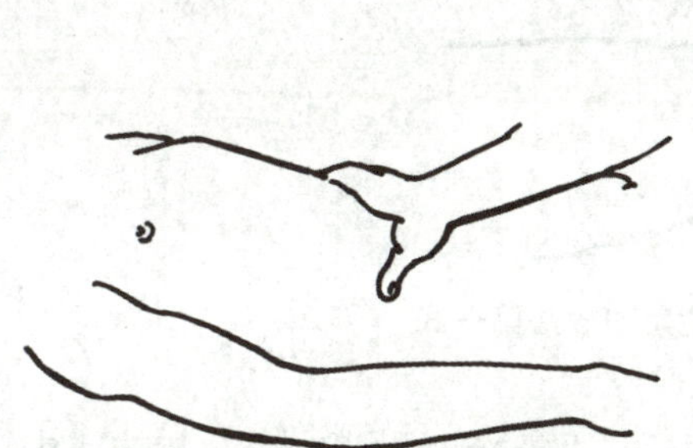

图 5-11　带脉与三阴交齐放法(1)

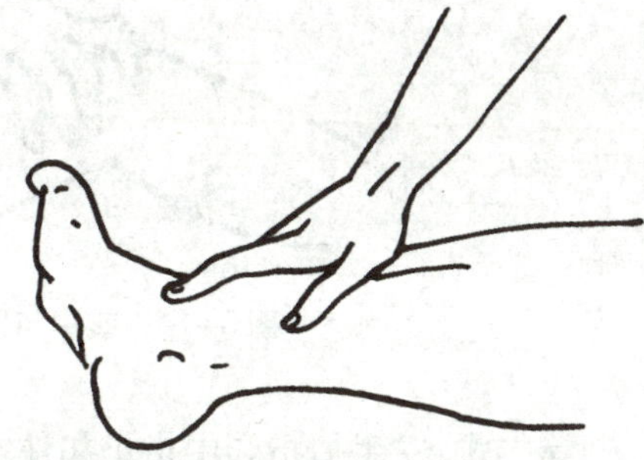

图 5-12　带脉与三阴交齐放法(2)

(5)引气归元法

手势:左手捏住建里部位,右手捏住气海部位,同时提起,患者感觉呼吸舒畅。治完任脉各穴后,用此式操作一次为宜(图 5-13)。

(6)彧中与阴陵泉齐放法

第一式:患者仰卧,用左手拇指和中指扣住彧中穴。先用左手示指和中指,由巨阙部位向下直推至阑门,连续 3 次。仍用右手拇指,将左阴陵泉部位的筋按住,拨开;再将右阴陵泉部位的筋按住,拨开。这时感觉胸部轻松(图 5-14)。

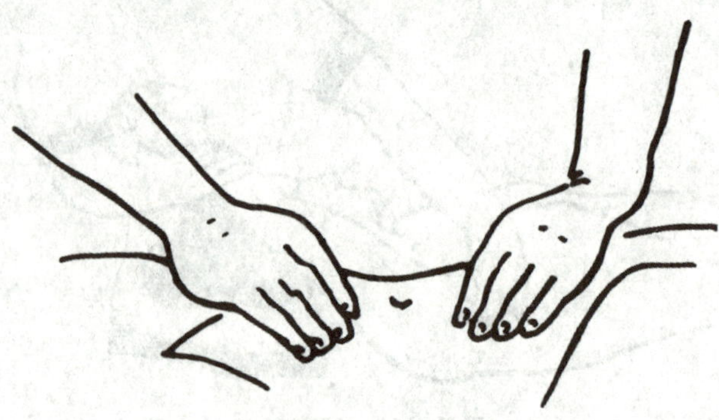

图 5-13 引气归元法

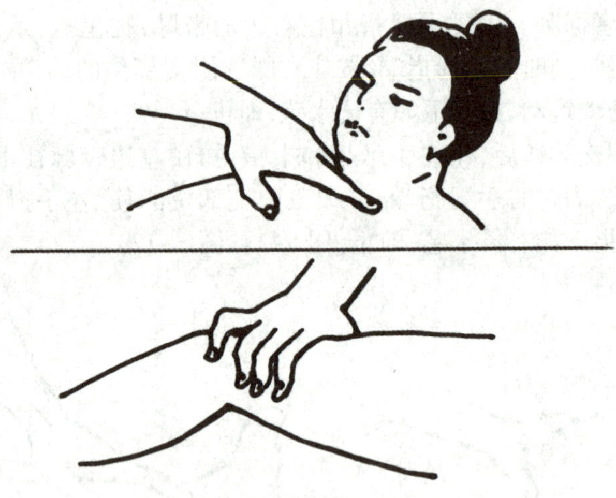

图 5-14 彧中与阴陵泉齐放法第一式

第二式:左手拇指和中指仍扣住彧中,右手拇指、示指和中指,扣按彧中以下两旁骨缝间,自彧中穴下方,一手一手地按至腹部肋边尽处;连续三五次。

第三式:接上式,再用左手掌侧,按石关部位;右手示指和中指托背后左肋下,与幽门、梁门相对处,同时动作。左掌向右放置托送至左幽门、梁门部位;右手示指和中指顶托向前,推送至章门部位,恰与左手相交;随后两手向下,同推气海部位为止(图 5-15)。

(7)治痰厥气闭法

手势:患者盘膝坐。医师蹲、立(拘腰)均可。用右手环指的指端,扣住天突穴向下微按;并用该指中节,微微拨弄咽喉,患者出现瞪眼摆头或闭目等现象时,环指扣拨不停,将痰吐出,即愈。

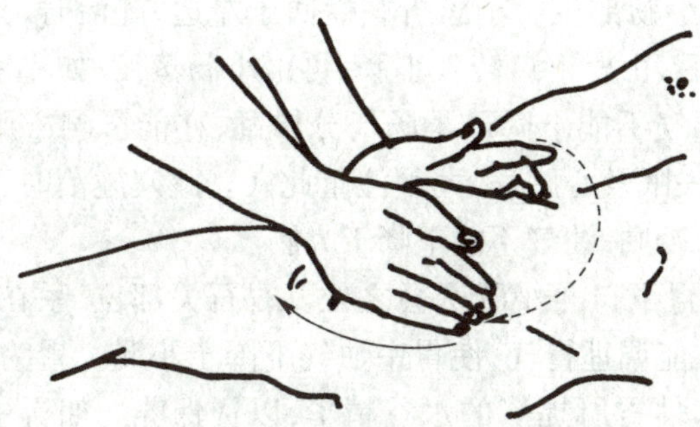

图 5-15　彧中与阴陵泉齐放法第三式

（二）胸腹部及任脉点穴法说明

本法是按脏腑部位辨证推按。采用针灸穴位，便于标志。所以穴位的部位和主治，与针灸文献的记载，亦略有出入。如巨阙穴，针灸文献所载："主手少阴心之募"；本法根据巨阙穴在食管和胃上口相会处，点按巨阙可治食欲不振、气逆上冲食管等症。

整体疗法为本法的特点之一，几个穴位互相配合，疗效更为显著。所以穴道的部位，必须准确。如阑门、水分、气海等穴，不可差错。施治穴位，亦不可呆板拘泥，从临床实践中体会领悟，灵活运用。

1. 阑门　在大小肠交会处，为食物自胃中转入小肠的暂停之所，无论虚实各证，必须首先放通此穴。若不首先放通此穴，中焦阻塞，胃与小肠内的浊气，为其所阻，不能下降，清气亦不能上升。如此处气分错乱，凝结不通，则胃肠之气混乱，各脏腑之气亦因之错乱。故此穴是开中气的关键，治中焦疾病的要穴。

2. 建里　其部位属脾脏。脾为后天之基，其部位与脾相靠连。其功能为摩擦胃部。脾脏动作快，摩擦力强，胃的动作力亦快，消化力即强。如脾脏萎顿，胃消化力因之减弱，各脏亦因之渐亏，百病丛生。无论虚实诸症，阑门放通后，即须治此穴，以活动脾经，开通胃气，浊气方能下降。

3. 气海　为生气之海，清气由此上升，为丹田呼吸的中枢。如不先将阑门、建里放通，即治此穴，则中焦之气，凝聚不能下降，下焦虽通，其气不能上接，故必先将阑门、通里放通，其气下降之际，再放此穴，才能接连畅通。此穴久治，恐致气脱，故放通即止。

4. 带脉　在腹部两侧系带之处，与周身脉络相通。用手搬之，似有筋状。如气分错乱于左，左边带脉亦发板；如气分错乱于右，右边带脉亦发板。带脉为活动周身气血的主穴。能使气血通达四肢，为开结、通经、达表之要穴，无论虚实诸症均治之。治此穴时，必须中、下焦之气放通后，再放此穴。

5. 左章门　是小肠部位。小肠折叠蟠回于左边，施治时，只用左章门。水谷经胃蒸发提炼后，由胃下口转入小肠；再由小肠蒸发，如小肠气分错乱，即影响脾胃，胃中浊气不能下降。小肠气分错乱，亦能影响心脏之气，因心与小肠相表里。如失眠及心脏病，尤须注重此穴。此穴施治时，必须在中下焦及带脉气通之后，否则，浊气不能下降于大肠。

6. 左梁门　在胃下口与小肠交会之处。右石关部位，系在胃侧。此两穴必须同时并用，才能调理胃气，使胃中浊气下降于小肠。胃为水谷蒸发提炼之所，各脏腑即仰仗胃所提炼的水谷精华，以资保养。如胃中气分错乱，消化力必减弱，各脏腑亦必应之而亏，疾病因之而起。无论虚实诸症，均须治之。此两穴施治时，必须先将大小肠之气放通，否则浊气不能下降。

7. 巨阙　在胃上口稍上，食管透过隔膜稍下处。食物由此入胃。如食管气分错乱上逆，饮食难以下咽。故此穴为开胃纳食的主穴。无论虚实各症，均须治之。此穴施治时，必须先将胃气放通，然后施治，浊气才能下降。

8. 幽门（左幽门管）　在胃的下口。因下口肉厚口细，胃中气分错乱，此处最易蕴藏积滞。如治梁门、石关不能下降于小肠时，即须泄压幽门，使积滞下降于小肠。泄压时，左手搬住左腋际靠胸部的筋。此筋专通胃气，胃气通，积滞才能下降（如胃、肠痛，均须注意此穴）。治此穴时，必须先将小肠之气放通，胃气活动后，才能治之。且此穴放通后，必再并治左梁门、右石关，胃气方和。

9. 天枢　在大肠部位。大肠迂回蟠曲于少腹，谷物的渣滓，经过大肠排出。如大肠气分错乱，往往发生少腹胀、便腻、便结、便血、泄、痢等症。气分错乱上逆，能影响脾胃。治气臌、水臌症，自阑门至巨阙放通后，即治此穴。其他症，须斟酌病情加用。

10. 关元　在膀胱部位。如膀胱气分错乱，往往发生尿结、气淋、遗尿、小便便腻、尿血等症。上述诸症加治此穴，须先将肠胃之气放通后加用之。施治后，必须治肾俞，以升肾气。

11. 水分　在大小肠交会处。水谷由此分道。凡治此穴时，必须与阑门并治。因此穴与阑门有直接关系。其作用，水谷经小肠蒸发后，水谷尚在混合中，顺小肠下转阑门。因气的作用，水谷即暂停缓下。水分以气的蒸发力，即将水湛清，转入肾脏；谷物渣滓，由小肠转入大肠。如此处气分错乱，往往发生腹胀、腹泻等症，须与阑门并用之。

12. 上脘　在胃上口处，中脘在胃的中部，此二穴可并用之。在肠胃之气放通后，酌情加用，以调和脾胃之气。下脘距离建里甚近，治上脘、中脘后，再治建里一次，不必再治下脘。

以上各穴部位治毕，将胃肠各部分之气放通后，必须再治阑门一次，因肠胃之气，虽以通畅，但恐中焦复结，故须再治阑门一次，以调中焦之气；再治气海一次，使胃肠中的浊气，易于下降；并压三把，以活动大肠之气。再用引气归元法，导气达于丹田，清升浊降，患者即有舒畅感。

扣彧中，可使胸部开爽，有调和胃肠气分的作用。一手直推腹部，以导浊气下降。一手拨阴陵泉，引导气分上下通畅。再用两手由幽门、梁门部相对处，同时推至气海（彧中、阴陵泉齐放法）。

治阑门、水分、建里、章门、上脘、中脘、左梁门、右石关等穴，因气分错乱于胃与小肠之间，推按使浊气下降。但浊气极易上逆反冲，故按住食管以迎之，使浊气不能上逆，即可顺手法导其下降。

治气海、天枢、关元等穴，浊气易于反攻胃部。施治时，用左手迎住左梁门、右石关两穴，以防气冲胃部。

治巨阙时，浊气易于上冲胸与喉咙，用左手示指、中指和环指按天突、璇玑、华盖三穴以迎之。

以上为诸穴各部位的作用和治法，即所是通调中气，开门放水，调气活血，引气归原。任脉起于会阴，经阴器上行腹部，经咽喉上达下唇及承浆。凡各穴称之曰“门”，为气分或水谷出入之处，中焦是沟通上下焦的关键，施治必先开中焦之门，中焦气通，上下两焦之气必动，再开下焦之门。下焦气通，中下两焦气通，即放带脉，使周身表里气通，再开上焦之门。上焦气通，气分即能下达于丹田，三焦气血才能和畅。如先开上焦，因气分已错乱于中焦，上焦气降，势必愈砸愈塞。如先开下焦，因中焦气分错乱凝结，虽将下焦放通，但中焦气结未开，上焦浊气，仍不能下达，气亦易脱。故以先开中焦为第一要义。本法应用的扼要部位为阑门、建里、气海、带脉、章门、左梁门、右石关。无论是虚、实、久、暂各症，必须采用，施治顺序，不可错乱。临症所用补、泄、调等手法，对于各穴，注意或久、或暂、或缓、或急、或轻、或重之点，随病情而转移。如病情复杂，须加用别穴，不可墨守成规。

（三）治胸腹部及任脉名穴要点

治腹部及任脉各穴，以放通为主。无论点何穴，如指下感觉有气分凝聚不通，用调、泄、压、拨手法都不能通时，千万不要用猛力，以免出现危险。可将此穴有关的其他穴道放通，再点此穴，即自然通顺。

（1）点阑门用调、泻不通时，须压拨使之通。如仍不通，须缓缓再泻之。

（2）点建里如现板滞，用调、泄、压、拨法都不能通，待治毕治背部督脉时，升其脾俞，再点建里，建里自通。如仍不通，则脾绝。

（3）气海不宜久治。泄之须慎重。此穴易通，但不可过。

（4）点章门不通，可再点阑门，章门自通。

（5）点梁门、石关不通（如停水即作响，须用放水法），须再点章门。仍不通，可斟酌情形，加用带脉与三阴交齐放法，或用放腋下法，即通。

(6)点巨阙不通，可再点梁门、石关。放通后巨阙即通。

(7)点天枢不通，可加用带脉与三阴交齐放法，再点天枢即通。

(8)点幽门不通，即用压拨法。此穴用泻调，无须用补，虚证用时很少。

(9)上脘、中脘两穴，须与建里并用。加点此穴时，必须将阑门等穴放通后，方可加用。否则不易通顺。并用补、泄、调等法，可斟酌病情，灵活运用。

(10)用升津法时，必须先将胃气调顺，否则易吐。

(11)用放腋下法时，必须先将腹部和任脉气分调顺。如不将气分调顺即放腋下，虽能将气分临时调开，暂时见效，气分必在错乱。但气分通否的感觉，均在右手扣脉门的示、中指。如将气分舒开，指感脉门顶动，如不顶动，内部气分必严重错乱，分须体察情形，而点其他穴道，要防止病情发生突然的变化，细心研究，灵活运用。

(12)用放水法时，如患者有呕吐、转食等症状，胃中作水响，治梁门、石关仍不能让气分通顺，系胃中存水。气分通顺，水即随之下降小肠。手法顶抖后，右手斜推，不可过3次，多则伤气。

(四)治胸腹部及任脉各穴的感觉

病有虚实。实，为有余之症，猝然发病。身体素弱，偶因外感、内郁而突然发病，为病实体虚之症，与有余之实证不同。虚，为亏损之症，症状初轻，逐渐严重。如不早期治疗，往往长期不愈。兹将治疗原则分述如下。

1. 实证　应重泻、轻补，拨压兼用。实证气分错乱，或气分凝聚，宜重泄。泄通，即须轻补数次，以防气脱。气分错乱，用泄法不能通畅时，泻时用力微压。如气凝聚，微压而指下不能捺下时，仍用泄，等指下感觉似通之状，稍用力压之可通。如通，即轻补数次。两穴并治时，先用泄。如不通，即做拨之。微拨而指不能捺下时，仍用泻。泄，指下感觉微动，即稍用力拨之。指下觉通，即顺其势微用力推之，以顺其气，使其气不再错乱凝聚。

病实体虚，治胸腹部及任脉诸穴时，须泄、调、补、压、拨、推六法并用，重在泄、调。气分错乱，须泄之；泄而不通，须压之，使其气通。过通，恐气脱稍补之。重补，恐气塞，须重调之，调则气顺。两穴并治，亦先用泄。泄而不通，则微拨之，以使气通。过通，恐气脱，须稍补之。重补，恐气塞，须重调之，调则气顺，须推之使气平和。

又治病实体虚之症，调宜后用。先调，气结不易开，气分更错乱。泄补之后用调，以使气分和畅。

实病用重泻、轻补。因气分错乱，突然而发，气分尚未亏损。泄通，气结自解。须防气脱。应稍补之。因元气尚足，不至再结，其气自和。

2. 虚证　治胸腹部及任脉诸穴时，用重调，轻泄，轻补之法。因气虚，重补即塞，不补益亏，不泄则塞，重泄易脱，故须重用调，轻用补泄。必先调之，调而不开，则轻泄之。泄通，即用补。如泄而不通，微用压；压通，即稍补之，以防气脱。稍补即调，使气分通畅。两穴并治时，亦先用调。调之不通，稍用泻，泄通即微补之。重调之后，气分通畅，即微推之，使其气舒；微拨之，使其气畅。症状似同，指下感觉不同。必须根据指下感觉，辨证施治。

举例如下：气臌，夹肋痞、水臌三病相类似，指下感觉不同。气臌，腹大作胀，以指按之，硬如皮球，无空隙软处，亦无病块。夹肋痞，腹大作胀，以手按之，腹部有软硬不同之处，硬块大小不一，硬块含在肌肉之间。水臌，腹部亦胀大，四肢胖肿，以指按之，表软而内硬。

治气臌，用力宜缓，不能用猛。力猛，于患者无益而有损，施治者手，亦易被挫伤。治法注重泻、调，轻补，压与拨须稍用力，品（即体察之意，与品茶、品酒之意同）而用之。

治夹肋痞，用力宜实，不需猛。治法注重泻、不用调，须轻补之，压与推、拨，用力而品之，不需用猛力。

治水臌，用力微大，注重泄、调，微补。压与推、拨，用力微大，品而缓用之。

有腹部塌陷，板硬如石、如木，用指按其穴，而部位属何脏腑，指下不甚分明者；有腹部塌陷而不硬，用指按其穴，而部位易于辨明，其部位内有硬块如石，其硬块或长或圆，形状不同者；亦有硬块按之则无，指起则现者；亦有推之则动者；有软而实者；亦有按其穴的部位，似有弹力而顶指者；亦有按腹如棉，下塌而不能托指者。此种已现败象，须谨慎注意。若按之如烂泥，推按十数分钟，指下仍无感觉者，则系绝相，不治。以上数种，皆为虚弱诸症之现象，施治时，须察其病情，斟酌而行。其力宜轻而悬提［悬提，其用法须肘悬，气贯指端，旋转不须用力，其气自然达到内层。在治腹部各穴时，有“粘而提之”之意，故决不可用力，用力则感觉不灵。此手法必须掌握，宜轻而大之者，则大之；宜轻而抖按（手指忽起忽落，如抖搬之状，于气将通之际，略觉指下突起一包者，用力泄之，恐不能通，需用此法，其气包自散）者则抖按之，但决不能用力］。补、泄、压、推、拨必斟酌病情，灵活运用。补不宜重，恐其气塞；泄不可重，以防气脱。

按某穴的部位时，致旋转将通之际，指下有多种的感觉。有初按平和，至相当时候感有突起一包或数包者，则悬指而推按之，以使其气通。有在相通之际，指下觉有流水状者；有如流水状者吱吱作响者；有如发现种种异声者；有如水泡连珠而破者；有如汲水之响者。其种种不同之现象，不止于此，皆系气分将通之征兆。在经过此等征兆之后，指下绵绵悠悠，不疾不徐，柔和通顺，此即指下气通的感觉。但亦有指下不发现上述任何征兆，而即觉

“气通”者。总之“指下气通”为本法治病的关键。

二、腰背部及督脉

腹部及任脉治疗毕，使患者坐起。医师立在患者的背后，用两手同时施治背部及督脉各穴。

第一式：用两手示指和中指扣住患者的两肩井穴，右手拇指缓推风府、哑门十余次。

第二式：用两手示指和中指仍扣住患者的两肩井穴，右手拇指按住百劳穴，左手拇指加按右拇指上；用两手示指和中指往里扣，拇指往下按。至患者有感觉时为止。

第三式：两手示指和中指仍扣住两肩井穴，两手拇指捺住两风门穴缓缓顶按。

第四式：用左手拇指和中指，扣住两膏肓穴的大筋（如钳形），按住不动，右手拇指、示指及中指（如钳形）扣住两风门穴的大筋，顺其经脉向下缓缓往里拨弄至两膏肓穴扣住不动，随即用左手拇指和中指扣住两脾俞穴的大筋，右手仍扣住两膏肓穴的大筋，顺其经脉向下缓缓推至两脾俞穴为止。

第五式：用右手中指按百劳穴，左手拇指、示指和中指扣住肾俞穴大筋，往里合按不动（如升肾水，须扣住两肾俞穴捏按之）。

第六式：两手拇指扣住两风门穴，两手示指和中指再扣住两肩井穴，向上提拔数次。

第七式：用两手拇指扣住两肩头，两手示指和中指再扣住两腋前面的筋，分拨数次。

第八式：用两手示指和中指扣住两肩头，两手拇指从背后插向腋下，用拇指提拔腋下后面的筋三五次，随即顺其经脉缓缓向下拨送至两肋，如是3次。

第九式：用两手示指和中指插向两肋，扣住不动。两手拇指扣住两膏肓穴，用拇指端扣拨两膏肓穴的大筋，往里合按，患者胸部感觉轻松即止。

第十式：用两手示指和中指扣住两肋，两手拇指扣住两膏肓穴的大筋，两手均如半圆形，顺其肋缝，缓缓左右往下分推至两肾俞穴或两大肠俞穴为止；如泄泻，即至肾俞穴为止，不可至大肠俞穴。

第十一式：两手握拳，按挤背脊的两大筋，自风门穴起，顺其经脉徐徐向下按至两肾俞穴为止。如泄泻，即至两肾俞穴，不可至大肠俞穴。

第十二式：右手示指和中指扣住右肩井穴，用左手掌按住大椎向下推送至尾闾部位三五次为止。随即用左掌从左肩起，向下推至左肾俞穴三次，再以右肩起，推至右肾俞穴三五次即止。

第十三式："散风"，用右手拇指、示指、中指并按住两风池穴，捏按数十次。

第十四式：治肺俞，用两手示指和中指扣住两肩井部位，两手拇指扣住两肺俞穴的筋，扣拨三五次。此式与第三式手法相同。

第十五式：治心俞，用右手中指按住百劳穴，左手拇指和中指扣住心俞穴，往里扣拨两心俞穴的筋。治膈俞、肝俞、胆俞、肾俞等，亦适用本式手法。

第十六式：治命门。用右手中指按住百劳穴，左手拇指、示指和中指反扣两肾俞穴。扣拨后，即用左手拇指在命门穴按两三次。

第十七式：治大、小肠俞。两手拇指按住两大肠俞穴，两手示指和中指扣住少腹后面胯上，用拇指端往里向下扣按，以患者少腹感觉舒适即止。治小肠俞手法与大肠俞同。

治腰背部及督脉各穴，以舒其脏腑之气者，其手法与治腹部及任脉时迥然不同。治腹部及任脉各穴，系直接按其脏腑部位，须先开中焦筋络，以通其脏腑之气。腹部，即任脉诸穴之总枢纽在阑门，故先开阑门。背部及督脉诸穴之总枢纽在百劳，故先治百劳。说明如下：先按风府、哑门两穴部位的筋以散风，使头部清爽即扣住两肩井，捺百劳。因百劳能使诸气下顺，下达丹田，为背部诸穴之关键，为补元气，与各脏腑亏损之要穴。百劳气开，再治其他各穴，方能贯通。但必须扣住肩井，始能使清气上升，浊气下降，配合使用，不可分离，无论虚实证均须用之。随即按两风门穴，此穴为散各脏腑之风邪，为散风之主穴。再治膏肓穴，此穴为补损开胸之穴。再治脾俞，脾胃为后天之基础，脾俞与脾脏相通，为升脾阳之主穴。再治肾俞，肾为先天之根本，与后天有连环的作用。再由百劳顺脊椎下推至尾闾，以调顺督脉之气。以上诸穴，为扼要之穴道，无论虚实各症，均不可少。关于所用手法，如拨、分推、挑拨、直推等，其作用皆为疏通表里之气。此法之扼要各穴与次序，均不可乱，但临证时，病情不同，可斟酌其症状，加用其他各穴，参照其图式之治法，查其穴之主治后，灵活运用。总之，治背部及督脉诸穴，均与腹部及任脉诸穴各脏腑部位互相表里，有连带作用，如用得当，其折收之效果即能立竿见影。

第四节　九宫腹部推拿综合运用

一、温阳调冲式

术式组方:层按法之提法——伏冲之脉、关元穴;旋揉法——神阙穴为中心;迎法——巨阙穴,捺补法——建里穴;捺扫法——背俞穴、督脉。

1. 胃痛

配伍术式:①层按法之带法泻中带补法——中脘穴;②迎住巨阙穴,捺调阑门穴;③揉滚胃经两侧腹部循行区域;④捏提带脉;⑤捏脊法。

2. 泄泻

配伍术式:①层按法之提法——中脘穴;②逆时针迭揉全腹;③捺补气海、天枢穴

3. 水肿

配伍术式:①层按法之提法——中脘穴;②迎住巨阙穴,捺泻阑门穴;③迎住左梁门、右石关,捺泻章门、太乙、天枢、石门、水分、中极穴。④扣按阙中、拨阴陵泉,膝上内侧 2 寸。

4. 阳痿

配伍术式:①揉滚命门穴;②迎住巨阙穴,捺补气海穴;③掌运带脉至神阙穴一线;④指按气冲穴。

5. 消渴

配伍术式:①层按法之提法——下脘穴;②迭揉法——气海、关元为中心;③捺调中府、膻中、京门、血海、三阴交穴;④指按气冲穴。

6. 虚劳

配伍术式:①层按法之带法补中带泻法——下脘穴;②提拿建里、气海穴;③掌合法——神阙穴为中心;④捺调肩颈、膏肓、百劳穴。

7. 痛经

配伍术式:①捺调梁门、石关、气海、章门、期门、三阴交穴;②捏提带脉;③直擦肾俞至八髎穴;④捏脊法。

二、补气养脏式

基本术式:①层按法之提法——伏冲之脉、三脘穴(上脘或中脘或下脘);②迭揉法——气海、关元穴为中心;③迎住巨阙穴,捺补建里穴;④捺调膻中、中府穴;⑤捺扫背俞穴。

1. 感冒

配伍术式:①捺调天突、列缺穴。②直擦足太阳膀胱经大椎至尾闾。

2. 心悸

配伍术式:①捺调百会、四神聪、内关、膻中、巨阙、神门、日月穴。②捺扫两侧手少阴心经。

3. 不寐

配伍术式:①层按法之提法——中脘穴。②捺调内关、期门、章门、血海、三阴交太溪穴。③指按气冲穴。④揉滚承满至天枢穴一线。⑤掌合法——神阙穴为中心。

4. 癃闭

配伍术式:①层按法之带法补中带泻法——关元穴。②迎住巨阙穴,捺泻阑门、梁门、太乙、水分、石门、天枢、京门穴。③团摩神阙至中极穴。

三、理气行滞式

术式组成:①层按法之散法——上脘或中脘穴。②捋法——双侧肝经、脾经或胃经腹部循行区域。③迎住巨阙穴,捺补建里穴,捺泻阑门穴。④扣按阈中阴陵泉。

1. 胃痛

配伍术式:①捺泻中府、梁门、太乙穴。②捏提带脉。③掌分法——中脘穴中心。④捏脊法。

2. 便秘

配伍术式:①迎住巨阙穴,捺泻左梁门、右石关、阑门、天枢穴。②顺时针迭揉全腹。③掌运带脉至神阙穴一线。

3. 月经不调(月经后期)

配伍术式:①指按气冲穴。②捺调天枢、石关、气海、中极、三阴交穴。③拨按带脉。④掌分法——气海穴为中心。⑤捺扫两侧肺俞至肾俞穴。

4. 郁证

配伍术式:①掌运带脉至神阙穴一线。②捺泻太乙、足三里、下巨虚、太冲、行间穴。③捺调头维、率谷、鱼腰、攒竹、听宫、听会、完骨穴。

四、行气化湿式

术式组方:①层按法之带法泻中带补法——中脘穴。②迎住巨阙穴,捺泻阑门穴,捺补建里穴。③提拿建里、气海穴。④迎住左梁门、右石关穴,捺泻水分、太乙、中极穴。⑤捺调膻中、中府穴。⑥扣按阙中、拨阴陵泉。⑦捺扫背俞穴。

1. 痞满

配伍术式:①掌运带脉至神阙穴一线。②捺调承满、梁门、梁丘、足三里、丰隆穴。

2. 眩晕

配伍术式:①捺调百会、四神聪、太阳、风池、完骨、承满、天枢、足三里、丰隆穴。②捺扫足少阳胆经头部两侧循行区域。

3. 肥胖

配伍术式:①顺时针迭揉全腹。②捺调天枢、石门、足三里、丰隆穴。③拨按带脉。

五、扶土抑木式

术式组成:①层按法之带法——中脘穴。②迎住巨阙穴,捺泻阑门、建里穴,捺泻期门、章门穴。③拨按带脉。④捋双侧肝经侧腹部循行区域。

1. 泄泻

配伍术式:①掌运带脉至神阙穴一线。②迎住巨阙穴,捺泻水分、太乙,捺调天枢穴。③逆时针迭揉全腹。④捏脊法。

2. 带下病

配伍术式:①旋揉法——关元穴为中心。②迎巨阙,捺调水分、中极、三阴交穴。③捺指两侧膈俞至脾俞。

附:手的练习

按摩医师用两手连续不断地操作在患者身上,手指必须运用有力。柔中有刚;手腕必须灵活,扭转自如;臂、肋亦须有耐久的力量,以支持两手持久地技术操作。例如按摩腹胀如鼓,胸实腹坚实如石,或四肢强直,弯曲,角弓反张等症状的患者，如果指、腕、肘、臂没有力量，或力量弱，而不能持久，就不可能达到预期的治疗目的。因此指、腕、肘、臂的力量锻炼，是基础功夫。有了基础功夫的锻炼，然后再熟练胸、腹、背、头面、四肢等部位的各种手法。

(一)手的练习

推拿师要把双手锻炼得有力、柔软、协调、持久、渗透。

1. 左手拇指和示指托住右手腕，右手四指合拢伸直，做顺时针旋转，逆时针旋转，反复练习，以练到不酸不累为度。

2. 肩部放松，肘关节屈曲，掌面先平放在枕头上或沙袋上，然后以腕关节的力量做灵活、回旋的揉按动作，练到不酸不累为度。双手都练，以便轮换操作。

(二)手指练习法

1. 手指练习法1

(1)将右手示、中、环指按在沙袋和枕头上，用指端接触沙袋，摆动腕关节，以带动指间关节，做有节律性的摆动，力量要均匀，不要忽轻忽重，每日要刻苦练习，不可间断。

(2)将右手大拇、示、中、环指和小指的指腹叩打在桌子或其他物体上，往下叩打时要五指散开，往上提时五指收拢，如此反复练习。

(3)在有条件的情况下，可以取一桶小豆或麦子，用右手往小豆或麦子里插，插时五指并拢，初练时次数宜少，以后渐渐增加。

(4)拇指的练习：临床按摩时，推拿和点、按穴位时，拇指往往发挥很大作用，练习指力和技巧时，对拇指要更加注重练习。练习时要沉肩垂肘。

(5)手指练习法：肘部微曲，腕部掌曲垂下，手呈半握状，四指握时不得超过掌心，拇指伸直靠于示指，指腹接触沙袋，摆动腕关节，带动拇指的掌指关节和指间关节，做有节律的摆动，亦可做点、按、推等动作，以增强其指力和技巧。

在物体上练习一段时间后，就可在自己身上练，如将自己的右手示、中指和环指按在自己大腿的肌肉肥厚处，做旋转揉按动作，以体会指力大小和熟练程度，亦可两人对练。

开始练习时，指、腕、肘、臂有酸痛感，所按部位不能固定不移，指下也无明显感觉，经过一定时期的练习，酸痛感逐渐消失，指下感觉逐渐灵敏，这时就具备了对患者施治的基本条件。

2. 手指练习法2：将自己的右手示、中指和环指，按在自己大腿的肌肉肥厚处，向左旋转，力量均衡，不要忽轻忽重。每日练习若干次，不可间断。初练时不要用力；手指有酸痛感，仍继续锻炼。坚持练习日久，手指酸痛现象即可减轻;所按部位,亦不移动;手指亦逐渐灵活。这是第一步的基础锻炼。

仍如前法练习:向左旋转数十分钟后,即向右旋转。等熟练灵活后,即进行手指往还、旋送、柔推的练习。然后进行两指迭送的练习,即一指侧按于一指之上,压按之。经过一定的时间练习,指腕灵活而不酸痛;指按旋转自如,不致移动部位。

(三)手腕练习法

1. 穿腕:以左右手上下交叉状,手指若攫物状。上边手顺下边手的小指边向下转,下边手随即翻上来,往下转,互相如梭状,分叉交换。这样反复练习,可使指、腕、肘、臂的力量增强,运转灵活。

穿腕生力的练习和武术家的穿手式的练力法相类似。所不同的是,穿手式是四肢的联合动作;穿腕式仅是上肢、指、腕、肘、臂的联合动作。

2. 拷腕:两人面向内对立,互相伸出左手或右手,用圆滑的木棍(棍长一尺多,直径一寸)一条,各握木棍的一端,握紧握牢。

3. 拧棍式:两人同时用力向内往下拧转。这样反复练习,可增掌力。

以上三式,都是增生力量的方法,是基础功夫的锻炼,要长期练习。拷腕式、拧棍式是双人互相练力法,必须合作。双方慢慢地用力,慢慢地增力;不要突然用猛力,以防止对方的筋被挫伤。双方力量不可能平衡。力量大的,应照顾力量小的。力量小的,长期锻炼可以逐渐增生力量;力量大的,也能达到锻炼的目的。

在以上锻炼的基础上,进行腹部推按的练习。腹部推按的练习,应用开中气法练习。以两人交换推按为宜。手法:用调、泻,暂不用补(补恐气塞,气塞则堵闷)。初练时,指、腕、肘、臂有酸痛感;所按穴位,不能固定不移;指下亦无显著感觉。经过一定时期的练习,酸痛感消失,指感灵敏,所按穴位不移动。这时即具备了对患者施治的基本条件。

至于在头面部、背部、四肢的推按分拨手法的练习,可按后章四体分筋图式揣摩,仍以两人互相练习,领会较快。

第六章 太和传承腹部推拿法

人体的元阳是藏于肾中，我们常常说左肾右命门，这命门之火指的就是我们的元阳。《难经·八难》提到："诸十二经脉者，皆系于生气之原。所谓生气之原者，谓十二经之根本也，谓肾间动气也。此五脏六腑之本，十二经脉之根，呼吸之门，三焦之原，一名守邪之神。故气者，人之根本也，根绝则茎叶枯矣。"五脏六腑与经络之气的化生，靠的就是"肾间动气"。指的就是我们的元阳，也叫命门之火。元阳是人体生命活动的原始动力，主宰着我们的生长发育，生老病衰，元阳根于关元。《灵枢·逆顺肥瘦》提到："夫冲脉者，五脏六腑之海也，五脏六腑皆禀焉。"《针灸甲乙经》提到："冲脉任脉者，皆起于胞中，上循脊里，为经络之海。其浮而外者，循腹上行，会于咽喉，别而络口唇。"冲脉为五脏六腑之海，也是经络之海，那么结合《难经·八难》的条文，我们可以清晰地感悟到"肾间动气"与冲脉的关系。

《素问·举痛论》提到："冲脉起于关元，随腹直上。"《灵枢·寒热病》提到："三结交者，阳明、太阴也，脐下三寸关元也。"也就是说关元位于肚脐下三寸。关元，也叫丹田，是人体元气归藏之根，也是脏腑经络的根本，是呼吸的门户，三焦的源头。

元阳是我们的生命之火，是人体生长发育的根本，是我们的生气之源。有一句古话叫"人活一口气"，如元气、中气、卫气、营气、谷气、心气、肝气等无数的气，实际也就只有一气，这一气叫"真气"，《金匮要略》里面叫五脏元真之气。《灵枢·刺节真邪》提到"真气者，所受于天，与谷气并而充身也"，所受于天，这里的天指的就是我们的元阳，也叫元气；也就是说真气是根于元阳的。谷气指的是我们后天的脾胃之气，也叫谷气；真气就是我们先天的元气，与后天的谷气化合而来的气。这先后天化合，可以理解为"水土合德"，先天元气与后天水谷之气合和交融，二气合为一气，化生为真气，这真气也是阴阳的一个和合之气。《素问》提到："阴阳者，数之可十，推之可百，数之可千，推之可万，万之大，不可胜数。然其要一也，知其要者，一言而终，不知其要，流散无穷。"万事万物，无限划分，分之不尽，是阴阳的无限可分性；而合在一起，只有一个阴阳。人体的气也是一样，分开来讲无数气，而合在一起，只有一气。这也是郑钦安讲的"仲景之六经还是一经，人身的五气还是一气，三焦还是一焦，万病总在阴阳中"。这真气是先后天的合和之气，也可以理解为阴阳合和之气。古人一直认为"人法地，地法天"。《易经》是我们传统文化的"经中之经"，被称为第一经。在《乾卦》里提到："万物资始，乃统天"；这里讲的是天为主导，地顺承天，只有坤顺承乾，乾坤合德，才会有万物的化生。中医注重天人合一思想，人体的变化，跟自然界的变化一样，都注重阳气，而阳气来源于我们天上的太阳；地球是围绕着太阳转的，阳光的好坏决定了生物的生长。故而人体以先天命门之气——元阳为主导。气根于人体的元阳，元阳起于关元，故而关元为"阳气之根"。

第一节　云龙手以皮疏络皮疗法

云龙手以皮疏络皮疗法是在捏脊疗法的基础上，根据中医的经络学说、十二皮部的理论发展起来的。经，有路径的含义，经脉贯通上下，沟通内外，是经络系统中的主干；络，有网络的含义，络脉是经脉别出的分支，较经脉细小，纵横交错，遍布全身。《灵枢·脉度》说："经脉为里，支而横者为络，络之别者为孙。"

外邪侵犯人体时，病邪会沿着皮肤卫气、经络，自外而内，由表及里的传变。如《素问·调经论》说："风雨之伤人也，先客于皮肤，传入于孙脉，孙脉满则传入于络脉，络脉满则输于大经脉……"同样，内脏发生病变后可以通过经络反映到外部体表上来，如《灵枢·邪客》就说："肺心有邪，其气留于两肘；肝有邪，其气留于两腋；脾有邪，其气留于两髀；肾有邪，其气留于两腘。"无论外感、内伤，只要机体受到病邪危害发生病变，就会在经络所通过的有关体表部位上表现出来，有的是异常变化，有的则是出现阳性反应物。如形态变化，皮肤下面出现结节、硬块、条索状物，皮肤硬质肥厚、毛孔变粗变大，皮肤颜色改变或出现色素沉着，以及出现皮疹等。或出现感觉异常，疼痛，沉重压迫感，麻木不仁，或按压有特殊的疼痛、酸胀感等。如肺病会出现中府穴压痛，或在肺俞摸到结节。这种体表反映的异常现象，不仅可以作为诊断疾病的重要依据，同时还可以作为按摩治疗的重点区域。通过按摩临床实践观察到，人体的这些阳性反应，随着病情的加重、好转、痊愈，而相应地增多、减少、消失。这说明经脉、经穴和脏腑之间的联系是有一定规律性的，在按摩诊断和治疗上医家应该予以足够的重视。

经络内属于脏腑，外络于肢节，沟通于脏腑与体表之间，将人体脏腑组织器官联系成一个有机的整体；并借以行气血，营阴阳，使人体各部的功能活动得以保持协调和相对的平衡。临床治疗时的辨证归经、循经取穴、针刺补泻等，无不以经络理论为依据。所以《灵枢·经别》说："夫十二经脉者，人之所以生，病之所以成，人之所以治，病之所以起，学之所始，工之所止也，粗之所易，上之所难也。"说明经络对生理、病理、诊断、治疗等方面的重要意义，而为历代医家所重视。

推拿师运用云龙手以皮疏络皮疗法，在患者皮肤上进行捻转、提分、推拉等，采用各种手法，运动皮肤，从而达到防治疾病的目的。

一、皮部学说

十二皮部，是十二经脉功能活动反映于体表的部位，也是络脉之气所输注和布散的地方。人体皮肤的分布是各有所属和所主的，人体皮肤部位所属和经脉的循行密切相关，根据经络经过的部位和所起所止，就可以确定皮部的归属问题，十二经都是如此。

《素问·皮部论》中说："余闻皮有分部，脉有经纪……欲知皮部以经脉为纪者，诸经皆然。"凡是阳明经脉循行和到达人体皮部的地方，不论是手阳明经，或者是足阳明经，其皮肤的部位就属于阳明经皮部；凡是手足少阳经行止的皮肤部位，就属于少阳经皮部；手足太阳经行止的皮肤部位，就属于太阳经皮部。手足三阴经的皮部所属同三阳经一样，凡是手足少阴经行止于皮肤的部位，就属于少阴经皮部；凡是手足厥阴经脉行止于皮肤的部位，就属于厥阴经皮部；凡是手足太阴经脉，就属于太阴经皮部。经脉主要作用是联系经脉轴身、经气经部，从而保证了经脉的正常功能运动。十二经脉所行，就是十二经络在皮部的分属部位。明确经络和皮部的所关系。皮部居于人体的最外层，它是户外的第一道屏障。《素问·谬刺论》说："夫邪之客于形也，必先舍于皮毛，留而不去，入舍于孙脉，留而不去，入舍于络脉，留而不去，入舍于经脉，内连五脏，散于肠胃，阴阳俱感，五脏乃伤，此邪之从皮毛而入，极于五脏之次也，如此则治其经焉，今邪客于皮毛，入舍于孙络，留而不去，闭塞不通，不得入于经，流溢于大络，而生奇病也。"指出了经络是外邪从皮毛腠理，内传于脏腑的传变途径。此外，经络也是脏腑之间、脏腑与体表组织器官之间病变相互影响的渠道。例如，心移热于小肠、肝病影响胆、胃病影响脾等，这是脏腑病变通过经络传注而相互影响的结果。内脏病变又可通过经络反映到体表组织器官，如肝病胁痛，肾病腰痛，心火上炎可致舌部生疮，大肠、胃腑有热可致牙龈肿痛等。都说明经络是病邪传注的途径。

太和认为由于经络有一定的循行部位和脏腑络属，它可以反映所属脏腑的病症，因而在临床上，就可以根据疾病所出现的症状，结合经络循行的部位及所联系的脏腑，作为辨证归经的依据。例如，头痛一症，即可根据经脉在头部的循行分布而辨别，其痛在前额者多与阳明经有关，痛在两侧者多与少阳经有关，痛在颈项者多与太阳经有关，痛在巅顶者多与厥阴经有关。又如胁肋与少腹是肝经所过，故两胁疼痛或少腹痛多与肝经有关。此外，某些疾病的过程中常发现在经络循行通路上，或在经气聚集的某些皮部穴位上，有明显的压痛、结节、条索状物等反应物，以及皮肤形态变化、皮肤温度改变等，也有助于对疾病的诊断。如肠痈患者，在足阳明胃经的上皮部巨虚出现压痛；长期消化不良的患者，有时可在皮部脾俞穴见到异常变化。临床上采用循经诊察、扪穴诊察、经络测定等方法检查有关皮部经络、腧穴的变化，作诊断参考。

卫气有着固定的运行规律，“昼日行于阳二十五周，夜行于阴二十五周”，遍及全身。生命不息，循环不止。一旦运行受阻或规律紊乱，则可内生百病。如《灵枢·卫气失常》说：“卫气之留于腹中，搐积不行，苑蕴不得常所，使人支胁胃中满，喘呼逆息者，何以去之?”《灵枢·大惑论》说：“卫气不得入于阴，常留于阳”则“目不瞑”“卫气留于阴而不行，故卒然多卧”。《胀论》说：“营气循脉，卫气逆为脉胀，卫气并脉循分为肤胀。”《灵枢·刺节真邪》说：“卫气不行，则为不仁”。可以看出，这里所说的“支胁胃中满，喘呼逆息”“不仁”等，是责之于卫气运行受阻，而“目不瞑”“卒然多卧”“脉胀”“肤胀”则是卫气循行规律的紊乱所致。证虽繁杂，病机则一，都与卫气运行失常有关。

卫气是脏腑功能活动的物质基础之一，与营气相互转化，相互出入，“分之则二，合之则一”(《类经》)。若卫气功能失常，营气亦不能发挥正常的生理作用，五脏六腑则失其营养，故百病丛生。如累于肺，可出现咳嗽、气喘、自汗、短气，累于心；可出现心慌、心悸、脉结代；累于肠，则“恶气乃起，息肉乃生”，发为“肠覃”(《灵枢·水胀》)；或“有所结，气归之，卫气留之，不得反，津液留之，合而为肠溜”(《灵枢·刺节真邪》)。另一方面，脏腑的病变异常首先表现为卫气的失常。如肺气虚，卫失其主，常表现为卫阳不固，心气虚则表现为营卫运行不畅，脾气虚则营卫化生无源等。

此外，卫气具有温煦脏腑、调节体温的重要作用，所以能使体温维持在一定的范围之内，若有偏胜偏衰，即可导致发病。如喻嘉言说：“卫偏胜则身热，热则腠理闭，喘粗气为之仰，汗不出，齿干烦冤”“卫偏衰则身寒”(《医门法律》)。周学海也说：“卫气者，热气也，凡肌肉之所以能温，水谷之所以能化者，卫气之功用也，虚则病寒，实则病热。”(《读医随笔》)

总之,卫气有着固定的运行规律,与五脏六腑都有密切关系。卫气的运行障碍或功能失职,可导致多种复杂的病理变化。

同样的道理,内有病,可通过经脉而反映于皮部。这里的皮部的皮是指脉行皮中各有部分,脉受邪气,随而病生。是气不能于经脉和调,则气伤于外,邪流于内,才必生大病。太和认为,根据邪入处便是去处的理论思想,皮部是邪的来处,治疗疾病同样可以从皮部治疗。

二、云龙手以皮疏络皮疗法的临床作用

根据中医的发病学说,皮部是人体第一道防线,外因病邪袭人体,首先通过皮部,若皮部功能正常,则抵抗力强,反之就会发生病变。《素问·皮部论》说:"是故百病之始生也,必先于皮毛……故皮者有分部,不与而生大病也。"说明凡是外邪侵入人体,都是先从皮毛开始的,在邪气侵入皮部的时候,如能及时治疗,就会很快痊愈,如果治不及时,邪气就会向内侵入脏腑而生大病。

云龙手以皮疏络皮疗法可以起到下述临床作用。

1. 无病能防　在正常情况下,通过以皮疏络皮疗法按摩运动皮肤,可以增进皮肤的功能活动,保持皮肤健康,增强其对病邪的抵抗能力。《黄帝内经》曰:"虽有大风苛毒,勿之能害是也"。《医宗金鉴》说:"凡外因百病之袭人,必先于表,表气壮,则卫固荣守,邪由何入。"从而达到防病的目的。

2. 有病能治　《素问·阴阳应象大论》曾提出:"故善治者治皮毛,其次治肌肤,其次治筋脉,其次治六腑,其次治五脏。治五脏者,半死半生也。"当病邪侵入皮部,病邪尚未深入经脉脏腑时,抓紧时机治疗皮部,就会收到事半功倍的效果。

另外,皮部与内脏是息息相通的,以皮疏络皮疗法有疏通皮部、通经活络、行气理血的作用,因此,以皮疏络皮疗法不仅可以治疗外邪引起的一些病变,而且可以治疗内脏所发生的某些病变。《素问·举痛论》中说:"寒气客于背俞之脉,则脉泣,脉泣则血虚,血虚则痛,其俞注于心,故相引而痛,按之则热气至,热气至则痛止矣。"说明按摩的方法能促使皮肤生热,促进气血循环旺盛,驱散寒邪,从而达到止痛治病的目的。

三、以皮疏络皮疗法的几种常用手法

以皮疏络皮疗法主要以手指力的作用为基础,通过对皮肤的摩擦力和拉力等机械力的作用,引起人体一系列生理化力的大小、方向的变化。疏皮

力的大小不同,患者产生的反应也不同,用力过大会使机体受损,用力过小起不到治疗疾病的作用。所以,在进行疏皮疗法时,用力的大小,要根据患者的身体强弱、疾病的轻重、病程的长短、年龄的大小、疾病的具体情况和需要而选定。力的方向和皮的部位都要根据十二皮部的理论和所属范围进行辨证确定。

1. 以皮疏络皮疗法常用的几种力

(1)提力:用手指把机体表面的皮肤捏着向上提起。例如人体全身所有的皮肤,都可以用提力,方向不限。

(2)捻转摩擦力:用手指将机体表皮提起后,往返捻转摩擦,部位和方向不限。

(3)拉推、提分力:用手指将机体表皮提起后,用双手向前推,向两边分,向两边拉,一般多用于腹部和背部。

2. 以皮疏络皮疗法常用的几种手法

(1)提捻法:用一手或两手示指、中指、拇指,把肌皮提起,往返转数次放开,再提,再捻,再放,一手接一手地循环进行。本法适用全身所有皮肤。

(2)提推法:用两手拇指、示指、中指提起皮肤往前直推或分推。本法多用于胸腹部和背部。

(3)提拉法:用两手拇指、示指、中指,提起皮肤,向两边拉,拉时用力要均衡、迅速、灵活,不宜过猛,初时用力宜轻缓,逐渐增加力量。本法适用于腹部、背部、腰部和四肢。

第二节　太和传承洛书疗法、捉悖痞与四体分筋法

一、太和传承洛书疗法

洛书疗法承传于上古,言简意赅、妙趣无穷,具有疗效好、见效快、无痛苦、不需花费钱财、不用辅助器械、绿色健康、人人可行、随手可施等诸多优点,假如持之以治病救人,深积功德;用之以学术研究,重振国医。符合中华文化人天相应的大一统健康观。在倡导“全民健康”的今天,公开此法,让祖宗圣学后继有人。

“天地之至数也,始于一而终于九。”(《灵枢》),洛书之象,则是天地至数存在的一种表现形式。在中医圣典《灵枢·九针》中,曾专门有文字阐述

洛书九宫与人体肢体、身形相应的人天全息之数理。太和认为：在洛书这9个天地至数在人体的分布管辖范围中，“9”为头，头、喉、颈、脊椎、心脏、小肠都属于“9”的区域。“2”“4”为肩，还应该包括左右手（从耳至手指的这一条线）。“6”“8”为左右足，还应该包括从腹股沟到脚趾的这一条线。左3右7，中医认为是“左肝右肺”“3”为肝、胆、带脉，属于整个躯体的左侧；“7”为肺、乳腺、带脉，为整个躯体的右侧。“5”居其中，为丹田、黄庭区域，还应该包括肝、肾及六腑。“1”为人体任脉下端（肚脐至生殖器）的这一线，包含生殖系统。知道了这9个天地至数在人体的“行政区域”，我们再来了解它们的敏感点（相当于首府），运用敏感点治病，立竿见影。“2”“4”的敏感点在耳垂、手掌月骨之中的粒骨点上，这在数术家医派中叫作“气门”。“3”“7”的敏感点在带脉上，胁下左右双侧，这是一个区域，在本派中，素有“带脉通、全身松”之语；“6”“8”的敏感点在腹股沟中央、血海穴、委中穴及经外奇穴“畅通点”；“9”的敏感点在人中穴与鼻根交界处的鼻根点，施术时多用一手覆头，另一手拇指内侧横向上推至百会穴方向，一紧一松，有醒脑、急救之妙用。还有就是双耳尖直上约二横指处的头上敏感点和脊椎临时压痛点。“1”的敏感点在会阴穴；“5”的敏感点在神阙穴。

二、太和传承捏悸痞

捏悸痞作为一种独特的治疗方式，在民间早有广泛流传。只是长久以来，一直作为独门绝技为人所秘，或是有所透露也都语不详焉，不能普及成为一种能够被大众理解和掌握的保健治疗方式。

（一）“捏悸痞”释义

“悸”字本来是指心脏的异常搏动，到《伤寒论》的时候已经泛指体表各部位的异常脉动了。它统领了这个疗法适应证的第一个表现——体表（主要是腹部）的异常脉动。

“痞”字的意思是痛。另一种说法是按下去的时候，可以感觉到腹内的结滞而且疼痛的就是痞。它统领了第二个表现——按下去会痛。

所以总结一下，我们的按摩目标就是腹部有一个会跳动，而且按下去有形状会疼痛的部位。

捏悸痞按摩的正体位为上半身平躺在床上，下肢垂地自然伸直，放松，令腹部拉伸。此时有急性不适，或者有长期慢性病的患者，可能会感觉到腹部某处有明显跳动。如果没有发现，就用手指轻轻放在脐周的皮肤上，以肚脐为中心画圆圈寻找。可慢慢扩大圆的半径，直到寻找到动悸点为止。

注意：身体肥胖、体内脂肪较多的人，要稍用力按压才能找到。

动悸点在按压的时候会有明显的酸、胀、重的感觉，并且异常感觉会向周边放射。

找到了悸动点后的按摩方法：五指弯曲并拢，5 个指头呈梅花形，像我们平时捏茶叶的样子。指尖放在动悸点上轻轻揉压，如果痛感可以忍受，可以把另一只手搭在按摩手的手背上增加按摩力度。注意按摩的方向是以悸动最剧烈、痛感最明显的点为中心，小范围顺时针旋转。这一点非常重要，切记！！

按摩前不要吃太饱，若有便感，排空后再揉按。每次以揉按 300 ~500 圈为宜，每天 1 ~2 次。

自我按摩以缓和柔性的长期刺激为目的，千万不要贪多求快，盲目追求经络传感。没有足够的经验，因为手法失当，力度过大，很可能会造成其他疾病的出现。

自我按摩后可能会出现排气（气）、腹泻或便量增多（滞）、情绪异常（瘀）等一系列排病反应，相信熟悉按摩的同仁已经熟记于心了。

另外，在治疗过程中，悸动点会根据病情的缓解减弱、移动并向肚脐靠近，这是康复的迹象和表现，如果出现了相反的状况，请立即停止按摩并做相应的检查。

临床观察，捉悸痞按摩法对虚弱症和慢性脏腑病效果比较好。

需要说明一点，按摩的过程应该感到身心安宁，气脉舒畅。有些悸动点是疼痛拒按的，也就是说越按会越难受，这样的情况就不要勉强坚持，以及早改变治疗方法或者检查就医为佳。

按摩结束后宜饮一杯温水，适当休息后再起身为佳。

以上就是对捉悸痞这种按摩方法的一个总结，希望对需要的人有所帮助。

（二）“捉悸痞”说明

“捉悸痞”腹部按摩法的九宫分区理论，出自《灵枢·九宫八风》。

河图布数口诀：戴九履一，左三右七，二四为肩，六八为足。

脏腑归属区域歌：一区属肾二属脾，三肝四胆五归脐，六为大肠七为肺，胃心分属八九区。

第 1 区，肾系区域：主肾病、膀胱病、耳病、骨病、腰脊肩背部的肌肉僵硬疼痛。

第 2 区，脾系区域：主脾虚引起的各种身体虚弱、痰湿泛滥、消化不良、习惯性出血证等。对饭量大却不长肉的人，长期按摩第 2 区有保健增肥作用（脾主肌肉）。长期按摩第 2 区还能缓解忧思抑郁的低落情绪（脾在志为思）。

第 3 区，肝系区域：主肝脏虚弱症，如视力减退、肢体麻木、手足颤抖、关节拘挛等。叶天士在《临证指南医案》中说：女子以肝为先天，所以很多妇科疾病会在第 3 区找到反应点。经常按摩该区域还可以治疗缓解肝肾阴虚型的小儿多动症的症状。

第 4 区，胆系区域：主胆病，如口苦、眩晕、胆怯、喜欢叹气等。

第 5 区，中央区，脐部：神阙穴，古来禁针宜灸，是宜补不宜泻的意思。关于在脐部用温补药物熏蒸以期强健补益方法，陈修园在《医学三字经》中说："脐中为性命之根，不可轻动。昔人以附子、海狗肾补药敷于脐中而蒸之，名医犹且戒其勿用，况大伤人之物乎?"高濂在《遵生八笺》中说此类药物都是用于皮肤，以气感肾家相火获得暂时疗效，长远来看恐怕会透支人体的元气。

第 6 区，大肠系区域：主大肠津液亏虚，大便干燥、便秘、便难、头晕、口臭等。

第 7 区，肺系区域：主肺病，如咳嗽、哮喘、气管炎症、鼻炎、咽炎等。肺虚弱造成的气短、无力、面白、精神不振等症状。很多皮肤病会在第 7 区找到反应点（肺主皮毛）。

第 8 区，胃系区域：主胃病，如慢性胃痛、反酸、呕吐、打嗝、胃胀等。肝木气盛会克制胃土，造成足阳明经的各种反应。所以因气恼或者情志不舒造成的头痛和女性乳房胀痛，按摩第 8 区的反应点会取得效果。

第 9 区，心系区域：心脏的功能不足或衰退造成的各种心悸、胸闷、乏力、心前区疼痛、头晕、健忘等症状，按摩第 9 区的反应点都会取得效果。心脑血管异常造成的眩晕、失眠，按摩第 9 区的反应点也会有效。

（三）案例分析

实例 1：一个 23 岁的女孩子，有轻微的腹泻，每天大便 3 ~ 4 次，持续 4 天，自己吃过黄连素，没有效果。脉诊显示脾胃阴寒之气比较重，她自己讲，有一天就着凉菜喝了几杯啤酒，腹部就开始不舒服了。腹部触诊在第 2 区发现了悸动点。

脾胃属土，按照河图数——天五生土，地十成之的指导。针对悸动点用轻 5 次、重 10 次的方法进行按摩。按摩了 60 次左右，开始出现明显的肠鸣音和水流声。第 150 次左右，去腹泻一次，结束按摩。第二天早晨 9 点热水送服一次标准计量的附子理中丸，下午再来按摩。她第三天反映，按摩回去之后就没有再排便过。早起排便已经没有急迫感了，只是还不成形，从早晨到下午 4 点钟，只排便一次。还是按照前一天的方法对她进行按摩，悸动点的波动感已经比前一天减弱很多了。第四天已经完全好了。

实例 2：男性，27 岁。每年秋冬季都会剧烈干咳，曾经吃过几位医生的汤药,效果不是特别明显。一直服用止咳糖浆和西药缓解症状。帮他摸了一下腹部,在第7区发现一个悸动点。《黄帝内经》说:诸气膹郁,皆属于肺。肺脏属金,按照河图数,地四生金,天九成之,对悸动点用重4次、轻9次的按摩方法,逆时针旋转按摩了300次。第二天咳嗽的剧烈程度和频率明显降低,他回家每天坚持自我按摩。现在他每天就咳嗽一两次,症状已经很轻微了。

肚脐是一个非常重要的穴位,也是经络的总中枢神经,因此肚脐跟身体的健康与否也有着非常大的关系,这也就是为什么我们扣了肚脐眼之后腹痛的原因。

现在人们面对各种压力和环境的变化,很多人都在想着如何保健、如何延年益寿,在中国古代有很多养生法,下面就为大家介绍一个灸脐法。

灸脐对于提高人体的免疫力有很重要的作用,而且利于延年益寿,只要方法得当,也是一种不错的养生方法。

脐是什么?神阙司人体诸经百脉。以现代医学的观点看,脐只是初生儿脐带脱落后遗留下的一个瘢痕组织。但中医认为,脐中是一个具有治病作用的重要穴位,名叫神阙。此穴被认为是经络之总枢,经气之汇海,能司管人体诸经百脉。当人体气血阴阳失调而发生疾病,通过刺激或施药于神阙穴,便有调整阴阳平衡、气血和畅的功能,收到祛邪治病之功效。

灸脐的作用:提高人体免疫力,延年益寿。实验研究证明,药熨、艾灸等刺激,有助于调节人体神经系统及内分泌活动,尤其是能显著提高人体免疫力,从而能起到扶正祛病益寿延年的作用。

在灸脐时也应该注意,脐部有损伤、炎症者及孕妇禁用,刚吃完饭或空腹不宜灸脐,艾灸不可离脐部太近,否则容易烫伤。

常用艾灸脐有两种方法。

1. 艾炷直接灸

方法:将燃烧的艾炷直接悬在脐中上方(1厘米左右)施灸,以觉得有温热感为度。每次灸15~30分钟,每日1次,连灸10次为1个疗程。全年可不定时灸3~5个疗程,秋冬季施灸效果更佳。

功效:因体质素虚而出现的胃肠功能紊乱、神经衰弱等疾病用此法防治效果较好。

2. 神阙隔姜灸

方法:在姜片上穿刺数孔,覆盖于脐上,点燃艾炷在姜片中啄灸,以感温热且舒适为度。每次灸15~20分钟,隔日1次,每月灸10次,冬至开始灸最好。

功效:此法对寒邪引起的消化不良、腹痛诸症有预防作用。

除了艾脐来保养肚脐之外，在平时的生活中我们也应注意对肚脐的保养，不要随意地扣肚脐，平时洗完澡也要注意擦干肚脐里的水。

实例3：患者常某，女，已婚，42岁，河南郑州人，医生。主诉颜面色颧部、前额、鼻背处可见褐色斑片，呈对称分布，已有将近8年。近半年来色斑有加深趋势，晦暗不荣。平素情志抑郁，月经量少，色暗，有血块，行经腹痛，伴见乳房胀痛，纳差，便溏，舌质暗淡，脉弦细涩。

诊断：黧黑黄褐斑，证属肝郁脾虚，气血瘀滞。

推拿：面为五脏六腑之华盖，通本书九宫脏腑推拿篇调整五脏六腑功能，疏通经络气血，使腠理得养，瘀祛新生，肤色光亮润泽。

方药：太和堂美容祛斑液。

外敷：每日1次，一次2小时湿敷。中药外敷疗法是借助水温和药物作用，可湿润皮肤，软化角质层，使皮肤膨胀成多孔状态，从而易于药物穿透，刺激患部血管扩张，促进局部血液循环，使新陈代谢旺盛，改善局部组织营养。使色斑得愈。

医嘱：饮食清淡，忌油腻辛辣之品，保持心情舒畅，睡眠充足，注意防晒。

二诊：色斑处面积缩小，颜色变淡，饮食渐增，便溏消失，月经如期而至，仍量少色暗，少腹疼痛，舌暗，脉弦细。嘱其除外敷药外，加服牡丹花茶。

三诊：面色红润，色斑大部分已消退，经行调畅，乳房胀痛，失眠多梦等症明显好转，舌淡红，脉弦细。继用时1个月，巩固疗效。

四诊：色斑消退，无新发色斑，舌淡红苔薄白，脉弦细，嘱其保持心情舒畅，注意防晒。随访半年黄褐斑未再复发，月经调畅。

该患者情志抑郁，肝失条达，肝郁气滞，血行迟缓，肝克脾土，化源不足，阴血亏虚，气血淤滞，不能上荣于面，颜面失于荣养而致色斑，晦暗不荣。肝失疏泄，故情志抑郁，乳房胀痛；肝血亏虚，魂无所舍，故失眠多梦；故以手法推拿脏腑和太和堂美容祛斑液治以疏肝健脾、补血活血，化瘀祛斑色斑自愈。从中医学角度看，均为肝气郁滞，脾虚失运，气血淤滞所致，故遵循异病同治的原则，予以故以太和堂美容祛斑液疏肝健脾、化瘀祛斑之法，黄褐斑很快消失。

三、太和传承四体分筋法

人体疾病就是“结”、就是绳扣。绳扣就是身体内外产生的病灶，表现生活上，吃喝拉撒睡异常；进而外在上表皮营卫病，毛痘疹斑坑包挖扁；中间经络病，经筋拘挛缩弛；里面脏腑病，炎水痰肿瘤癌等变化。进而影响了人体寒热温凉的调节、人体气机的升降浮沉而致病。治病就是要把绳扣解开，而不是现代医学方法把绳扣扯断。《素问·汤液醪醴论》曰："开鬼门,洁净府,精以服时;五阳已布,疏涤五脏,故精自生,形自盛,骨肉相保,巨气乃平。"是通过疏涤经络让身体自动完成恢复。是耕地除草,不能拔苗助长。

气血滋养着人体全身,没有气血就没有生命,气血是身体的能量,气是能、血是量。气不足血行滞常瘀;量不足,气易难守形。经络是气血运行的通道,疏涤经络就是开阔通路,用清阳之气驱逐浊气瘀血。使瘀血浊气部分从毛孔排出去,另一部分通过肠胃运化从二便排出,则病症得愈。

第三节 太和传承腹部推拿法的适应证、禁忌证和注意事项

(一)适应证

推拿疗法治疗疾病的范围很广,它适用于内、外、妇、儿、骨、伤等科许多疾病的治疗。一般而论,推拿更适用于内伤性疾病、慢性病和功能性疾病的治疗和辅助治疗,但对某些急性疾病,也有较好的疗效。

(二)禁忌证

禁忌证如下:①急性传染病。②皮肤病,如湿疹、癣、疮疡、脓肿、疱疹、疥疮。③各种恶性肿瘤的局部不宜按摩。④精神病。⑤有出血性体质的人。⑥孕妇一般禁止应用,尤其禁止腹部按摩。⑦病情危重症者。⑧骨折、骨裂等骨伤病。⑨胃、十二指肠急性穿孔等疾病。⑩各种烫、火伤的患部,均不宜按摩。

(三)注意事项

1. 推拿师

(1)推拿师对疾病首先要有一个比较明确的诊断,详细诊察病情,要选择好按摩的适应证。切忌马虎草率,粗暴急躁操作。

(2)按摩前,要把患者安置在合适的体位上,以便利于操作。

(3)手要保持清洁、温暖,并要注意修剪指甲,以平滑不触及皮肤为度。有皮肤病患者不能从事按摩,以防传染。

(4)不要戴手表等,以免损伤患者。

(5)要按照操作顺序进行治疗,根据病情和患者体质情况选用各种不同的手法。

(6)每次按摩后要将患者的反应、病情变化等做详细记录。

(7)施术前要准备滑润剂,如滑石粉、酒精、液体石蜡、姜汁,或自己用药

物配制的汤、膏等滑润剂。

(8)对初诊患者,必须在开始治疗时,讲清按摩治病的道理及治疗后可能产生的反应等情况,以解除患者的恐惧和误解。同时应注意,第一次施术时,手法宜轻些。

2. 患者

(1)患者的皮肤应保持清洁卫生。

(2)按摩时患者肢体、肌肉等要放松,精神不要紧张并要注意自己的体位是否舒适、耐久等。

(3)饭前后1小时内和酒醉后不宜接受按摩治疗。

(4)本按摩疗法做完第一次后,施术部位一般均有酸疼不适的感觉,第二次施术后局部酸痛减轻,第三次施术后酸痛消失,会感到舒适和轻松。因此,患者第一次施术后切不可因有不适的感觉而中止治疗。

(5)患者做完按摩后,要喝冬瓜汤,在室内稍稍休息或轻微活动后再走出诊疗室。

第七章 太和腹部传统推拿法

太和腹部传统推拿法是配合特定穴位治疗的一种推拿疗法，是以“调气通脉，畅达三焦”为核心理论，以层按法、捺法、迭揉法、掌运法等为主要特色技术；在防病治病时，将“有形脏腑”“无形脏腑”相结合，擅长调节人体气化功能，重视奇经八脉的作用；并且强调推拿医师内功修行的重要性，治疗时要求“心、意、气、力”四者结合，以医师自身的正气协同患者正气攻伐邪气，从而达到治疗疾病的目的。

太和腹部传统推拿法的特色：①重视伏冲之脉，三脘定三焦，三焦通四海。②重视奇经八脉，特别是冲、任、带、督四脉。

第一节 施术者基本要求

1. 练功　舒适安静的环境、放松的身体、默然澄心的思想、均匀的呼吸，这些都是为最后一步——用意念控制气的运行做准备。心、气、力、意相结合，用意不用力，意识已经进入了潜意识。

将气贴附于脊柱，集中意念使交融之气沿着督脉的循行方向缓缓上升，经过颈项部分的风府穴，入脑至巅顶百会穴，过人中，到达龈交穴，然后继续按照任脉的循行路线缓缓下行至会阴，待会阴发热后注入丹田。

在气下沉的过程中微微提肛，两肩收于脊柱，以意念默运丹田之气，并将蓄积在丹田之气引出会阴，循长强注于腰间，同时激发带脉功能，以整体调控阴阳诸经。接下来，调整呼吸，缓缓吸气时，利用意念将吸入的自然之气带动体内的正气沿着手足三阴经继续归于丹田。

呼气时，则将已经蓄积于丹田之气沿着足三阴经下沉与足底，再沿着足三阳经上升，沿着手三阳经扩散至手指末端，以将内气“力贯四梢”。整个过程做到内气的“阴收阳发”。需要注意的是，在利用意念控制正气往复周身的过程中，不要过分集中关注经络的通畅与否，而是要尊重气的自然和谐的活动。

2. 配合　医患配合，受术者需要形体和精神放松，施术者要用均匀的手法和言语来引导受术者的意识，这时受术者必须听从施术者的指引，目的是使医患双方的意识同步，达到“两神相合”。

3. 得气与手感　施行手法时，施术者和受术者因病因不同或者体质差异会出现不同的得气感，感觉酸者为病于心，或湿寒在筋，按者手下有发泡滑走之象；感觉凉者为阴亏之象或感受风寒，按者手下觉有下坠之象；感觉麻者为肝旺气滞或气不引血，按者手下有数之象；感觉湿者为脾内有湿或骨蒸痰饮，按者手下与感觉酸者同，但无发泡感觉；感觉热者为肺胃火盛，上焦虚热，按者手下觉有涨热跳动之象；感觉疼痛者，是为血实或者其他实证。受术者的现形感觉皆表现在手臂、肩背、腰腹、胯腿、脚心、头项等部位，如病在头部或肺部，则多于手上现形；若病在腰腹腿等，则现形多在两腿两胯两脚心；脚心涌泉穴可有皮肤刺痒、出疹等现象。

做到以上诸点，通过一系列的操作，激发双方正气，以正伐邪，促进全身脏腑三焦气化功能，调整阴阳，补虚泻实，真正达到“标本相得”的效果。

4. 施术要领　《灵枢·终始》云“专意一神，精气之分，毋闻人声，以收其精，必一其神，令志在针”。

脏腑推拿每天一次，成人一次15～30分钟，小儿10分钟左右。借用《论语》中所说“仁者先难而后获，可谓仁矣”。

第二节　腹部推拿操作步骤和方法

一、腹部按摩法

1. 按摩体位　患者仰卧，两手顺胸腹两侧平伸，肌肉放松，精神不要紧张，解开腰带，思想安静，不要说话，按摩时患者呼吸要自然，按摩医师坐或站在患者右侧或适应的体位进行操作。

2. 操作步骤和方法　按摩部位为阑门→建里→气海→带脉→章门→梁门→天枢→抓提任脉。

中焦是沟通上焦和下焦的关键，九宫腹部推拿首先要开中焦之气，以使上下气机流通。阑门是顺通上下之气和开中气的要穴，所以要首先施治此穴，旋转推按，时间以指下“得气”，即感到气通为止。时间约2分钟（图7-1）。

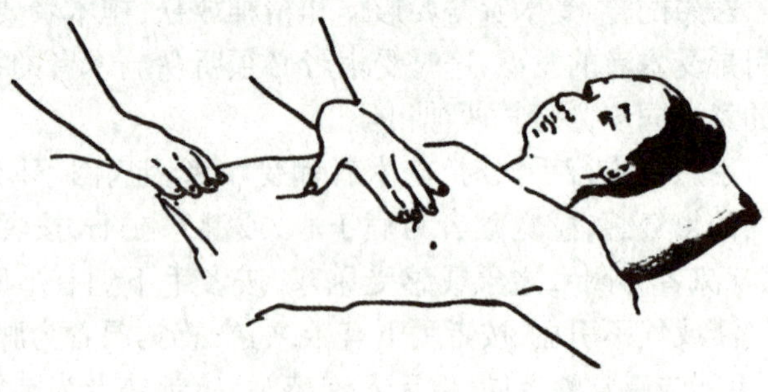

图 7-1 揉阑门

然后以同法施治建里穴区，以开通胃气，达到升清降浊、理气宽中、健脾和胃之目的，时间约 2 分钟。气海为生气之海，清气由此上升，为丹田呼吸之中枢，如果气凝聚于中焦而不能下降，下焦气机虽通，其气也不能上接，所以继阑门、建里气机疏通之后，乘其气下降之际再旋转揉按此穴，才能使气机连接畅通，此穴不宜久治，气通即止，以防气脱。时间为 1 ~ 2 分钟（图 7-2）。

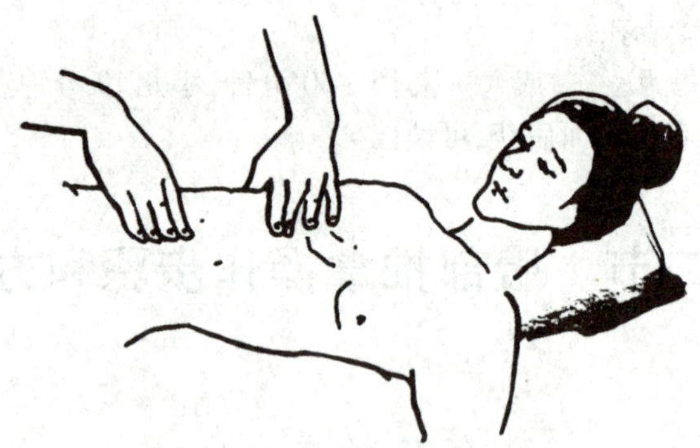

图 7-2 揉气海

带脉与十四经相连，为活动周身气血之主穴，治疗上三穴后即可抓带脉，按摩医师用左手示、中指和右手拇指同时按住水分、阑门两穴之间，左手拇指，右手示指和中指，扣按住腹部两侧带脉穴部位，同时往里拢拨，以阑门部位指下感觉跳动为宜，拢拨时，左手示指和中指微微有向里斜托之意，但扣住的部位不能移动。时间约 1 分钟，然后慢慢放开。

在中下焦及带脉之气机疏通之后，可用旋转揉按法施治章门区，章门为脾之募穴，脏的会穴，位在肝经，为气机升降之通道。失眠、心脏病、哮喘、胸胁肋痛等必须重治此穴。时间约 2 分钟（图 7-3）。

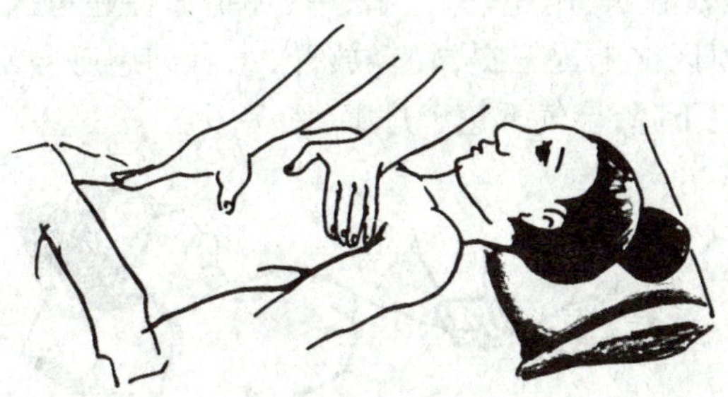

图 7-3　揉左章门

梁门属足阳明胃经，在胃部，胃为水谷之海，五脏六腑赖水谷精微以为营养，施治此穴能增强胃的功能活动。按摩医师用右手中指按住左梁门穴，右手拇指按住右梁门穴，两手同时旋转揉按，以指下感觉气通为止，时间为 1 ~2 分钟。推按完毕，拇指和中指仍按住两穴，同时顺时针方向拧拨1 ~ 3 次。左手拇指或中指按住巨阙以迎之(图 7-4)。

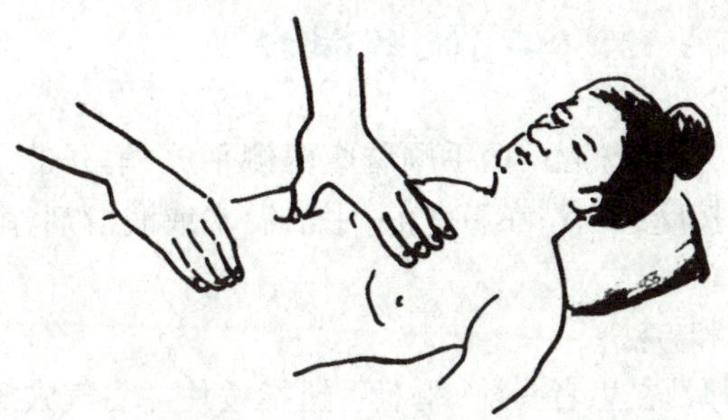

图 7-4　揉左右梁门

天枢在大肠部位，如大肠功能紊乱，则浊气易于上逆，即能影响肺胃。施治时，按摩医师用右手中指按住左天枢穴，右手拇指按住右天枢穴，左手拇指和中指迎着左右梁门穴，旋转按，以指下感到气行为止。时间为 2 ~8 分钟(图 7-5)。

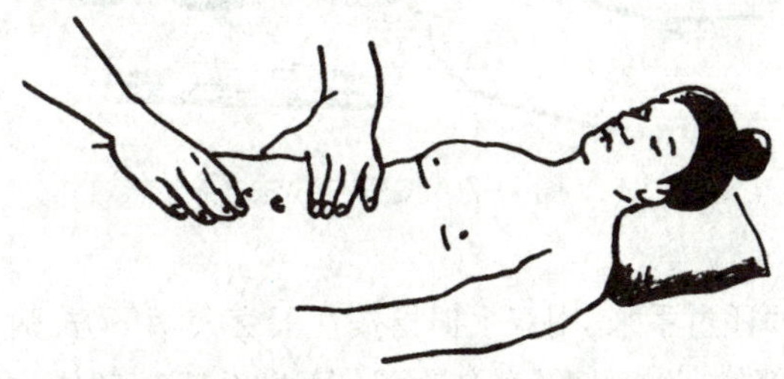

图 7-5　揉天枢

最后用抓提任脉法，用左手大、示、中、环指抓住建里区，用右手大、中、示、环指抓住气海区往上提三提，轻轻放开，患者即感呼吸舒畅。此手法能使清气上升，浊气下降，导气下达于丹田（图 7-6）。

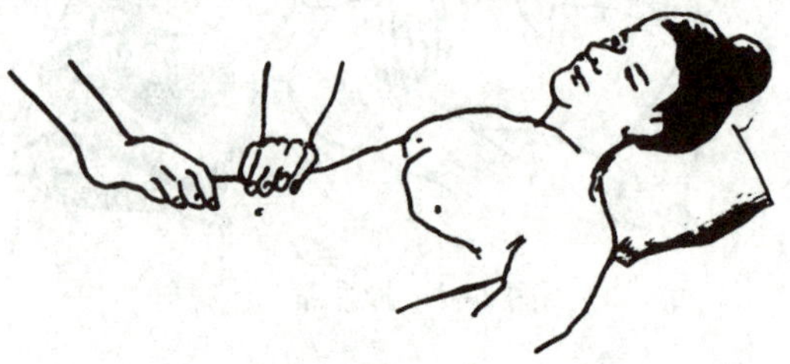

图 7-6 抓任脉

以上为腹部按摩常规操作手法，不论何种疾病均要先按摩腹部，以调整气机，待气机开通之后，再根据辨证，选用腹部重点按摩部位加以治疗，并配合其他方法，如舒筋活络。

二、腹部推按法

1. 推按体位　患者仰卧，两手顺胸腹两侧平放，解开带，敞开胸怀，肌肉放松，思想安静，按摩医师站在患者前，手沾温水或润滑剂，用双手拇指指腹或手掌进行操作。

2. 操作步骤和方法

（1）按摩医师站在患者头前，用双手拇指按住左右气穴 30 秒至 1 分钟，使其下降（图 7-7）。

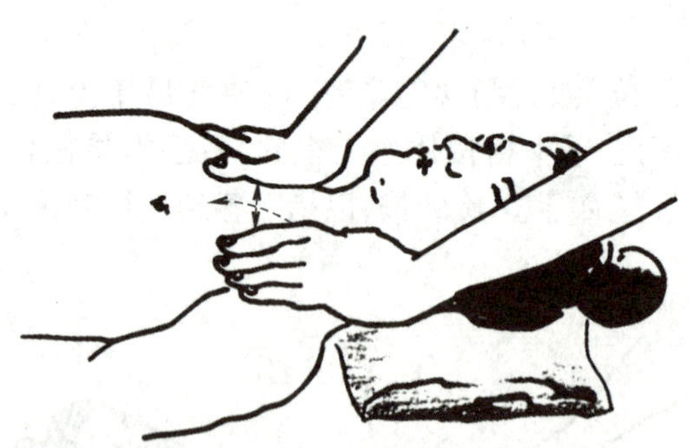

图 7-7 按气户穴法

（2）按摩医师还过手来，用双手拇指按在天突穴稍下方，两手四指并拢，紧贴在两锁骨下缘部位，两拇指顺着胸骨缓向下推至巨阙部位，再顺两肋弓缘推至章门部位为止,连续推按 3 ~5 遍(图 7-8)。

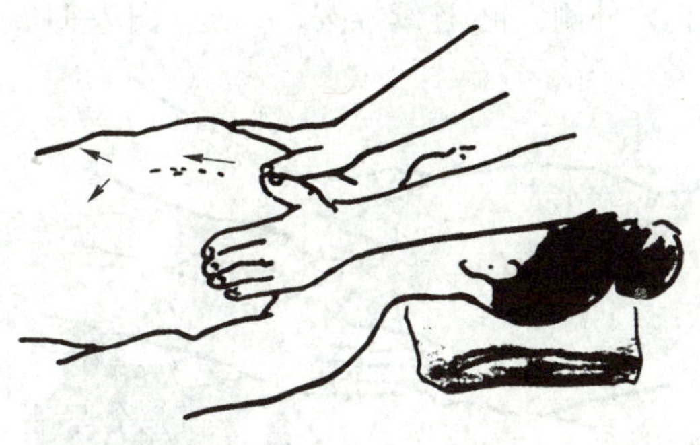

图 7-8 按天突及推法

(3)按摩医师紧接着用左手拇指按定天突下缘,右手拇指按着巨阙部位缓缓向下推,推到脐的上缘水分部位为止,连续推按 3 ~5 遍(图 7-9)。

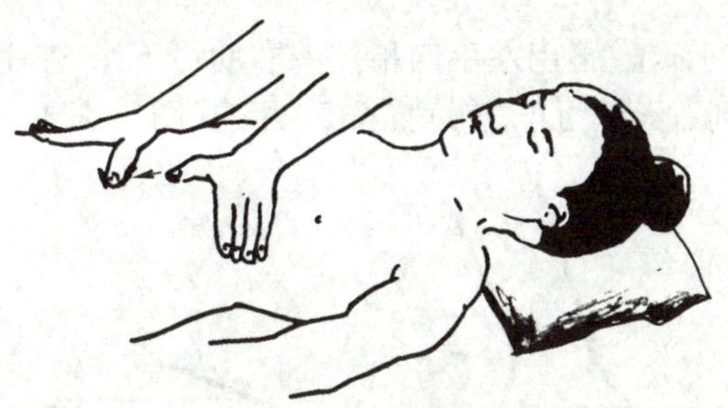

图 7-9 按推巨阙部位

(4)按摩医师紧接着用两手拇指按着两肋弓下缘,腹直肌的上端,即幽门穴部位,右手拇指向下用力缓缓推到天枢穴,连续推 3 ~5 遍(图 7-10)。

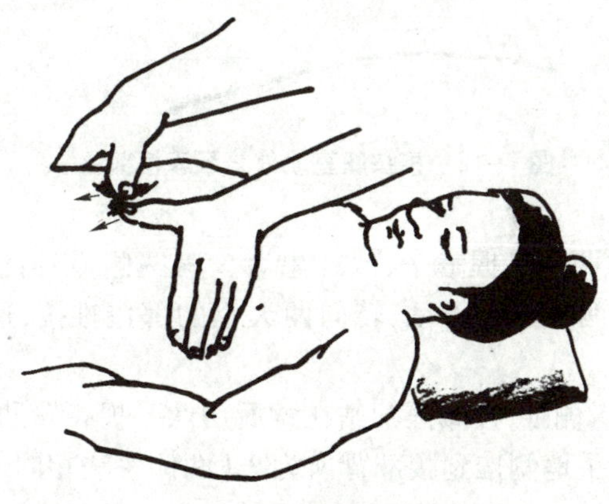

图 7-10 按推幽门穴

(5)按摩医师用左手四指按着左肋弓下缘,右手拇指顺腹直肌的外缘向下缓缓推按到天枢穴外侧为止,连续推按 3 ~5 遍(图 7-11)。

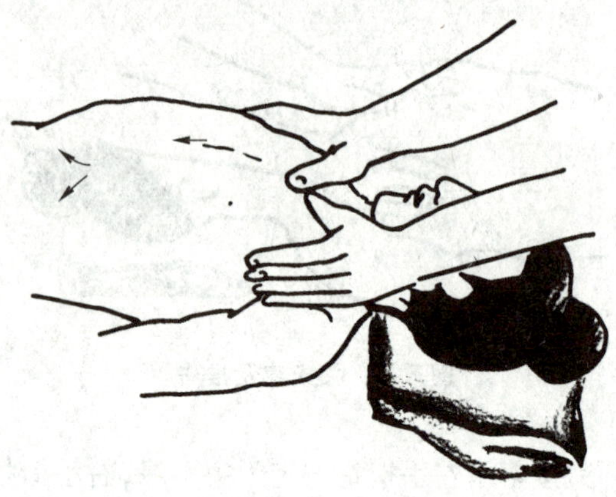

图 7-11 推按天枢穴

(6)按推幽门部位,再用左手四指按着右肋弓下缘,左手拇指顺着右腹直的外缘,推按到右天枢为止,连续推按 3 ~4 遍(图 7-12)。

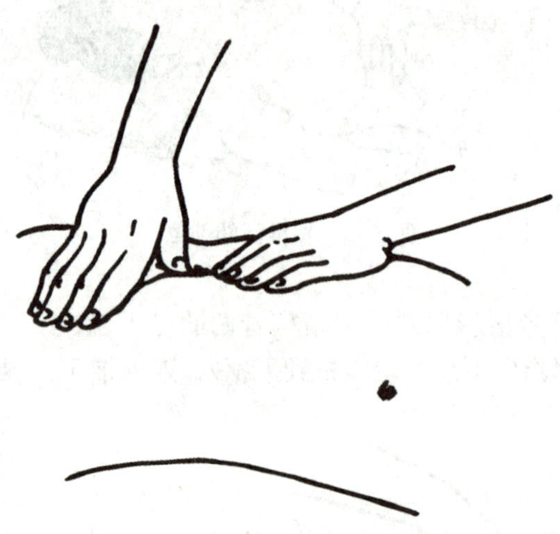

图 7-12 推按腹直肌外缘至天枢部位

(7)按摩医师两手紧握拳头,放在患者少腹两侧,用力将两拳向建里穴部位挤推,然后将两拳向下拧动,转向两天枢的部位推按,反复操作三四遍(图 7-13)。

(8)侧推:患者侧卧,按摩医师站在背后用两手拇指顺肋间的走向,由腋部开始,一手接一手地侧推到腰部肾俞为止(两侧手法相同),连续操作3 ~5 遍(图 7-14)。

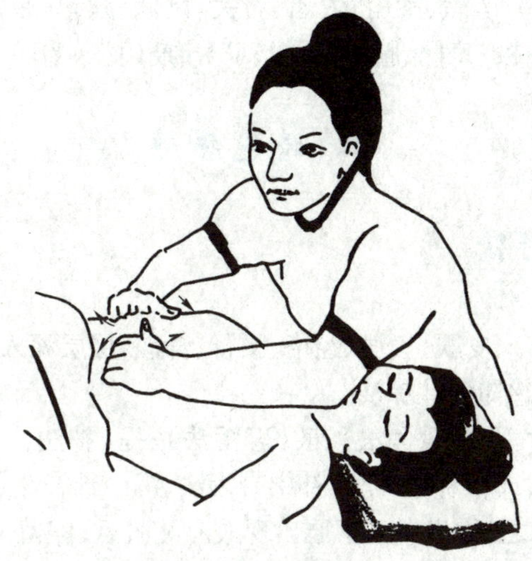

图 7-13　双拳挤推法

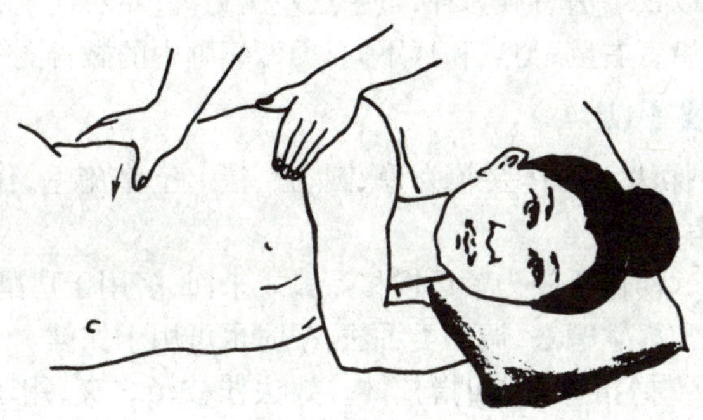

图 7-14　侧推法

以上操作完毕，再按一、二式操作 2～3 遍为止。

第三节　太和腹部推拿特色手法

以中医理论、辨证论治为本。疑难重症联合针灸、中药综合施术。

一、取穴

1. 核心穴位　上脘、中脘、下脘、关元、神阙、阑门。

2. 重要穴位　承满、梁门、太乙、石关、巨阙、建里、带脉、气海、气冲、中府、天枢、章门、中极、京门、膻中、石门、日月、期门。

二、特色手法

(一)常用手法

1. 层按法

(1)5 种气体　皮肤、气血、经络、腰肾、骨骸,层层深入,浅可以通过腹部主动脉搏动感来感知病灶深浅。

(2)4 种导疗　攻(重泻法)、散(轻泻法)、提(补法)、带。其中,带法包括3 种补泻手法,即平补平泻法、补中带泻法、泻中带补法。泻法是逐渐深入3 层以下,按而留之,待患者双下肢出现酸凉麻胀后,停留 1 ~2 分钟后松开;补法,2 ~3 层,发热、松快。

补泻主要取决于层次和速度。

2. 捺法　以重手法右旋为补,重手法左旋为泻,左右往返旋送为调。

医者站在患者右侧,与点和揉不同,类似笔画中的撇、捺。

(二)重要手法

1. 旋(迭)揉法　动作要领为稳、圆、狠、慢。空掌施术,作用浅层,善于调气,逆补顺泻。

2. 掌运法　动作要领为紧运慢移。弧线来回,多用于建里、带脉两线。

3. 团摩法　虚掌摩法,调和类手法,平时也可用于保健。

4. 捺扫法　拇指捺穴,四指扫散。效法桂枝汤之义,用于调和营卫,多在背俞穴进行。

5. 拨按法　双拇指按而分拨,多用于腹部两侧经穴。

6. 捋法　多用于四肢类,疏导气机。

7. 揉滚法　大鱼际及第一掌骨桡侧施术,如用于承满至天枢,优于推法。

8. 捏提法　多用于病变局部,如建里、气海、带脉等穴。拿带脉由小儿拿肚角演变而来,成人需要增加力度。

9. 迎法　类似针灸压手,配合右手捺法使用,左手拇指桡侧斜向下 45°截住气血,以防止气血逆乱。

10. 掌分(合)法　分似扫尘,宣散气血,合似挤捏饺子,引气归元。

第四节　太和四体分筋法

一、臂部分筋法

(一)左臂分筋法

患者坐起,医师站在患者的左外侧,握起患者的手腕,按以下各式施治。

第一式:用右手捏住患者左腕,拇指扣住患者手腕背面,示指和中指反扣患者手腕正面,用左手将患者的左手示指、中指、环指和小指握住,向里来往复合转动数次;同时用捏住患者手腕的右手拇指,分拨患者左腕骨背面的筋(图 7-15)。

第二式:患者左臂拳起,手向上扬,医师用右手将患者左臂肘部扣住,以拇指扣曲池部位的筋,示指和中指扣住肘后的筋,用左手拇指合住患者左手腕背面,示指和中指合住患者左手腕,向里往下合拨,用拇指向下压,示指和中指同时趁势向上挑,使患者手掌向上仰(图 7-16)。

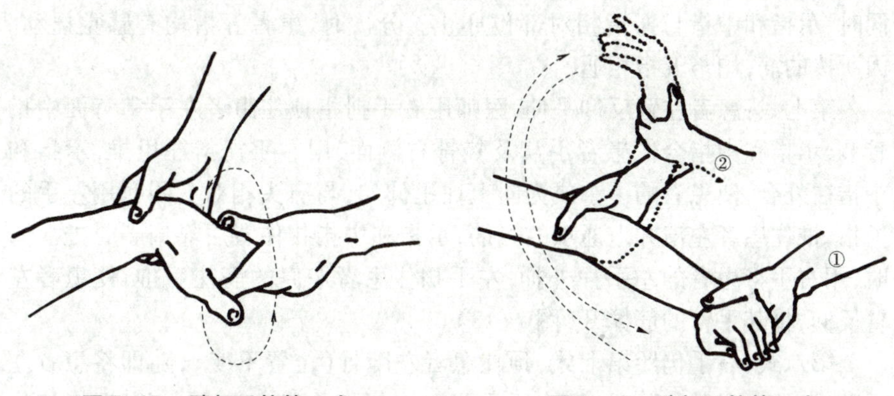

图 7-15　臂部手势第一式　　图 7-16　臂部手势第二式

第三式:右手位置,同第二式不变,随即往外仰拨,用左手仍捏住患者腕骨,拇指顶住患者手背的中指掌骨往里压,示指和中指扣住脉门,使患者的手勾起往外仰拨(图 7-17)。

照此二、三两式,仰、合、里、外、上、下分拨三五次。

第四式:患者左臂呈曲平伸,医师用左手握住患者左手腕,手心对患者腕背,拇指扣住患者的虎口,示指和中指扣住患者的脉门,用右手示指和中指捺住患者左肩头,用右手拇指扣住腋下前面的筋,分拨三五次(图7-17)。

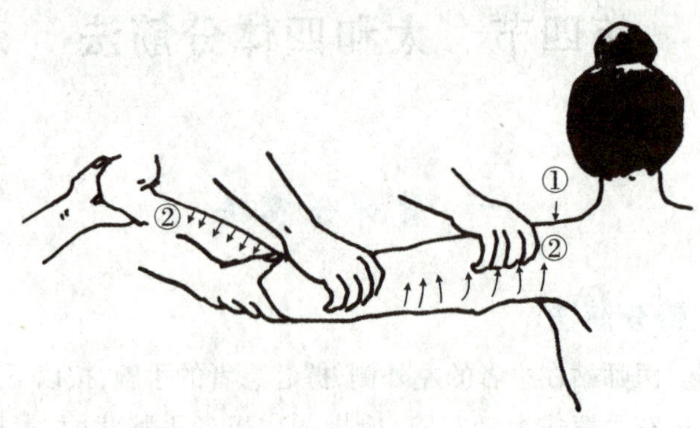

图7-17 臂部手势第四式

第五式:左手仍照第四式握住患者左手腕,右手拇指扣住患者左肩头,示指和中指将腋下后面的筋扣住分拨,循肱骨后外侧面的筋,一手一手地往下分拨至肘端止,如是三五次。

第六式:左手仍握住患者左腕,用右手拇指扣住肘下外侧面(离肘端约寸间)的筋,同时示指和中指扣住肘下面与拇指相对处,拇指向下扣拨,示指和中指向上仰拨,顺其经脉,一手一手地向前仰合分拨,拇指导列缺部位止,同时,示指和中指与拇指相对部位亦止。分拨时,患者五指均有感觉摇动。因所拨的筋,均与五指相通。

第七式:患者左臂反仰平伸,医师用右手拇指顶住患者左手掌背面中指骨节,示指和中指合住患者手掌及腕骨右侧面,用左手拇指往里推,示指和中指往外合,使患者的手掌成为向上往里仰勾,与肩头相对。同时用左手的拇指,推住患者左肩井上通项的大筋,示指和中指扣住背后靠扇子骨处。同时,用右手将患者的左手往外抻,左手扣住患者左肩的筋往后推,使患者左臂反仰,将其手臂的筋撑开(图7-18)。

第八式:右手仍照第七式,顶住患者左腕骨(位置不变),随即将患者左手翻过,使患者手往下垂,用左手示指和中指按住患者左肩头,以拇指按住肩头骨节处的筋,用右手将患者的左臂向前后往来摆动。同时,左手拇指分拨患者肩头骨节处的筋(图7-19)。

第九式:右手仍扣住患者左手腕骨(位置不变),用左手拇指扣住患者左腋下前面的筋,示指、中指扣住肩井部位,用右手仍扣患者手腕,将其臂向后反背两三次,以患者的左臂能反背到右面软肋下为止。但不可勉强,如遇臂有病不能屈伸或半身不遂者,以能反背到何处,即到何处止,渐渐经脉舒开即能反背到软肋下。此医家切须注意。

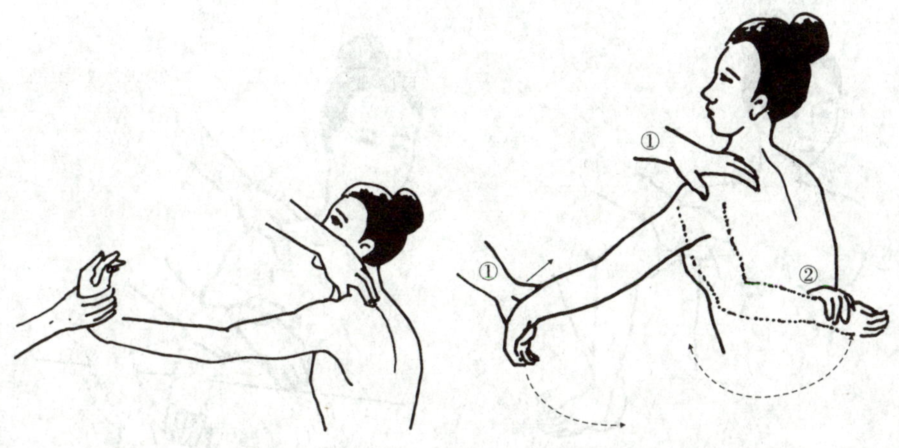

图 7-18　臂部手势第七式　　图 7-19　臂部手势第八式

第十式：患者的左臂呈直平伸，再照四、五、六式重做一遍，即用右手捏住患者左腕，用左手的示指及拇指，将患者的拇指、示指、中指、环指和小指顺序拈拨；同时用右手拇指，亦顺次拨弄左手腕背面与之相连的筋。

第十一式：用右手握住患者的左手环指和小指，左手握住患者示指和中指，以两手拇指扣住患者的左手掌背面，颤抖患者的左臂，舒筋络。

第十二式：用右手反捏住患者左手腕，用左手拇指托住患者左臂腋下前面的筋，以虎口、示指和中指托住左腋下全部及后面的筋，用右手将患者左臂向后反背过腰，以能背过至右边软肋为止，如是三五次，但切不可勉强，遇手臂能屈伸，或半身不遂，以能反背到何处，即到何处止，渐渐经脉舒展开，即能反背到软肋下（图 7-20）。

第九式与第十二式的手法虽似相同，然实际上手法姿势各异。第九式"左手拇指扣住患者左腋下前面的筋，示指和中指扣住肩井部位"，系由上往下之势，故曰"扣住"；第十二式"左手拇指托住患者左臂腋下前面的筋，以虎口、示指和中指托住左腋下全部及后面的筋"，系由下往上之势，故曰"托住"。其手法姿势不相同，故于"扣住""托住"均加引号，以标明之，望阅者注意。

第十三式：左手握住患者左腕，用右手拇指扣住患者的左肩井部位通项的大筋，示、中指拨按住患者的扇子骨，将扇子骨向上扳起，同时左手握住患者左腕，将患者左臂蜷起使手掌微仰，拎起。从胸前循右上方，即将患者的手掌往外翻，向外绕转，循左下方徐徐转至肋下间，随即顺其势，经胸前，向右上方往复绕转作环形，如是两三次（图 7-21）。

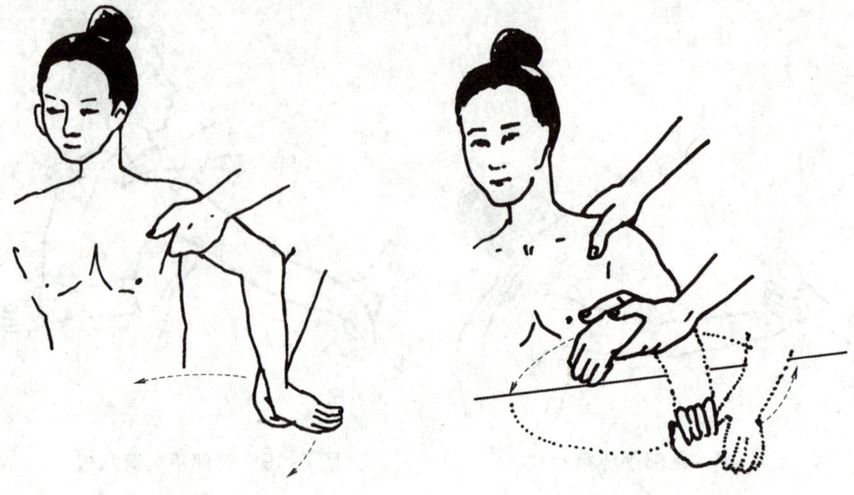

图7-20　臂部手势第十二式　　　　图7-21　臂部手势第十三式

第十四式:仍用左手握住患者左腕,向右前方扬起,用右手掌按住患者脊骨第一椎旁左边的大筋,慢慢往下推按,至第十四椎旁左肾俞为止,一次或三次均可。

第十五式:用右手扣住患者左肩头,左手托捏腋际的筋,命患者将左臂扬起,由头顶摸右耳(如左臂上举不能正常者,加用此法,否则不必用)(图7-22)。

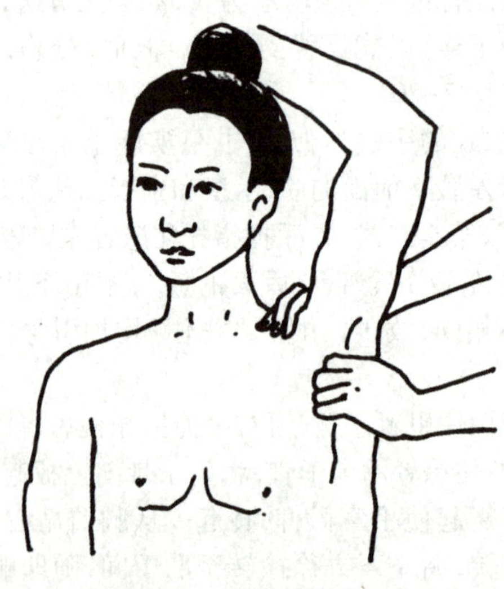

图7-22　臂部手势十五式

(二)右臂分筋法

右臂分筋法与左臂分筋法的手势相同。患者仍为坐式;医师站在患者的右外侧,握起患者的右手腕,依照左臂分筋法的手势,进行操作。参阅左臂分筋法各式及附图,不再赘述。

兹将臂部分筋法各式分拨步骤,说明如下。

第一式:“往复合转其手腕部位的筋”。此部的筋,上通于肘、臂,下达于五指,将此部的筋拨动,则全臂的筋均动。

第二、三式:“一手扣住曲池部位,一手握腕,仰、俯(即往里压之意)、合、拨”。此为扰校肘部及手部的筋。

第四式:“一手握腕,一手拨腋前部位的筋”。此部的筋上通肩胸,下达于肘内侧,拨动此部的筋,使胸、肩、臂部的筋均动。

第五式:“一手仍握腕,一手拨动腋部后面的筋,随即一手接一手,顺其筋势,循臂外侧拨至肘端”。此部的筋上通于肩、背,下达于臂、肘,拨动此部的筋,则肩、背臂、肘的筋均动。

第六式:“一手握腕,一手用拇指将肘下外侧部位的筋一手接一手地分拨”。此部的筋,上通于臂,下达于指,分拨此部的筋,则各指均动。

第七式:“一手合腕,以拇指顶手背,一手按肩井部位通项之大筋,使其臂反仰,平伸,而扰校之”。此式为校其臂全部的筋。

第八式:“握腕之手,将其手翻过,一手用拇指按住肩头骨节处的筋,握腕之手,将其臂前后往来游动,按其肩头骨节处的大筋,按拨其肩与臂相连的筋”。如校肩部,必须游动其筋,方能活动,易于分拨。

第九式:“一手仍握腕如前式,一手拇指插于腋下,示指和中指扣肩井部位,将其前面的筋扣住,握腕之手,将其臂向后反背 1~3 次”。以扰校其臂部,与腋前通胸部之筋。

第十式:“一手握腕,一手拈其指,由拇指起,顺序至小指止”。拈其指,使其腕肘之筋均动。

第十一式:“两手分握其四指颠颤之”。以活动其全臂及胸、肩、背的筋。

第十二式:“一手反握其腕,一手叉开,托住其腋下全部的筋,握腕之手,将其手反背”。以扰校其臂、肩及胸、背等部的筋。

第十三式:“一手将其扇子骨升起,一手握腕,将其臂绕转”。以校其臂、肩及胸、背等部的筋。

第十四式:“仍用一手握腕,将其臂向前方扬起”。此时轻易将臂全部的筋校起,再用一手手掌,按住脊骨第一椎旁的大筋,向下缓缓推按至肾俞部位止。

第十五式:一手叉开,合扣住肩部的筋,一手叉开,托捏其腋下的筋,命其扬臂,由头顶往下,用手自摸其耳此时必须将其臂根之筋合住,方能上扬,以抗校臂部的筋,此为手臂不能上举者的治法。

以上为臂部分筋法手势说明。因其部位较小,筋络较细,故施治时,合转其手腕,则全臂之筋均动。再按式分拨,拨筋则筋动,筋动则气通,气通则血活,血活则得养,再校之,以舒其筋络,筋络舒开,气血舒畅,筋得以气血滋养,其筋即渐渐舒张,弹力即能回复。其施治手法,宜按其手势的次序而用之。如其臂作痛,不能上举,而其筋不拘者,可用第十五式。如其筋已拘,则暂不可用,待其筋舒血活,方能用之。在用力时不宜过大,也不宜过小,力过大则摧筋,力过小不能见效。临症时,须视病势,灵活运用方能奏效。

二、腿部分筋法

(一)右腿分筋法

患者仰卧,左腿平伸,右腿曲起,足趾往里靠合,足跟与股相对。医师站在患者的右侧,按以下各式施治。

第一式:用两手拇指,扣住右腿膝盖上两虎膝部位,两手示指、中指及环指,扣入右膝后两边的筋,向左侧面缓缓扳下,缓按三五次(图7-23)。

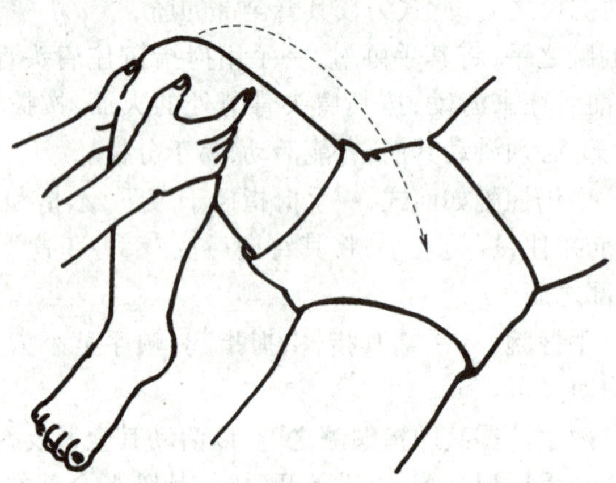

图7-23 腿部手势第一式

第二式:仍将右腿戳起,用右手拇指捺膝上,中指和环指扣阴陵泉部位。用左手示指和中指扣住右膝上面大筋,拇指扣住膝后,示指和中指拨膝上的大筋,缓缓向前拨动至腿腋止(图7-24)。

第三式:右手掌仍按膝上,用右手中指和环指扣住膝面,左手拇指扣住右膝后外侧大筋,缓缓向前拨动,至环跳部位止。

第四式:左手掌按膝上,用右手中指和环指扣住膝面,拇指扣住右膝后内侧大筋,缓缓向前拨动三五次。

第五式:患者右腿戳起,用右手示指和中指扣住右腿弯里侧阴陵泉部位的大筋,在指扣住膝上。用左手拇指扣住右膝下迎面骨上端,示指和中指扣委中部位的筋,向下缓缓拨动,揉送至承山部位止,如是三五次(图 7-25)。

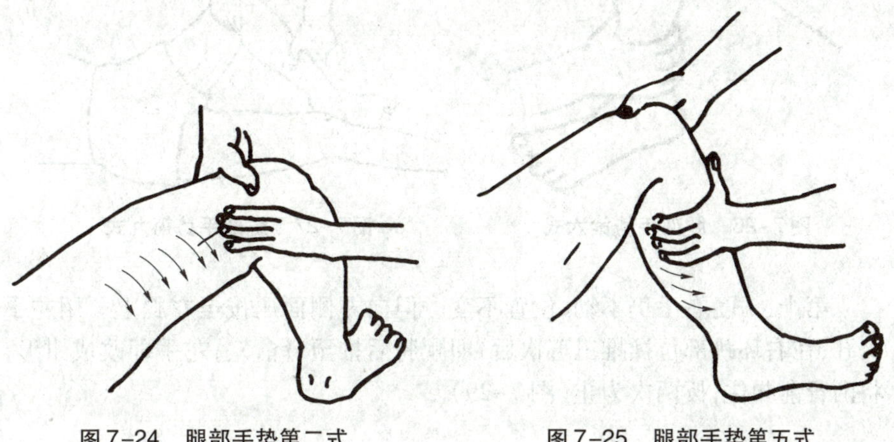

图 7-24　腿部手势第二式　　图 7-25　腿部手势第五式

第六式:左手扣住脚腕,用右手示指和中指按右膝下内侧,拇指扣住右足三里部位的筋,顺其筋势,向下缓缓拨送至悬钟部位止(即外踝上 3 寸)。患者的足趾及脚背,均有感觉,如是三五次(图 7-26)。

第七式:患者右腿仍戳起,医师用右手拇指扣住右足三里部位的筋,示指和中指扣住后面;同时左手示指和中指扣住右足跟腱,拇指分拨脚腕的筋。自右足内踝起,经解溪部位至外踝止,将其筋络往后拨动,如是三五次。

第八式:右手仍按前式,位置不变,用左手拇指拨动脚背前面的筋,自右足大趾跟起,至小趾跟上的筋,往复拨动,如是三五次。

第九式:患者右腿蜷起,右脚外侧压在左膝上,医师用左手中指和环指扣住右膝后内侧阴陵泉部位的筋,左手拇指扣住膝上。用右手拇指指端,分拨右三阴交穴位的筋(图 7-27)。

第十式:左手中指和环指仍扣住右阴陵泉的筋(与上式同),右手握住右足内外踝,曲伸扰校三五次(图 7-28)。

第十一式:再将右腿戳起,足跟靠住股间,足趾微往里合。用右手拇指扣住右膝外侧大筋,示指和中指按住膝上,用左手拇指按住右足面解溪部位,示指和中指按住足外踝及足跟。用右手掌按右膝上,向左侧面缓缓下按三五次。

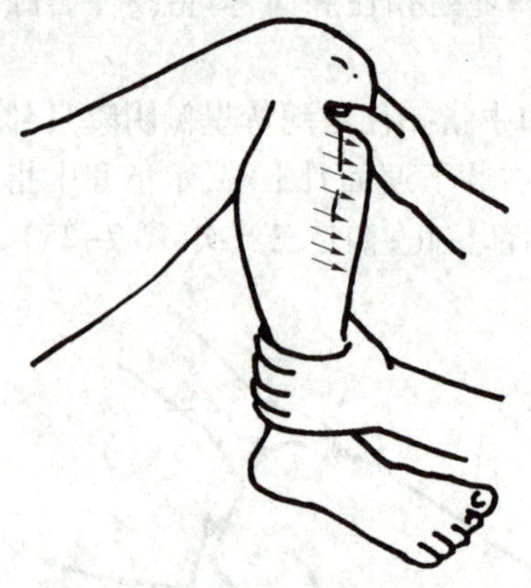

图7-26 腿部手势第六式

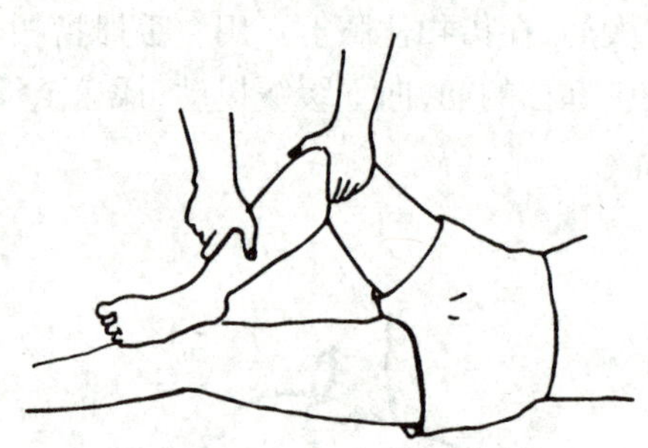

图7-27 腿部手势第九式

第十二式:右手仍不动,位置不变。但向左侧面压按至左腿上。用左手叉开,在右环跳部位揉推三五次后,即顺胯后推至肾俞穴,左手即改成钳形,将两肾俞扣住,拨两次为止(图7-29)。

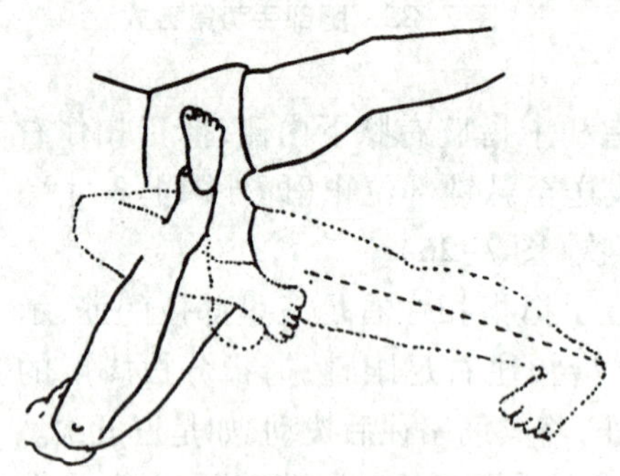

图7-28 腿部手势第十式

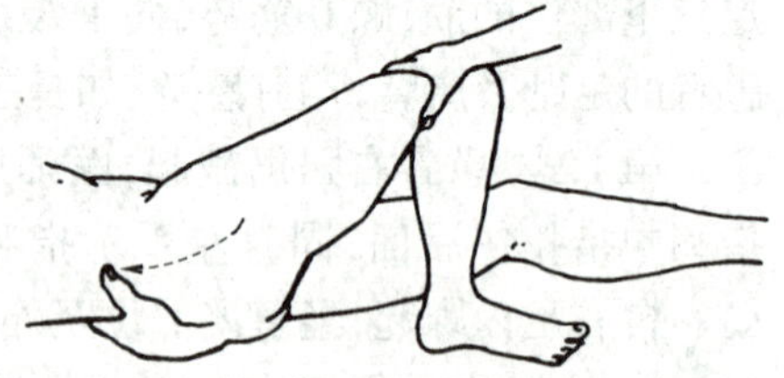

图7-29 腿部手势第十二式

第十三式:手法与第一式相同。

(二)左腿分筋法

左腿分筋法与右腿分筋法的手势基本相同。患者仍为仰卧式。右腿平伸,左腿屈起,足心向下,足趾往里靠合,足跟与股相对。医师站在患者的左侧。依照右腿分筋法,进行操作。

右腿分筋法第一、二式,"加治肾俞一次",左腿分筋不治此穴。

参阅右腿分筋法各式及附图,不再赘述。

(三)两腿合治

患者仰卧,两腿戳起。施术者与患者对面坐,并将右腿蜷起,压住患者两脚腕解溪部位。用右手捺住左腿膝上,左手捺住右腿膝上,向前及左、右摇摆校三五次。两手指交叉,再将患者两腿往怀里扳校一次为止。

现将腿部分筋法各式分拨步骤说明如下。

凡治腿部时,患者仰卧,必须将其腿戳起,足趾里合其腿部的筋,自然校劲,方能施治。

第一式:"用两手扣住膝部两侧面的筋,缓缓扳下"。此部的筋,上通腰背,下达于足,用此式以扰校其腿的全部及腰间的筋。

第二式:"一手将腿上面的筋按住,顺筋势分拨至腿腋止"。此部的筋,上穿绕骨盆,通于腰部,下达于膝部。

第三式 :"一手将膝后外侧部位的筋按住,顺其筋势分拨至环跳部位"。此部的筋,上通于腰部,下达于足部。

第四式:"一手将膝后内侧部位的筋分拨"。此部的筋,上通腰部,下达足部。

第五式:"一手将膝下后面委中部位的筋拨动,顺其筋势,拨至承山部位"。此部的筋,上通于腰,下达足跟。

此因腿的部位较大,施治时,须先将其上部的筋,前、后、内、外四面,分四式拨动。其前面及内、外两面,须自膝上起,向上拨动,手势方顺。将四面的筋拨动后,气血方活,再顺势拨动其下部的筋,气血才易贯通。腿部与臂部不同,臂部较小,且一手、一式,就能拨动。腿部粗大一次只能拨一面的筋,其四面的筋,必须分四式(腿部第二至第五式)才能拨动,方可将腿全部的筋舒开,气血始能周流。

第六式:"一手将膝下外侧三里部位的筋拨动,至悬钟部位的筋止"。此部的筋,下通足趾,拨动时,其足趾必有感应。

第七式:"一手拇指,往复拨其足腕部位的筋"。此式是要活动其各足趾的筋。

第八式:"一手拇指,将足大趾跟至足小趾跟的筋,往复抚拨"。移动各足趾的筋。

第九式:"一腿蜷起,其腿压于另一腿之膝盖上部。一手将膝上阴陵泉部位的筋用拇指扣住,示指和中指按住膝部向下捺,以扰校其腿部的筋。同时另一手的拇指扣按住三阴交穴,分拨其筋"。以通任督二脉之气。

第十式:"一手扣按住阴陵泉部位的筋,一手握住足跟,将其屈伸扰校"。以活动其腿的全部筋络。

第十一式:"将其腿仍戳起,用一手按足腕部位,一手用拇指或示指和中指扣住膝后外侧的筋,将手掌按膝部,微向里合捺"。以扰校腰间及全腿的筋。

第十二式:"一手将膝后外侧的筋扣住,手掌按膝往里合压,将其腰腿两部的筋,抌校舒开,一手叉开,揉推环跳部位的筋"。以活其气血。治右腿时,揉推环跳,即顺其筋势。推至肾俞部位,扣按肾俞两旁的大筋,则两腿的气血均活一次即可。因治右腿手势较顺,故用之。如治左腿,推按至环跳即止。

左右腿合治式:"再将其两腿同时戳起,施术者将右腿蜷起,压于患者足腕之上,使其不能前伸"。以便抌校。手势:两手各按两腿的膝上,分先后,一次一次地将腿向前及左右摇拨,以校两腿全部的筋。两手指交叉,扣住两膝,再向怀内抌校,以其抌其腰腿部的筋。

以上为腿部分筋法的说明。因腿的部位比较大,筋亦较粗,故施治时,必须将其腿戳起,使筋校起,以便拨动。入手时,先将膝部上面的筋拨动,此为腿部的总筋,拨此部的筋,气血能活动。再将膝下部位的筋,按式分别拨动,使其膝部及足部的筋均动,然后再将其腿蜷起下压,以抌校其筋,分拨其三阴交穴,以通任、督两脉之气,活其气血。再屈伸抌校其腿,使其全部的筋活动。再将其腿部的筋压捺,以抌校之,揉推其环跳部位的筋,以治其气血,扣按肾俞,以升其肾气,肾气足,则腿部的血液循环,即可恢复正常。筋能得其保养,痛即可止,拘挛枯萎者,即能行动,弹力恢复,行动即可灵活。人之行动,皆靠两腿之力分担,若一腿发生障碍,其好腿必增加负担,久之必过力,气血则因之不足,渐渐好腿亦将动作不灵。故施治时,两腿均治,以为预防之计。

至于两腿并治之法,其作用亦为抌校两腿及腰间的筋使筋舒血活。临症时,如遇痿、拘、抽、枯等症,所施治之手法,依照时不可减少。如遇作痛及其他不同之症,可斟酌灵活运用。

腿部施治时,其手用力较大,但亦不须用猛力,力猛则被摧。临症时应用的手法,须细察病的情况及其内部的气分盈亏,因人因病而施治,用力不可猛,须缓品之。细心钻研,方能领悟此法之用。

臂部两手法式内,以有穴道而标明其部位者,注意重点在筋,因不以穴道标明其部位,手势起止的部位,不易辨明,故皆载明"某某部位"。其必须点穴道者,则载明"某某穴",以便识别。

三、四体分筋法说明

人体骨骼,皆系衔接,以筋穿连而成,头、臂、背、腿皆然。人动作灵活,与气力大小,皆在筋之弹力。筋依气血滋养,往往出现抖颤、拘挛、麻木不仁等不同的症状,此等病于施治时,无论臂、腿,均须用分筋法施治。

分筋法，分为腿部、臂部两种，因腿、臂的形状不同，筋的部位粗细均不同其手法亦不同。无论何式何法，皆为分拨其筋，使气血循环无阻，筋得气血保养，渐渐恢复正常，其弹力即生长，动作即灵敏。人身之总筋有两条，自后脑交叉，由项通背，顺腿直到足跟。

1. 其支脉分布　臂部的筋，为其支脉，围绕穿骨骼，自背至肩，由臂至肘，过腕达指，其筋比背、腿两部的筋较细。背后的两条大筋，拢脊骨自脑后直下，其支脉左右分布如带，至肾俞处，即分为两大支脉，绕穿骨骼，经两环跳部位，顺腿至膝而下，直达足跟。因腿部的筋较粗，其支脉分布，顺腿部骨骼，绕穿至足直达于足趾，其筋均粗过臂部的筋。头部筋细，如丝如线，由后脑绕穿面部的各个部位，人周身之部位，无论何处，其部位的筋均相连接，各脏经络与筋相通，故头、面、背、臂、腿、手、足部位的穴道，均能平补各脏腑的气血。

筋皆为两条，分大筋、子筋，以通气血。如遇外因，将筋拧背，气血不能顺利通过，则局部作痛，为有余之症。将其筋舒通，气血不为所阻，其痛即止。如迁延日久，因局部障碍，往往串及全局，则变为不足之症。例如手部的筋，拧背作痛，甚则串至手腕，影响肘、臂、肩、项、背、腰、腿等部位。因气血被阻，筋不得保养，必然拘缩，弹力必减，动作不灵。此为由外因而造成的筋拘，则只用分筋法施治，将筋络渐渐分开，气血渐渐通畅，筋得气血保养而渐渐舒开，筋拘自愈。此等症皆系因拧背挫闪而得，与内脏无关，不须治腹部及任脉。

如系内部气分错乱，而影响筋络，往往发现不同的疾病。如气串、气滞、偏枯、痿症及作抽、抖颤、拘挛等症，或因气分错乱，串及筋络，冲击不同的部位，忽上忽下，或如针刺，或如鸟鸣，等等，不同作痛，此为气串。气串不限于臂、腿，或因内部气分错乱而影响臂、腿、腰、背等部位的筋络。因气凝聚错乱而作痛者，为气滞。

也有气分错乱于内，因内脏之气分尚足，其病尚不能发作，但潜伏不正之气，又不能消灭，遂蕴结于旁侧，一旦遇有外因，如气脑、暴怒，或感冒风邪，即突然发作。血被不正之气所阻，其循环即受影响，则半身的血液循环，即迟慢或不通，则半身由头至臂、背、腿部的筋，得不到气血的保养，其作用是，轻则麻木，重则不仁，筋之弹力，或减或无此等重症，重者，大都皆系猝然而发，其锋不可遏。如其气阻于左，则左半身即失作用，阻于右则右半身亦失去作用，此为偏枯症。

又因气分错乱于内，脏腑之气尚强，不为所阻，但错乱之气，亦不能舒开，则串及周身筋络，血液循环受其影响，速度渐缓，筋即不得保养，则气凝聚于全部，轻则遍身作痛，重则肢体拘挛，渐渐正气愈亏，浊气愈旺，则气血渐亏，筋因之更不得血之保养,渐渐由拘转抽,各脏腑之气渐渐败坏,则成痨症。

亦有因肾气亏损,影响筋络,肾为腰、腿枢纽,因背部的筋到此处即分两大支脉,下达于两腿,如肾气分错乱,首先影响腰、腿部位的血液循环,筋即不得养,轻则两腿的弹力减弱,动作不灵,重则即成痿症。

此等不同的病情与症状,皆系内发之症,因气分错乱使血液循环受阻,筋不得气血保养所致。如单用分筋法,舒其筋络,内部的气分不能调顺,亦不能奏效,必须同时将腹任背督施治通顺,表里兼治,方能奏效。

2. 诸经留邪症　肺心有邪,其气留于两肘;手太阴肺经,手少阴心经脉达肘。肝有邪,其气留于两腋;足厥阴肝经,行于腋下胁肋处。脾有邪,其气留于两髀;足太阴脾经,经循膝股内前廉。肾有邪,其气留于两腘,足少阴肾经,出腘内廉。

3. 八会穴表　脏会—章门;腑会—中脘;筋会—阳陵泉;脉会—太渊;气会—膻中;血会—膈俞;骨会—大杼;髓会—绝骨(悬钟)。

第五节　其他推拿法

一、太和药棒震法

1. 太和药棒制作　用上好春桑枝去皮。浸泡药液七七四十九天,阴干即成。

2. 太和药棒震法　主要有六十三棒法。

(1)小腿部　患者取弓步(前弓后箭式),用棒击患者承山穴处,左右腿各3棒。可用以治疗腰腿酸痛麻木、头目昏花等症。

(2)大腿部　患者姿势同前。在患者左右腿门穴处各击3棒。可用以治疗腰腿酸痛麻木、下肢活动无力等症。

(3)背部　在患者左右膏俞穴处各击3棒。可用以治疗肩背酸痛、胸闷、胸痛、咳痰不爽等症。

(4)前臂部　在患者两前臂屈侧面和伸侧面各击3棒。可用以治疗前臂酸痛麻木等症。

(5)上臂部　在患者两上臂屈侧面各击3棒。可用以治疗前臂酸痛麻木、上肢活动无力等症。

(6)拳部　患者握拳,在患者左右手拳面各击3棒。可用以治疗手指酸痛麻木、活动不利等症。

(7)肩部　治疗肩酸痛不举等症。

(8)前胸部　在患者两乳外上方中府穴各击 3 棒。可用以治疗胸痛胸闷、肩臂活动不利等症。

(9)颈项部　在患者大椎穴处击 3 棒。可用以治疗背痛、上麻木、头痛、项强等症。

(10)腰部　在患者腰部命门穴处击 3 棒。可用以治疗腰痛、肾虚阳痿、小便不利等症。

(11)头部　在患者头顶部百会穴处击 3 棒。可用以治疗头晕目眩等症。

3. 注意事项:使用拍击疗法,尤其是棒击法,用力要适度,由轻渐重,不可用力过猛。对初次接受拍击疗法者,应先使用拍法、捶法、击法等,以后根据情况再逐渐改用棒击法。

按语:拍击疗法操作简便,易于掌握(棒击法除外)。主要通过振动波的形式作用于经络脏腑以行气活血和激发其生理功能,临床应用于祛痰、兴奋呼吸、心肺复苏、消除疲乏等方面,有其独到的功效。

二、太和膏摩疗法

膏摩疗法是将中药膏剂涂于体表的治疗部位上,再施以推拿按摩等手法,以发挥推拿按摩和药物的综合治疗作用来防治疾病的一种方法。膏摩之名,始见于汉代张仲景《金匮要略》,后在武威出土的汉代《医药简牍》以及西晋王叔和《脉经》、晋代葛洪《肘后备急方》、隋代巢元方《诸病源候论》、唐代孙思邈《千金方》、唐代王焘《外台秘要》、宋代王怀隐《太平圣惠方》和《圣济总录》、明代朱棣《普济方》、明代王肯堂《证治准绳》等历代医著以及推拿专著中均有记载。

1. 基本内容　太和膏摩疗法先按处方配制成软膏,然后将膏少许涂抹于体表穴位上,再进行按摩治疗。一般多用擦法、摩法、平推法和按揉法。

2. 临床应用　本疗法适用范围很广,曾广泛用于内、外、妇、儿、伤及五官等科,治疗风湿痹痛、诸风寒湿、骨肉酸痛、风毒流注、骨节疼痛、筋脉挛急、中风偏瘫、口眼㖞斜、痛风、骨损肿痛、伤筋、闭经、便秘、夜啼、惊风、目暗赤痛、喉中息肉等症。以太和摩风膏涂抹患处,以手心摩至有火热之感涂摩患处即可。

三、太和颠簸疗法

颠簸疗法是通过颠簸腹部以治疗早期肠扭转的一种疗法,小肠扭转早期(一般不超过 24 小时)无明显腹胀和压痛者通过颠簸疗法,轻度的肠扭转多可得到复位。

晋代葛洪《肘后备急方》中载有使患者伏卧,一人跨上,两手抄举其腹,令患者自纵重轻举抄之,令去床三尺许,便放之,如此七度止治疗“卒腹痛”的方法。近代有医家观察到,肠扭转发生后闭袢的形成是其主要病理现象,并受肠系膜血运障碍支配。颠簸对肠扭转之所以有治疗效果,在于它可引起肠扭转系膜的弹性回转拉力,使扭结过紧的系膜松解,改善肠管的血运,使其恢复蠕动,从而促进自身调整复位。在古代文献载述和近代临床实践的基础上,逐渐形成了以治疗早期肠扭转为主要特色的“颠簸方法”。

1. 基本内容　颠簸疗法的具体操作方法是:患者俯伏,取肘膝或掌膝体位加大肘膝间的距离,使肠系膜向下悬垂,系膜血管受压减轻。充分暴露下腹部,先做腹部按摩使患者逐渐适应操作手法,然后双手合抱或平行置于患者腹下,托起患者腹部,再突然放松,如此反复进行,并逐渐加大幅度,重点颠簸脐部或脐下区,用力大小以使患者感到舒适为度。颠簸数次后,可将腹部左右摇晃。一般操作 5 分钟左右后,间歇 15 ~ 30 分钟再做,重复上述操作步骤,至少连续进行 3 ~ 4 遍。颠簸开始时,患者可有轻度疼痛,但很快即能适应。通常在 1 ~ 2 次颠簸后就有轻快感而症状减轻,若转解除,1 ~ 2 小时后有排气、排便现象。

2. 临床应用　颠簸疗法适用于全身情况尚好,血压、脉搏基本正常,一般不超过 24 小时的早期肠扭转患者。也可应用于无腹膜刺激征和 X 射线禁忌征象,以及经初步手法治疗而症状明显好转的肠扭转患者。

3. 注意事项

(1)治疗前应向患者说明手法操作情况,以便取得患者的密切合作。

(2)施术前一般应先放置胃管,抽空胃液。有水及电解质平衡紊乱、酸碱失衡者应迅速予以纠正。必要时可配合针刺、药物、灌肠等治疗方法。

(3)施术过程中要随时询问和观察患者的反应,密切注意病情的变化。对治疗后症状加重,或虽有好转但体征无变化,或很快又复发,或出现腹膜刺激征者,应及时改用其他治疗方法。

(4)扭转解除后,应暂时禁食,并注意每次大便的颜色,若呈暗紫色稀便,提示绞窄较重,有肠坏死或穿孔的可能。需密切注意观察全身情况及腹部体征,一般扭转解除后,患者常有疲乏、嗜睡等表现。

(5)治疗过程中,必要时应做 X 射线检查以判断扭转解除情况,以 X 射线透视肠腔内液平面及气体消失为有效。

(6)对绞窄性肠梗阻,或疑有肠坏死,或肠畸形者,不宜采用本术。

按语:颠簸疗法治疗肠扭转,方法简便可行,主要利用适度的震动力促使肠系膜扭转松解。因粘连而引起的肠扭转，单纯施以手法往往不能矫正，万一按摩无效而改用手术，肠壁病损常达一定程度甚至穿孔，所以应用时要严格掌握适应证。

四、擎拿疗法

擎拿疗法，又称“擒拿法”，是通过捏拿虎口、腋窝、锁骨窝等部位的同时，用力擎举上肢或扩展胸廓，以治疗咽喉疾病的一种治疗方法。

本疗法起源较早，后经专科医师逐步推广而得以完善。

1. 基本内容　常用的喉科擎拿方法有 3 种，可根据情况选择使用。

(1)患者正坐，医师立于一侧。在将患者的上肢侧平举的同时，医师用一手拇指指腹和患者的拇指指腹面相对合，并用力地压紧，示指、中指、环指紧按患者的虎口(相当于合谷穴)：另一手的拇指按压患者肩峰端处(相当于肩穴)，示指、中指、环指紧扣腋窝(相当于极泉穴)：医师在用力的同时，将患者的上肢向上擎举，并用力向后拉开。

(2)患者正坐，医师的双手从患者背后穿过腋下，伸向胸前，用示指、中指、环指按住锁骨窝(相当于缺盆穴)，肘臂压住患者两胁，前胸紧贴于患者的背部。然后，医师的两手用力向左右两侧拉开，以两肘臂和前胸部将患者胁肋及背部压紧，三处同时用力。

(3)患者正坐，医师以紧抵患者脊背相当于筋缩或中枢穴处，将两手拇指置于哑门穴下方，示指、中指置于两侧的天窗、扶突天鼎穴上，拇指和示指、中指分别轮番由上向下推摩 7 次重复 7 遍。再将两手移至两肩，拇指在后按于肩胛冈下方(相当于曲垣、秉风、天宗三穴之间)，余四指置于锁骨下窝，小指按于气户，中指按于云门穴。拇指与示指、中指相对用力，慢慢地紧缩紧，直到手指扣住患者的锁骨和肩胛冈而不致滑脱，即用劲向上、向外、向后慢慢用力，同时进行擎(向上)、拉(向外)、攀(向后)3 个动作。这时顶住患者脊背的膝部要起支撑和固定的作用。

2. 临床应用　本疗法有顺气、化痰、开窍、利咽作用。通过治疗，可使咽喉肿痛或扁桃体切除术后的患者即可进食。对缠喉风锁喉风、喉闭等，以及相当于喉痉挛、喉头水肿和喉部急性炎症引起的急性喉阻塞也有一定效果。

3. 注意事项　应用本疗法时手法要柔和且有力，捏拿和擎举两方面要配合。

按语：喉科擎拿疗法是将拿法和“擎”法，也就是把刺激穴位和运动肢体两方面有机地结合起来的一种推拿疗法，应用得当，多有立竿见影之效。

第六节 腹部推拿对人体的好处

一个国家无论出了什么样的问题，都逃不出农业、工商业、军方和司法、文教卫生等这几大块。同理，身体所出的问题，也逃不出五脏六腑的范围。但要注意，千万别把西医解剖学意义上的器官等同于中医的五脏六腑。举个例子，西医的肾脏就是肾，而中医所说的肾，意义要宽泛得多，涵盖了生殖系统、泌尿系统、骨、骨髓、脑、体内激素、牙齿、头发等部分。

中医认为：

1. 腹部一定要软：因为腹部硬，睡不眠；腹部硬，脾气差；腹部硬，脸有斑、痘。

2. 腹部一定要温度：因为腹部凉，手脚凉；腹部凉，疾病多；腹部凉，到处痛；腹部凉，斑黄黑。

3. 脐周常按，元气不缺；脐周常暖，疾病不缠。定期饿饿，腹部减负；晚餐少食，腹部减负；经前揉揉，腹部不痛。

4. 面部是花，胸部是叶，子宫是根，根伤叶损花枯。经期食凉，腹部必疼；经期不暖，手脚必凉；经期熬夜，面部必斑。这里说的“腹部”主要是指肚脐周围。在肚脐周围，有任脉、胃经、肾经、肝经、脾经等重要经络，还有冲脉、带脉等从这里经过。肚脐周围，相当于人体交通枢纽，非常重要！上至咽喉，下至外生殖器，都离不开这个中心。

腹部发硬，则局部经络不通，势必影响气血运行，导致身体疾病的产生。如四肢冰凉、嗓子不适、脾胃功能虚弱、女性妇科类疾病，严重者导致宫寒、不孕，男性则是不育，以及夫妻性生活不和谐等。中医里有一句话叫“治病但求其本”。只要找到了疾病的根源，那么不管疾病如何变化多端，都是万变不离其宗，尽在掌控之中。腹部为什么会硬？这都是内生之物——“浊气、浊水、浊物”所造成。

其一，浊气在中医看来就是属于病邪一类，浊气若处于身体中未及时排出，上窜下走，对身体有很大的危害。浊气堵在心窝处人就会觉得胸口堵闷，心里憋得慌，走到脑袋就会觉得头晕眼花，窜到胃部就会胃胀胃痛、恶心呕吐。生活中爱吵架、生闷气也会产生浊气；另外，在春天如果肝气过旺，身体疏泻不好也会产生浊气，因为没有正常的通路可宣发，在体内横冲直撞，浊气上到头就会头痛，夹着风寒冲到四肢便成风湿，进入胃肠则成溃疡。浊气停而不走，阻碍气血正常运行，使血液循环减缓，很容易在体内郁结成块，或形成肿瘤，因为气滞必血瘀。血瘀了，必然会表现出各种症状，也就是西医所说的各种病，如肝胆病、肾病、高血压、心脏病、月经病及肿瘤等，中医言百病从气生，正是此意。

其二，浊水就是湿浊，这种湿浊如果不及早排出，循经上头则头痛眩晕，滞塞毛孔则生皮炎湿疹，遇肝火则化痰，逢脾虚则腹泻，贻害无穷，必须及早清除。

其三，浊物，其实就是附着在我们身体内很难排除的残留大便，这些浊物会导致我们的身体抵抗能力严重下降，并且还会给我们的身体带来很多疾病和痛苦，内脏也会受到很大的伤害。

清除三浊最简单而又实用的方法莫过于推腹法。推腹顾名思义就是推腹部，用手指、手掌、拳头皆可，最好由喉结处推到小腹，有的人腹部痛点很多，能用“推腹法”推开的多是暂时的气结，还有用此法推不开的，通常这是气滞时间很长，已经有瘀血阻滞其中了。这时可查看痛点压在哪条经的通路上，只要敲打和按摩大腿上这条经的穴位，就可帮助打通瘀滞。在敲打和按摩时也可同时艾灸整个腹部。有的人腹部软软的，按压哪里都不痛，但腹中闷胀不舒，通常是中气不足、气血过少造成的，必须先补足中气，用九宫推拿疗法调理肚脐、气海、关元穴有很好效果。坚持推腹后，胃或腹部反而频繁地痛，或隐痛或腹泻，很多肠胃症状都可能出现。这是好转的现象。坚持去推，一段时间后：疼痛的程度、深浅及位置都会有所改变，就去寻找腹部的阻滞点（也许是一个硬块，或者一个痛点，或者是一个“水槽”，或者是一个“气团”），把它推开揉散，慢性病也随之消失。有人一推腹部就会打嗝放屁，那是清气上升、浊气下降，效果最好；坚持经常排出浊气，预防生病才是上上之策。另外吃萝卜也可通气顺气，在民间消化不好长辈会叫你吃萝卜。夏天痛饮各种冰镇冷饮、吹空调、女孩总穿短裙短裤、打针输液和凉茶都会让寒气侵害身体。记住，“火往上走，寒往下沉”，身体有寒气，必会气血瘀阻，这叫作“寒凝血滞”。若寒气停留在关节，就会产生疼痛。停留在脏腑，就易产生肿物。停留在经络，就会使经络堵塞，气血也就流行不畅，不但会四肢不温，也常会有手脚发麻的症状出现。胃寒以及女孩子的痛经大部分也是寒气引起的。

常推腹而腹内不动，又怕寒凉的人，腹内有积寒。积寒浅，艾灸中脘、神阙。积寒深，可灸背俞诸穴，直通脏腑，迅速排汗。推腹时最好从喉结一直推下来，因为两乳之间有一个容易郁结的地方“膻中穴”，常推这个地方，乳腺疾病都会推好。推腹后，用一个方形 4 孔的艾灸盒扣在肚脐上，然后点上艾条灸上 30 分钟，温润的艾草的阳气会进到腹部，整个腹部暖融融的，有一股暖流涌向脚底，有改善睡眠的作用。“腹部软如棉，百病都不缠”。这里说的腹部，主要就是肚脐周围。

按摩腹部,是以肚脐(神阙)为中心。人体的腹部上,包括了任脉、胃经、肾经、肝经、脾经等重要经络,还有冲脉、带脉等。肚脐周围,相当于人体的中心,交通枢纽的环岛。上至咽喉,下至外生殖器,都离不开这个中心。从表面看,按揉腹部,就是双手搭在一起,按住肚脐,随着患者的呼吸做圆周运动。其实,包括了点按胃经上的天枢、水道、归来等穴位,以利于气血下行。尤其是对于湿重的人用此手法。点按时,会很痛,但慢慢地,就会变好,腹部也在变小。平躺在床上,能显露出肋骨,甚至浇点水到肚脐上,水都能在腹部上存得住,这样的腹部才是好腹部。当然,不是说腹部塌下去才是好腹部,皮肤和肌肉还要有很好的弹性才行。有人比较瘦,腹部却很硬。这类人,属于阴虚火旺之人,经常会感觉咽喉不适;也有肝火旺,做事很急,是典型的上焦有火、下焦有寒类型。如果食欲不好,吃饭不香,大便不成形,甚至经常感觉四肢冰凉,嗓子不适,性能力不满意,又是一个大腹部,或者说,腹部不大,但按着很硬的话,都是中焦淤堵。由心脏下来的主动脉,从肚脐分开往两条大腿走,如果中焦这块堵住了,气血必然下不去,不仅是两脚会感觉冰凉,而且性功能也会受很大影响。人体的血管分布从心脏的主动脉下来,到肚脐附近分开再到两腿,而细支则是上通咽喉,下通外生殖器。如果腹部中焦这块堵了,影响男性性功能,女人性冷淡,最后都是通过按腹部和点按内三角治好的,这种例子数不胜数。尽管有一些朋友觉得,只要你心态平和了,不吃垃圾食品,不吹空调,经络就不会堵,也不需要做按摩治疗。但是,现代人不是生活在真空社会里,因此,经络被堵住随时随地都会发生,不是按几次、十几次就能解决一辈子的问题。

第八章 中医急救常识

关于针刺救急，古人已经有了丰富的经验，明代针灸大师杨继洲在其所著的《针灸大成》中明确写道："初中风急救针法：凡初中风跌倒，卒暴昏沉，痰延壅滞，不省人事，牙关紧闭，药水不下，急以三棱针，刺手十指十二井穴，当去恶血。又治一切暴死恶候，不省人事，及绞肠痧，乃起死回生妙诀。"

十二井穴，就是在十个手指指甲末端的穴位，可以用十个手指尖来代替，效果一样好。

耳穴治疗哮喘突然发作迅速，不比喷喉剂慢。并且，按压耳穴对于急性痉挛、急性疼痛和急性炎症，往往也有迅速止痉、止痛、消炎效果。

哮喘发作属于平滑肌痉挛，耳穴的肺、口和神门极具功效，患者亦可自己按压。

哮喘发病紧急时，还可以用手指按压天突穴。其穴在颈与胸骨的结合处的凹陷部分，顺着颈部中间向下摸，到胸骨处有一个窝，就是此穴。

哮喘急性发作时，可用拇指勾住胸骨向下按，一按一松，刺激患者咳嗽，或者吐出浓痰涎沫，往往可以迅速缓解哮喘症状。再者，凡是痰喘或者咳嗽过急、憋不过气来时，都可用此法恢复。有时老人会因一口痰憋住，面红颈粗，喘不过气来，当马上按压此穴以救急。

第一节 急救针法

一、中风

中风急救或是晕针后的紧急处理，总共有 9 点：①掐人中，或针刺人中；②十宣放血，将五指合拢，迅速行针；③掐内关穴，或针刺内关穴配公孙穴；④耳尖放血；⑤百会放血，而且一定要令其头垂低；⑥中指蜷缩用力往内压，反复；⑦拉腋下大筋，也就是极泉穴；⑧揉推劳宫穴；⑨喝温水，而且是加红糖,因甘能缓急,红糖亦能令其迅速回血,为其补足能量。

中风者,足心呈紫黑色,将足心的紫黑色处用针挑破出血即可。这个方法简单易行。希望见到的朋友多多传播,造福病患。

还有一点,千万别忘了打“120”急救电话!不管是任何时候,我们都不能强行治疗,以免耽误病情。

二、晕厥

本病是一时性脑缺血、缺氧引起的短暂意识丧失。多为患者平素体质虚弱,加之血管运动失调或神经精神因素不稳定而诱发。

1. 取穴　合谷、人中、百会、少商。

2. 治法　先使患者取头低足高位,同时注意保暖,维持呼吸道畅通。先针合谷、人中二穴,捻转加提插,强刺激,不留针。随后再针刺百会、少商,轻度捻转,得气后留针,间歇运针,直至完全清醒。发作后取百会、内关、神关、足三里穴,用毫针捻转补法施治,针时嘱患者放松身心,意守丹田,自然呼吸。针入穴后,则结合呼吸补泻,吸气时意守丹田,呼气时意守针下,如此7呼。一天一次,共治5次为一疗程。

三、虚脱

多因体质素虚,加之过度疲劳、大量出汗、剧烈腹泻等原因而引起,临床上以面色苍白、汗出肢凉、脉微细为主症。

1. 取穴　足三里、内关穴(毫针刺用捻转补法)、神阙穴(用艾条隔盐灸)、关元穴(用艾条直接雀啄灸)。

2. 治法　患者取头低足高位,艾灸结合指针按压法,针刺留针并间歇运针布气催气,以肢温、汗收、脉起为度。针灸治疗至吞咽功能完好时,及时给患者以热饮。

四、癫痫

本病是一种间歇性、阵发性发作的神志失常的疾病。分原发性和继发性两种,继发性者,多继发于脑脓肿、脑肿瘤等疾患,临床尚属少见。针灸治疗适用于原发性癫痫。

根据临床症状的不同,原发性癫痫一般有小发作与大发作两种类型。小发作的症状常类似晕厥,发作时间短暂;大发作时,一般患者均是先突然尖叫一声，继而跌扑晕倒，口吐白沫，牙关紧闭，口唇及全身青紫，有的发作后即呈昏睡状态。治疗本病以解痉醒脑为急务。

1. 取穴　取合谷、下关、百会、太冲、涌泉、腰奇穴。

2. 治法　先以筷子等物裹以布类塞入患者上、下牙齿之间，以免咬肌痉挛咬伤舌头，随即针刺合谷（双）、下关穴强捻转刺激。医者意守针下，辨别气感，根据针下之感，虚则补之，实则泻之，持续捻针，促其清醒。清醒后再针百会、太冲、涌泉、腰奇四穴，医者集中精力，意守针穴，嘱患者意守针下，随着运针而变换意守之穴，得气后酌情留针，如此每周针治 1 ~ 2 次，直至患者面色红润，身体一般情况好转后可暂停针。嘱患者避免饥饿疲劳和不良精神刺激，以控制癫痫发作。

五、休克

本病以急性循环衰竭为主要病理改变，临床上可见血压下降、面色苍白、皮肤湿冷、四肢厥逆等症状。常见于重度感染、中毒、严重创伤、大量出血、重度脱水、过敏等严重情况下，本病为一种危症，很多危重病末期都常常出现休克。

抢救休克宜采取综合措施。针灸可改善症状，故宜积极运用，以配合治疗。一部分休克单用针灸救治也可收到良效。

1. 取穴　取人中、涌泉、足三里、肾上腺（耳穴）、皮质下（耳穴）。

2. 治法　先用毫针强刺激人中、涌泉二穴，留针 30 ~ 60 分钟，并间歇运针。后再加针足三里穴，平补平泻，分层寻气，得气每至，慎守勿失，留针 30 分钟并间歇运针。可酌加直接灸法，此时可同时在耳穴肾上腺、皮质下穴位埋针。针灸的同时积极进行其他急救措施。运用针灸急救休克，不仅可以配合其他方法提高救治效果，而且可以在血压回升、病情好转后，维持血压，改善循环，巩固急救成果，防止病情反弹，直至取得抢救的最后成功。

六、昏迷

可由各种原因导致大脑功能严重紊乱引起。临床上以意识丧失、神志不清、呼之不应为主要特征。重度昏迷除仅维持呼吸及血液循环外，感觉、意识及各种反射均消失。较轻度的昏迷，吞咽、咳嗽、角膜及瞳孔反射等仍可存在。昏迷常发生于各种疾病的危重阶段（如脑血管意外、严重中毒等），所以，临床急救昏迷时必须积极地治疗原发病。针灸可醒脑开窍，减轻昏迷程度，调节全身功能，故可作为一项常规抢救措施。

1. 取穴 取素髎、合谷、十宣、丰隆、手足十二井穴。

2. 治法 先用毫针刺素髎、合谷穴，行强刺激捻转提插泻法，留针 30 分钟加丰隆穴泻之，留针 30 分钟。必要时可酌情延长留针时间，并间歇运针。留针期间，用三棱针点刺十宣穴和手足十二井穴出血。

探测预后可用毫针刺中冲穴 1 ~ 2 分深，医者意导针下，持续捻转，勿使针尖游离得气之穴位组织，捻针片刻，如患者知痛呼叫或肢体抽动，则预后良好，反之预后欠佳。

七、心搏骤停

多发生于冠心病、心功能不全的患者，中、老年人多发。

1. 取穴 内关。

2. 治法 先于心前区拳击，使心跳复苏。如仍未复苏者可继行心外按摩。复苏后的心跳，一般很微弱且易再停搏，此时可针刺内关穴，针尖向近心端，努而刺之，轻轻捻转，医者行针布气，随针上下，呼吸出入。得气后留针 30 分钟。再针哑门穴，针入 8 分深，平补平泻，以知为度，不留针。如此针之可增强心肌的收缩力，调整心律，防止心脏再度停搏。

八、小儿惊厥

由大脑皮质功能受损导致意识和运动障碍，是中医儿科四大险症之一。多由高热、颅内感染、中毒、代谢紊乱等原因引起。中医学将小儿惊厥分为急惊与慢惊两种，认为急惊病在肝，多为发热惊厥，易治。慢惊病在脾，多为无热而惊，较难治。小儿惊厥的主症为局部或全身肌肉痉挛、抽搐，发病时意识不清。

1. 取穴 取百会、印堂、合谷、太冲、昆仑穴，用指针法轮番掐揉。

2. 治法 医者意导指尖，集中思想，掐穴通气，勿伤表皮，至痉挛、抽搐缓解或消失，面色及意识均好转后，用毫针轻刺上述穴位留针，后再速治原发病，如系发热惊厥同时运用冷敷法，无热惊厥酌施艾条温灸。最后，要注意实施病因治疗。

九、急性酒精中毒

临床上经常遇到急性酒精中毒（醉酒）的患者，开始缺少有效的治法，后在对症治疗酒后剧烈头痛、大量呕吐等症的过程中，发现针刺对酒后的一系列症状如头痛、呕吐、昏睡、精神异常、应变(工作)能力低下、运动功能失衡等,均有一定的治疗作用,除此外尚可用于促醒。

1. 取穴　少商(双)、中冲(双)再取印堂、腕踝针上穴(双)、足三里穴(双)。头痛剧烈加刺头维、太阳穴;呕吐严重可加刺内关、公孙穴;精神异常可加刺后溪、中脉穴;昏睡及应变能力低下可加刺风池、合谷穴;痰多可加刺中腕、丰隆穴。

2. 治法　用三棱针点刺放血;用毫针平补平泻,并留针。

备注:针刺时要严加观察,谨防意外,手法补泻可根据穴下气感行之,均可用快速毫针刺法,得气出针不留针,必要时可间隔1 小时许再予针刺。

十、末梢血管痉挛症

晋东南民间流行"阴火"一说,系末梢血管痉挛之俗称,此症发时,痛苦异常,顶心头痛,四肢冰凉,恶心欲吐,胃痛眼黑。

1. 取穴　涌泉穴。

2. 治法　急用带子扎紧患者腕部,用三棱针刺涌泉穴出黑紫血数滴,继用毫针刺涌泉穴。

备注:诸症可豁然得解。后酌情用艾灸中脘、神阙、关元穴,以善其后。

第二节　中医急救点穴手法

一、昏迷

突然昏迷,不省人事,颜面苍白,四肢软瘫。

1. 点穴手法

(1)捏人中　用拇指尖深陷人中穴。

(2)揉内外关　用拇指、示指对揉内、外关穴,并用力于上。

(3)推大陵　用拇指推行大陵穴至曲泽穴。

(4)擦手足心　术者用掌侧迅速地摩擦手心、足心。以皮肤热为度。

(5)按百会　用指点按百会穴,可长按1 ~3 分钟。

2. 急救选用穴　少商、少泽、大椎、足三里、隐白、三阴交、至阴。

二、中暑

因外界高热,人体内脏阴气虚脱而造成中暑。症见头晕、头痛、恶心呕吐、身软无力,严重者昏迷不醒。

1. 点穴手法

(1)掐十宣　用手指尖深掐十宣穴。

(2)推大椎　用手迅速由上往下擦大椎穴处,以肤热烫为度。

(3)拍心窝　用手掌沾冷水或白酒,拍打心窝处。

(4)揉五心　用手指揉手心、足心、背心处,以肤热润为度。

(5)捏脚趾　用手掌一把握住脚趾,进行有节奏地握捏。

(6)按太阳　用两拇指按太阳穴。

(7)拿眉轮　用拇、示指对拿眼眶眉轮。

2. 急救选用穴　人中、印堂、百会、风池、承浆、合谷、足三里、涌泉、丹田、中脘、内关、外关、肩井、少商。

三、误死

误死都见于平日无病者,突然在坐、卧或行走时倒地昏死,也可因七情过度,突然昏死。

1. 点穴手法

(1)掐舌柱、鼻柱　用手指尖掐口中舌柱和鼻柱,如有惊动则可救。

(2)捏耳尖　用示指提捏耳尖。

(3)通任督　用示中指分别点压在人中、承浆穴上。两穴分别通于督脉、任脉。

(4)掐十宣或气端穴。

(5)揉丹田　用掌贴于丹田处,按顺时针方向揉动丹田。

(6)振耳心　用手指伸于耳内微微振动,然后放松。

2. 急救选用穴　合谷、内关、外关、少商、大陵、神门、龙颔、百会、哑门、印堂、太阳、地机、行间、至阴、涌泉、九窍。

四、痧症

因患者体虚,正气不足,外界秽浊疠气之邪乘隙侵入机体,使气血阻滞,气机失常而发病。症见全身胀累,四肢无力,唇青面赤。

1. 点穴手法

(1)拿肩胛　用手指深拿肩胛处筋,进行反复拿提。

(2)推额面　用手指分别推额面,印堂至太阳处。

(3)揉五心　用手揉动手心、足心、背心处,以肤热润为度。

(4)掐少商、少泽　用手指深掐少商、少泽穴处。

(5)擦颈后　术者沾酒擦颈后窝,及风池、哑门、大椎等穴。

(6)拍肘、膝窝　术者沾酒或水拍打肘窝、膝窝,以皮肤热红为度。

2. 急救选用项　人中、陀脊、合谷、足三里、内关、三阴交、然谷、少冲、委中。

五、中毒

因误吃各种有毒药物或食物中毒。症见四肢无力、恶心呕吐、神色大变、脘腹疼痛。

1. 点穴手法

(1)探喉头　术者迅速用手指伸进患者口中,轻微地拨动喉头催吐。

(2)推任脉　从脐中推向膻中,反复多次,使患者有呕吐感。

(3)揉中脘　中指点揉中脘穴。

(4)掐委中　用指深陷委中穴。

(5)拍大椎　用水沾于手上拍打大椎穴。

2. 急救选用穴　人中、承浆、合谷、劳宫、足三里、涌泉、行间、天枢、脐中、四边。

六、溺水

因水吸入体内,闭塞呼吸,使气血停顿。症见不省人事,脉息全无。

1. 点穴手法

(1)按压胸背　患者俯卧,头低足高。术者用手按压胸背,应有节奏地一按一松。

(2)吹鼻吸嘴　使患者平躺。术者将气吹入鼻内,然后捏住。用口对着患者的口深深吸气,须反复多次。

(3)推手足三阴　从指(趾)端内侧向身躯部推行。

(4)揉五心　用手擦揉手心、足心、背心,以肤热为度。

(5)吹窍穴　用气吹动耳窍。

(6)掐十宣　用手指深陷十宣穴。

2. 急救选用穴　太阳、人中、地机、合谷、大陵、内关、外关、血海、气海。

七、中风

中风多因邪中脏腑或邪中经络所致。其症见突然昏迷、口眼㖞斜、半身不遂。

1. 点穴手法

(1)顶风池、风府　用手指向上顶风池和风府穴。

(2)按内、外关　用拇、示指对按内关、外关穴。

(3)弹拨膏肓　用手指深透膏肓穴，进行左右弹拨。

(4)掐人中、地机、委中　用手指深陷人中、地机、委中三穴。

(5)揉腹部　用掌贴于腹部，进行揉动。

(6)点足三里　用指点叩足三里穴。

(7)推夹脊　用手指推行夹脊穴各穴。

2. 急救选用穴　十宣、少冲、血海、涌泉、劳宫、大陵、神门、三阳络、三阴交、照海、合谷。

八、癫狂

癫狂是属于神志失常的疾病，多因七情所伤，心神不能内守。临床上分癫症、狂症两类。

1. 点穴手法

(1)弹卒癫　用手指弹男患者卒癫穴。不可多弹，因振心动神刺激强。

(2)掐人中后根　术者用手指深陷人中穴和后根处。

(3)拿肩井　用手拿提肩井穴。

(4)揉神门、内关　用手指揉动神门、内关穴。

(5)按神阙、天枢　用手指重按神阙、天枢穴。

(6)叩脑后　用手掌捂耳，手指轻叩脑后。

(7)推督脉　用指从印堂推行至长强穴。反复多次。

2. 急救选用穴　风池、缺盆、人迎、鼻柱、期门、中渚、三阳络、曲池、涌泉、足三里、地机。

九、足转筋

因风寒入侵或肾亏筋萎。症见抽筋、筋僵、筋硬、疼痛难忍、不能屈伸。

1. 点穴手法

(1)点按承筋、委中、阳陵泉　用手指按揉动三穴。

(2)擦足心　术者先将手掌擦热,然后擦揉患者足心,以肤热为度。

(3)拍打阿是穴　用手指并联拍打疼痛处。

(4)推足阳经　用手指推行足阳经,从上往下推。

2. 急救选用穴　环跳、足三里、涌泉、然谷、绝骨、承山。

十、产后昏厥

妇女产后因失血过多,或身体虚弱,气血不足,致使发生昏厥。症见脸色苍白、昏迷不醒、四肢无力。

1. 点穴手法

(1)掐人中、百会　用手指掐人中、百会穴。

(2)擦涌泉　用手指迅速擦揉涌泉穴。

(3)按内、外关、长强　用手指点按内关、外关、长强处。

(4)拍胸、背心　用手指蘸白酒拍胸、背心处,以肤红为度。

2. 急救选用穴　印堂、承浆、行间、十宣、少冲、然谷、中冲。

十一、小儿惊厥

小儿属骄阳之体,易受外邪。因外感风寒之邪入里,化热生风,或因痰热及惊恐而成。症见四肢抽搐、口禁、角弓反张、眼睛上吊。

1. 点穴手法

(1)掐人中、少商、二扇门　手指深陷人中、少商、二扇门各穴。

(2)按百会　用手指揉按百会穴。

(3)逆运八卦　用手拇指逆推手内、外八卦,以掌心敷热为度。

(4)揉印堂、颈后窝、小天心　用手指沾冷水揉动三处。

(5)推下六腑　用手从肘外侧推至手小指端。

(6)拍四缝、五经纹　用手指深陷四缝、五经纹各穴。

(7)点脐中四边　用四指点压肚脐四周。

(8)弹山根　用手指弹动山根穴。

(9)拿提背脊　从小儿长强穴往上拿提背脊脊椎两侧肌肉。

2. 急救选用穴　清天河水、黄蜂入洞、十宣、老龙、小天心、涌泉、中脘、仆参。

十二、胸心绞痛

因寒痰壅塞、水饮留积、气滞胸心所导致。症见胸心绞痛、疼痛难忍、两胁胀满、痛及脘腹。

1. 点穴手法

(1)弹拨肩胛　用手指深拿肩胛筋,反复弹拨,患者可立感疼痛消失。

(2)掐内关、合谷、地机、隐白　用手指尖重掐四穴。

(3)推任脉　从天突穴往下推行,反复多次。

(4)按天枢　用手指按摩天枢穴。

2. 急救选用穴　承浆、大迎、膏肓、期门、龙颔、少冲、中渚。

十三、外伤出血

由各种原因引起的外伤出血,症见流血不止。其止血手法、选穴情况,根据部位,各不一样。

1. 点穴手法

(1)点穴法　上肢点大陵、曲池、中府、极泉,下肢点地机、血海、冲门,头部点大迎、缺盆。

(2)压迫法　上肢、下肢压迫肘臂、大腿内侧;下肢压迫地机、血海、冲门;头部按压颈两侧。

2. 急救选用穴　在出血处上方选用各种穴位按压止血。

十四、急性腹痛

腹痛的原因很多,大致分为伤寒腹痛、中暑腹痛、气滞腹痛、虫积腹痛、食积腹痛等。其疼痛症状各不一样,但镇痛安神手法大致相同。

1. 点穴手法

(1)掐内关、足三里、行间　用手指压以上穴位。

(2)拿肩胛、腹肌　用手指拿提肩胛筋、腹部大筋。

(3)摩脐中　用手掌按摩揉脐中,以肤热为度。

(4)按天枢、中脘　用手指点两穴。

(5)推脊椎　用两拇指从大椎穴往下推行,反复多次。

2. 急救选用穴　隐白、绝骨、三阴交、肩井、神阙、三阳络。

十五、急性腰痛

因内挫扭伤，寒湿入肾所致。症见腰痛难忍、屈伸困难、咳嗽痛剧。

1. 点穴手法

(1)掐中渚、绝骨、委中、腰阳关　用手指深掐四穴。

(2)推督脉　用手指推动督脉，上下反复推动。

(3)摩带脉　用手掌从腰上分摩带脉。

(4)点按天枢、神阙　用手指点按天枢、神阙穴。

(5)捏手、脚趾关节　用手掌重捏手、足关节。

2. 急救选用穴　风池、人中、百会、膏肓、环跳、涌泉、脐中、三阴交。

后记

太和堂三体一命学是以中国国教道教文化为根基,用"道、局、势、理、法、术、效"七星定盘,全方位提升生命质量,以道为根、以修为用、以养延命的原创型"天、地、人"三位一体修行体系。是肉身养生升级版,分炼体、修心、开智 3 个阶段,3 个阶段之间相对独立、自成体系又相互补充,螺旋上升。

三体一命学不仅仅单指身体的保养,因为人是精(材料)、气(能量)、神(信息)的三位一体,唯有三者的和谐提升才能实现真正的健康。

太和堂三体一命学是参悟《道德经》无极之道,明阴阳二气,解三三归元循环生命之奥秘,取道生一、一生二、二生三、三生万物……生态数理的养生大成之道,人体脏腑归易,合先天八卦、河图九宫数理,太和以《太和脊道中医临床诊疗》《太和脊道正骨疗法》《太和腹诊与中医急救常识》《伤温简习录》等专著,用理论指导实践,为人的肉体层次健康保驾护航,确保安全进筑天人合一性命双修的层次！对身体:美颜塑体,肤色细腻,骨坚筋柔,增寿延命。对情体:情体愉悦,喜笑颜开,乐观向上,心宽志远。对智体:思维全面,立体客观,协举创和,慧满善行。

太和堂以骨正、筋柔、腹实三法提高自己的免疫力,以调整、修正、完善、提升自身的生命维度,达到明心见性之生命真谛,由内而外体证自己的修为。从而通达智慧入世创和,拥有健康、快乐、和谐的幸福人生。

自然的变化并非外在的动因所造成,而是由一阴一阳的互动交感产生的结果。我们是自己的主宰,未来健康状况会变化,主要控制在我们自己的心上。人心想事成的先决条件在于遵守自然规则,所以敬天、顺天、事天。虽然人生而有命、有定数,却可以通过努力加以改变。降低风险的最佳方式不是买保险,而是提升自己的品德修养,多做善事,多积德,多多发扬我们的向善心、上进心。以德为本是做人的不二法门,从当下每件小事开始,落实实践,乃至于国家、地球村、全宇宙,从而体会中和之道,使人类健康和平与发展相辅相成,应该是当下人类永续健康的有效途径。